幼科集萃

王兰桂 编著

兰州大学出版社
LANZHOU UNIVERSITY PRESS

图书在版编目（CIP）数据

幼科集萃 / 王兰桂编著. -- 兰州 ： 兰州大学出版
社，2017.12
ISBN 978-7-311-05291-1

Ⅰ．①幼… Ⅱ．①王… Ⅲ．①中医儿科学－中医临床
－经验－中国 Ⅳ．①R272

中国版本图书馆CIP数据核字(2017)第327547号

责任编辑 张映春 马媛聪
封面设计 陈 文

书 名 幼科集萃
作 者 王兰桂 编著
出版发行 兰州大学出版社 （地址:兰州市天水南路222号 730000）
电 话 0931-8912613(总编办公室) 0931-8617156(营销中心)
0931-8914298(读者服务部)
网 址 http://press.lzu.edu.cn
电子信箱 press@lzu.edu.cn
印 刷 北京虎彩文化传播有限公司
开 本 710 mm×1020 mm 1/16
印 张 15.75
字 数 280千
版 次 2018年4月第1版
印 次 2018年4月第1次印刷
书 号 ISBN 978-7-311-05291-1
定 价 42.00元

前　言

　　中医儿科古籍荟萃了中华民族几千年来小儿养育和疾病防治的丰富经验，随着中医学的发展而逐步形成了自己的理论和实践体系，为儿童的医疗健康事业做出了巨大的贡献，为后世医者提供了临床治疗儿科疾病的经验，为了能进一步传承古代儿科前辈的辨治儿科疾病的学术思想，特选取《幼科秘诀》《幼科金针》《幼科直言》《幼科秘书》四部儿科医籍进行校对整理合集，刊出于世，以期后来医者参考共飨。

　　《幼科秘诀》是清代陈氏所撰写的儿科著作。载有婴儿初生沐浴及患常见疾病共36种病证，涉及方剂68首，其组方简单，配伍精炼，疗效确切，实用效捷，价值宝贵。本书对中医药治疗儿科疾病提供了宝贵的实用价值，也为临床辨治儿科疾病处方用药献出了宝贵经验。

　　《幼科金针》是明代秦景明所撰写的儿科著作。全书分上、下两卷，论述了常见的儿科疾病共96种，涉及方剂149首。该书对各种儿科疾病的症状、疗法进行了翔实阐述，是一部临床应用效捷的儿科实用医书。

　　《幼科直言》是清代名医孟河在1726年所撰写的儿科著作。全书共分六卷，卷一、卷二为痘症；卷三为痧症；卷四至卷六为儿科杂病及其辨治方法。该书文字简要，说理明晰，有益于后世医者，在临床尤为实用。

　　《幼科秘书》是清代名医孟河在1682年所撰写的儿科著作。卷首论脉直言；卷一、卷二论痘症各症；卷三论痧症及症治各方；卷四、卷五着重阐论儿科诊疗方法及生理变化，以及儿科杂病症治等44种；卷六主要论到经验杂方。综观全书，内容丰富，具有宝贵的医学参考价值。

　　中医儿科古籍整理研究，既是对中医儿科学术思想的继承，又是对中医儿科学术思想的发展；既是对儿科前辈经验的总结，又可对后来医者临床运用以启示；既是对古代中医儿科文献的整理，又是对前人中医儿科古籍的提高；既可丰富中医儿科基础理论，又可指导中医儿科临床实践；既具有历史的意义，又具有现实的价值。中医儿科古籍整理研究的过程，就是对中医儿科学术继承和发扬的过程。整理研究中医儿科古籍，既是儿科医疗、教学、科研的基础，也是提高儿科医疗、教学、科研质量的前提。只有把中医儿科古籍的整理研究提到继承和发扬中医药学的高度去认识，进一步加强这项工作，扎扎实实地去整理研究，才能更好地为中医儿科事业做出贡献。

因本书作为学术研究资料的古籍整理，采用了编排复制的方法，贯彻尊重原著的原则，对于原著中缺失的部分卷名，在本书中不再做重新编写，特此说明。

本书的编写得到了甘肃中医药大学李廷保老师的大力支持和帮助，在此表示诚挚的谢意。笔者水平有限，编校仓促，错误之处，敬祈同道不吝斧正。

王兰桂

2018 年 3 月 25 日

目　录

第一部　幼科秘诀

（苏州陈氏　浙东慈竹居士藏）

第一编　初生

小儿生下，以甘草、黄连、马料豆多煎汤与之服。盖秽吞胸中，吐以甘草；秽入腹中，利以黄连也。茯苓丸能治初生小儿腹满气短，不能饮乳，是秽物入腹所致。若胎中受寒，令小儿腹痛亦治。

茯苓丸

方药一：赤茯苓　黄连

方药二：赤茯苓　芍药

用法：蜜丸桐子大，乳汁下一丸。热症用赤茯苓、黄连，寒症用赤茯苓、芍药。

第二编　沐浴

令儿体滑，血脉流通，免生疮疾，宜益母草汤。

益母草汤

方药：益母草　黄连　蛇床子　苦参　藁本　朱砂　雄黄

用法：益母草、黄连各一两，蛇床子、苦参各二两，藁本五钱，朱砂、雄黄各一钱，水煎服。

无名方

方药：桃枝　梓枝

用法：煎汤临浴时加猪胆一个入内。

第三编　噤风

噤风者，初生七日内忽然目闭、口噤，啼声不出，下青粪，舌上有胬肉如粟，吃乳不得，口吐白沫，大小便皆通。由在胎受热毒，流入心脾，故见于喉舌之间。或初生时为风邪搏击所致，名犯风噤。口中白粟用绵裹，指蘸水擦破。百二十日内俱有此患。一口噤不乳，腹急多啼，牙关紧闭，与撮口相似。赤者心噤，白者肺噤。

第四编　撮口

撮口者，面目黄肿或赤，喘急啼声不出。由胎受热气，兼风热入脐，流毒于心脾，故舌强唇青，聚口撮而饮乳有妨，若口吐白沫，四肢冷，不治。或肚胀青筋，吊肠卵疝，内气引痛，皆肠胃郁结所致，十救二三，月内尤急，周岁始免。用白僵蚕直而明亮者佳二条，去丝嘴，炙脆为末，蜜调敷人中即瘥。或研牛黄一钱和竹沥抹口中亦治（按牛黄要嫩黄，轻虚重叠可揭，气息微香，摩指甲竟透者）。

第五编　脐风

脐风者，断脐后水湿风冷入脐，流于心肺，甚则发搐成惊。若脐凸四傍青黑，撮口不开，是为内撮。爪黑者死。用赤脚蜈蚣一条，蝎尾四个，僵蚕七条，瞿麦五分，为末。先以鹅翎管吹鼻内，得喷嚏啼哭为可治。后用薄荷汤调服，三者名虽不同，其原则一。皆因里气郁结，壅闭不通，由断脐太短，结得不紧，外风入脐或牵动脐带，水入生疮所致。撮口尤甚，治当疏利，并用余家小红丸下之，后用抱龙丸、牛黄丸等。

心热发惊，面青啼不出，吐白沫，腹胀硬，脐四边浮肿，舌强不进乳，不与噤风同。初生小儿热在胸膛，频频作声，弩胀，治法宜去风。此症眉青脸赤，勿用药。治儿口噤牙关闭者，用天南星去皮脐为细末，加龙脑少许和均，指蘸姜汁同药擦牙上。

小红丸（又名辰砂丸）

方药： 全蝎　胆南星　珍珠　朱砂　巴豆霜

用法： 用去毒洗净全蝎一两，胆南星一两，珍珠一钱，朱砂四钱五分，巴豆霜二钱五分，研为末，糯米糊丸如芥子大，每岁三五丸，看小儿强弱用。十岁以外百丸方效，灯芯汤下。须要活法加减用之，方称弄斧之手。如六七十丸、四五十丸，在用之者裁酌。

抱龙丸

方药： 天竺黄　胆南星　雄黄

用法： 用天竺黄一两，胆南星四两，雄黄五钱，蜜丸，圆眼核大，约重一钱，朱砂为衣，每服一丸，薄荷汤化下。

牛黄丸

方药： 枳实　黄连　胆南星　天竺黄　天麻　僵蚕　金蝎　雄黄　龙齿　牛黄　麝香　冰片

用法：用枳实、黄连各一两，胆南星二两，天竺黄、天麻各五钱，僵蚕、金蝎、雄黄、煅龙齿各三钱，牛黄一钱，麝香、冰片各钱半，蜜丸蜡封，用则去蜡，薄荷汤、灯芯汤化下。

第六编　气闭

儿生一二日，大小便不通，腹胀满而欲绝，此胎毒之气郁闭所致。急令妇人温水漱口，吸儿前后心、脐下及手足心，共七处，各吸五七口，赤红头为度。气散而自通，不然救亦无用。服余家小黑丸及葱白散。葱白四寸，入乳内同捣如泥，敷入儿口，与乳，使吐后用当归散。

当归散

方药：当归　木通　连翘　滑石　甘草梢

用法：用当归八分，木通、滑石各六分，连翘五分，甘草梢三分，水一钟煎，不时服。

小黑丸

方药：木香　丁香　肉豆蔻　杏仁　百草霜　巴豆霜

用法：用木香一两五钱五分，丁香七钱五分，肉豆蔻面包煨十个，杏仁去皮尖，百二十粒，百草霜一两，巴豆霜前药每一两加巴豆霜一钱，丸法、用法与小红丸同。

第七编　躯啼

儿生下身青白无血色，日夜啼不止，体仰而躯，腹满不乳，大便青白，是在胎为风冷所伤而然。时时吐呗，或腹中如鸡子黄，接之如小鸡声而后出，若不急治则成痫，宜用余家小黑丸及养脏汤。

养脏汤

方药：白术　芍药　茯神　川芎　藿香　甘草　木香　钩藤　泽泻　肉豆蔻　生姜

用法：用白术八分，茯神、泽泻、肉豆蔻各七分，芍药、藿香各六分，川芎五分，甘草四分，木香、钩藤各三分，水一钟，姜三片，煎服。

第八编　伤风

风邪感于腠理，先入于肺，肺主皮毛，其身日夜发热无汗，鼻塞气粗，不恶寒而风，当风乃憎寒，呵欠烦闷，口中气热，当表散，宜加减芎苏饮。

芎苏饮

方药：黄芩　柴胡　紫苏　前胡　枳壳　半夏　桔梗　防风　山栀　茯苓　陈皮　甘草　葛根

用法：头痛加川芎或白芷，偏身及肢节痛加羌活，夹食去枳壳加青皮、枳实或苍术，四五日热不退加麻黄服，麻黄又不退，热入里也，去紫苏、枳壳、防风，加枳实、竹叶、石膏，用余家小红丸下之。有痰，前饮内加贝母、天花粉或胆南星；热稍退而嗽，前饮内去紫苏、防风，加桑白皮、杏仁或贝母，先当用小红丸下之；嗽不转者，热郁在肺，而气不得宣通，加麻黄、石膏；嗽甚见血，加山栀、石膏；嗽久虽无血，亦加山栀；略有余热，前饮内去紫苏、柴胡、防风，加石膏。儿百日内身热，当用脱甲散，四五日不止，用小红丸。

脱甲散

方药：银柴胡　龙胆草　知母　麻根　川芎　当归　茯苓　人参　甘草　葱白头

用法：用银柴胡、龙胆草、知母、麻根各三钱，川芎、当归各二钱，茯苓、人参、甘草各一钱，葱白头一个，水煎服。

第九编　咳嗽

咳嗽属肺，风热郁于肺则生痰，故嗽有喉间作小鸡声者，先用小红丸下之。不唯下痰，且肺与大肠相为表里，腑不实脏不能实也。大率顺气化痰清肺为主，宜清金贝母汤。

清金贝母汤

方药：贝母　杏仁　桑白皮　天花粉　桔梗　枳壳　甘草　黄芩　木通　苏子　陈皮　茯苓

用法：痰甚加胆南星；食积痰去贝母，加制半夏、山楂；痰而嗽甚，加山栀；喘加马兜铃或紫苑；嗽而血，加山栀、石膏；嗽而气逆，倍苏子；嗽不转，加麻黄、石膏；嗽久，加款冬花、马兜铃，或瓜蒌仁、紫苑、五味子、乌梅。食积痰须用制半夏、枳实、青皮、枳壳；嗽甚眼白，上有翳肉生者，此嗽伤血分也，宜服生地、当归入血分，槟榔下其气。

第十编　疟

疟者有暑、有痰、有风、有湿、有食。儿病多食风痰，无汗要有汗，散风邪为主。大人兼补，小儿不必，宜清脾退热饮。

清脾退热饮

方药：柴胡 黄芩 枳壳 半夏 天花粉 青皮 槟榔 山楂 常山 草果 茯苓 陈皮 甘草

用法：暑加香薷，渴甚加石膏，湿加苍术。有汗要无汗，扶正气为主。大人小儿俱带发散，用加减补中益气汤。

补中益气汤

方药：人参 白术 黄芪 柴胡 当归 升麻 黄芩 陈皮 茯苓

用法：加减法如前。久疟一补一泻，柴胡、黄芩、枳实、半夏、槟榔、山楂、白术、茯苓、陈皮、甘草。疟后寒热虽停，尚有余热，宜清脾退热饮，去常山、草果，加地骨皮、知母；腹胀加桔梗、莱菔子。疟母者寒热时，血气与邪相争，饮冷所致。结块在胁下，宜鳖甲丸、阿魏丸等。

鳖甲丸

方药：生地 当归 川芎 红花 牡丹皮 槟榔 蓬术 香附 厚朴 鳖甲 穿山甲

用法：用醋炙鳖甲和以上诸药为丸。

阿魏丸

方药：阿魏 雄黄 辰砂

用法：用阿魏沸汤泡二钱半，雄黄研末二钱半，辰砂研末一钱半，面糊丸，绿豆大。胎疟六七发过即宜截，久则元气虚。久疟成劳，用四兽饮、截疟饮。

四兽饮

方药：常山 枳壳 槟榔 生姜

用法：用常山、枳壳各三钱，槟榔一个，生姜五片，水煎，五更服。

截疟饮

方药：当归 川芎 甘草 何首乌

用法：用全当归、川芎、甘草各三钱，何首乌二两，新而大者佳，阴阳水各一大碗，煎一碗，临日面朝东，五更温服。

第十一编　吐

吐症有五，一曰呢，哺乳过多，口角流出，满而溢也，勿与乳，则以陈米煮粥与食，勿药可也。二曰逆，上升为逆，气贵下降，消食顺气为主。三曰吐，为顿出有物无声，以苍术、藿香、二陈汤等。四曰呕，为渐出有物有声，亦用上方。五曰哕，即干呕也，有声无物，乃属火，最为恶候。生姜为呕家圣药。若儿伤食为多，不可与乳，乳味甘，令中满，且动舌筋，起胃火。初生小儿便吐，由拭口中秽血不尽，或食胞浆，故令吐多，用甘草、黄连汁或吾家小黑丸，不止，服正胃散。伤食吐，冷吐可服温胃调气汤。

温胃调气汤

方药：苍术　厚朴　半夏　香附　山楂　神曲　麦芽　藿香　干姜　茯苓

用法：方中苍术正胃气，厚朴泄中气，香附、藿香正气。服此不止，若见是冷，可加木香、丁香、厚朴，次第加之。若是伤食，以枳实、青皮、槟榔，次第加之。用前药又不止，是胃气因吐而虚，面青白，唇淡，精神少，可加人参。此症必眼眶陷下，方可用参，若不用参，恐虚极生风，传为慢惊。暑月有热，吐者，因冒暑或伤热食，致热气入胃，食与气相搏而吐也，其症眼眶陷，唇燥，舌有刺，大便焦黄射出，如臭鸭蛋腥气，用水泼地，令儿卧上，用黄瓜同卧。宜服清热之剂，如后吐泻论中，清胃止渴汤可加减用之。初生小儿吐，余家小黑丸最妙。

第十二编　吐泻

脾胃俱虚，吐泻并作，伤食为多，四时俱有。或有春因于风，佐以防风、天麻；夏因于暑，佐以香薷、扁豆；秋因于凉，本方皆温剂，不必药佐。昏睡露睛，胃家虚热；睡不露睛，胃家实热，无论虚热实热，先用小黑丸微利之。亦有身大热而吐泻，皆伤风症，宜治风。不因吐泻而止之，伤食吐泻，乳食不化，或吐与泻皆酸臭，宜消食平胃汤。

消食平胃汤

方药：藿香　厚朴　苍术　半夏　香附　陈皮　山楂　神曲　茯苓

用法：泻色黄赤属热，加姜炒黄连；青白属冷，只用本方，甚则加木香、丁香、肉桂、干姜、肉豆蔻等；腹痛加砂仁；身热加柴胡；伤食重，枳实、青皮、槟榔可渐加。身凉吐沫，泻青白，呵欠，烦闷不渴，哕气，常见露睛，此病久荏苒，因成吐泻，急宜补脾，量加人参、白术、干姜、肉桂、附子、木香、丁香等。身热或不热，眼眶陷，舌上有刺，唇燥饮水，泻焦黄臭，清胃止渴汤。

清胃止渴汤

方药：人参　莲肉　柴胡　黄连　杏仁　陈皮　甘草　石膏　山栀　贝母　茯苓

用法：若眼眶勿陷，且勿用人参，只用白术；眼眶已陷，断要用参；腹痛加砂仁；久渴而虚，亦须加山药、白术；不止加肉豆蔻、诃子；冷泻色青白面，㿠白凄惨，去黄连加附子、木香、苍术，甚则丁香、肉桂亦可用。此症手足厥冷为逆，急与人参、附子温其胃，不变慢惊。伤食泻粪色白，水谷不化，酸臭，去黄连，加苍术、香附。泻而浮肿，小便涩少不行，是小肠渗入脾胃，宜利水汤。

利水汤

方药：苍术　滑石　猪苓　泽泻　厚朴　陈皮　甘草　山楂　茯苓皮　赤芍药　车前子

用法：方中白术亦可代苍术，用升麻、柴胡提其气；木香、天麻醒其脾；防风燥其湿。上吐清汁，下泻完谷，面白腹痛，手麻脚转筋，大叫哭，食乳即返，此因湿痰流注四肢，宜除湿化痰汤。

除湿化痰汤

方药：橘红　桔梗　枳实　川芎　白芍药　半夏　茯苓　甘草　黄连　黄芩　苍术　神曲　山楂　贝母　生姜

用法：若唇口干燥，司空黄色，勿用此方，亦用利水汤加天麻。小儿吐乳或痰泻黄沫，唇深红，额汗自时出，若阴囊吊缩，牙龈黑色，女儿阴肿，勿必用医药。

第十三编　霍乱

其症脉多伏或绝，内有所积，外有所感，邪正相干，阴阳乖隔，留于中脘，阳不升，阴不降，吐利暴作。病在上焦，心痛而吐。病在下焦，腹痛而泻。病在中焦，心腹俱痛，吐泻并作。偏阳多热，偏阴多寒，甚则转筋、腹痛、手足厥逆。又足阳明胃经，以养宗筋，暴吐暴泻，宗筋失养，故挛急，甚则舌卷囊缩，脾受贼邪，木来侮土故也。吐泻尽，阴阳顺而愈矣。此症乃饮食所伤，切勿与谷食、姜椒等，必待吐尽泻尽，过一二时方与稀粥。若干霍乱最是急症，不得吐利，阴阳闭而死矣，此干霍乱乃立见安危，唯用盐水灌之，令其大吐，或掘地穴，以新汲水投之，搅取澄清饮之，或用手挖喉中探吐尤捷。有宜吐者，虽已吐利，仍用二陈汤吐之，以提其气，又刺委中及十指出血。

二陈汤

方药：半夏　橘红　白茯苓　甘草

用法：凡霍乱用吐泻本方，因风加柴胡、防风；因寒倍半夏；因湿倍苍术、防风；因暑加藿香、扁豆；因食多用枳实、青皮。治泄泻，用益元散加白术末一两，每服一二钱，米汤调服。

益元散

方药：滑石　甘草

第十四编　积

积者，停蓄之总名。诸书皆分五积属脏，六聚属腑。腑病不治自愈，脏病宜治，而脾脏尤难。丹溪只言积块有形之物，在左为血积，在右为痰积，在中为食积。儿则有食积、乳积、气积、虚积、实积、惊积、热积、寒积，甚则为痃癖、为痞结、为症瘕。又肝积为肥气，脾积为痞气，肺积为息贲，心积为伏梁，肾积为奔豚，治各不同。小儿只是去脾家食积而已。夫胃水谷之海，脾即夹肝附上，脾热则磨速而食易化，脾寒则磨迟而食难消，不消则变为冷积矣。大抵消食行气，开痰化血为主，只宜消之化之磨之，无下积之理。若积泻，先当小黑丸下之，后即宜补，以人参、白术，磨以槟榔、枳实、三棱、蓬术辈。小儿只是食积多，痰与血少，其余更少。然食积为疳积之根，未至疳时，不可用胡黄连、银柴胡、芦荟等寒药，只宜温和药化之开之，余家小黑丸可用。若常服则用肥儿丸。

肥儿丸

方药： 陈皮　厚朴　枳实　莱菔子　青皮　黄连　白术　槟榔　山楂　神曲　麦芽　连翘　龙胆草　蓬术　甘草　香附

用法： 用炒陈皮四两，厚朴米泔水浸炒二两，麸炒枳实二两，炒莱菔子二两，炒青皮二两，姜炒黄连二两，白术二两，槟榔二两，山楂一两半，炒神曲一两半，炒焦麦芽一两半，连翘一两半，龙胆草一两半，蓬术一两半，甘草一两半，米泔水浸炒香附四两，为末，蜜丸龙眼大，米汤化下。若疳积加芦荟、胡黄连、柴胡，名玉疳深道丸，又名芦荟丸。必夜间发热，骨瘦如柴者方可加。

玉疳深道丸（又名芦荟丸）

方药： 陈皮　厚朴　枳实　莱菔子　青皮　黄连　白术　槟榔　山楂　神曲　麦芽　连翘　龙胆草　蓬术　甘草　香附　芦荟　胡黄连　柴胡

儿有积滞，面目黄肿，夜间身热，肚热尤甚，腹痛怀卧，或大便闭塞，小便如油，发黄泄泻，粪白酸臭，吐逆宜化积健脾汤。

化积健脾汤（又名消积化聚汤）

方药： 陈皮　厚朴　苍术　半夏　香附　枳实　青皮　山楂　槟榔　茯苓　甘草

用法： 积甚加三棱、蓬术、草果；腹痛加砂仁、木香；积块而泻，先用小黑丸，后服本方去半夏、槟榔，加白术、白芍药；有痰去苍术，加海浮石、石碱；血积去厚朴、苍术、半夏，加当归梢、桃仁、红花，甚则加穿山甲；气积倍香附加桔梗、砂仁；实热加黄连；冷加木香、丁香；虚冷或下后积不除，加丁香、肉豆蔻；若泻而至虚黄积，去枳壳、槟榔、青皮、白术；虚甚加人参；小便不利而肿，加泽泻、猪苓。痃癖皆宜前方，唯痞乃腹胀胸满，营卫不得流行，宜小黑丸微利，甚则备急丸，后宜用白术补。或在皮里膜外亦宜本方。又用人参、白术药间服，症则伤食得之，宜消食，用本方。瘕则伤血得之，宜破血，是久积所致，药俱见前。余家肥儿丸是消积药，轻则可服，重则加三棱、蓬术，然当详其痰血而增入。

消积化聚丸

方药：三棱　白术　黄连　茯苓　木香　当归尾　麦芽　砂仁　红花　麦冬　枳壳　青皮　神曲　柴胡　蓬术　槟榔　香附　桃仁　鳖甲　干漆　益智仁

用法：蜜丸，米饮汤下三钱，空腹服。

第十五编　痢

痢，古滞下也。下水谷为泻，下脓血为痢。赤属血，自小肠来；白属气，自大肠来，皆属湿热。积者食积，滞者气滞，物欲出而气滞不出，则下坠，故先急后重。河间论行血，则里自安，调气则后重自除，此法甚妙。仲景率以承气汤下之，量病加减。小儿先用小黑丸下之，后用芩连芍药汤，仍看其血病、气病而为佐使，不可用涩药止之，久而虚者方可。

芩连芍药汤

方药：芍药　茯苓　陈皮　厚朴　甘草　黄连　黄芩　枳壳　槟榔　山楂　木通

用法：有血加当归或生地；血紫加桃仁、当归梢；腹痛加砂仁，甚则少加木香，血痢不宜；噤口加连肉或乌梅；后重甚加升麻、柴胡，痢久亦加，恐元气下陷也。痢下青草汁者，风毒也，加防风或葛根；腹痛甚加乳香、没药亦治痰血。痢久加地榆、蒲黄。腹痛，肺金之气郁于大肠，加苦参、桔梗；痢如豆汁，湿甚也，加防风、九制、苍术亦可。滑石亦可能利湿，小便少亦加之。积尽用白术健脾，调理气分；发呃用柿蒂、去毛蜜炙枇杷叶、丁香；久而虚者加诃子、肉豆蔻；力倦气少恶食，此挟虚也，宜当归（身尾）、白术、陈皮；虚极加人参补虚，虚回而痢自止；血痢久不止属阴虚，四物汤为主；痢久不瘥，脾气下陷，补中益气汤倍升麻、柴胡；痢久不瘥，后变为疟，身肿面黄，腹痛或泻臭水，目无神，用余家大黑丸、木香饼相间服。前方加人参、白术、木香、肉豆蔻煎服。小儿七八岁下纯血，勿以食积治，前方加当归或生地、地榆、醋炒蒲黄、荆芥、乌梅等敛血。血紫，先用归尾、桃仁行之，气血俱虚神弱，人参、白术、当归、白芍药、茯神、黄连服之，并大黑丸及木香饼间服。疟变为痢，邪自外而深入五脏，此症难治。噤口痢，胃热甚也，用黄连一钱，人参三分，煎汁终日呷之；如吐，再吃一口，下咽便有生意。又用田螺捣碎，次下麝香再捣，合脐中缚紧，引下其热。休息痢，既息复作，当以虚治。下如尘腐者，如屋漏水者，下纯血者，大孔如竹筒者，唇如朱红者，如鱼脑色者，身热脉大者，俱不治。此论其大概耳。

大黑丸（又名保和丸）

方药： 香附　厚朴　青皮　陈皮　使君子　槟榔　三棱　甘草　神曲　黄连　麦芽　白术　蓬术　山楂

用法： 用炒香附一两，炒厚朴、醋炒青皮、陈皮、使君子、槟榔、醋炒三棱、炒甘草各五钱，炒神曲、姜汁炒黄连、炒麦芽、土炒白术、醋炒蓬术各一两，山楂一两半，蜜丸龙眼大，每服一丸，空腹米汤送下。

市香饼

方药： 木香　陈皮　神曲　麦芽　肉豆蔻　人参　厚朴　诃子　扁豆　甘草

用法： 用木香、炒甘草、人参、厚朴各五钱，炒陈皮二两，炒神曲、炒麦芽、煨肉豆蔻、煨诃子肉、炒扁豆各一两，蜜丸龙眼大，每服一丸，空腹米饮下。

第十六编　疳

疳者，干也，脾胃津干液涸而成。又甘也，恣食甘甜，成积生虫。积者，疳之母，有而不治乃成疳候，积久不除，脏虚成疳。又久病后不节饮食，或泻后脾虚，积热布五脏，积湿生虫亦成疳。儿为五疳，大人为五劳也。劳瘵肾虚，津髓枯竭。疳症脾虚，津液枯干，病久相传，五脏皆损。疳病眼涩，多因爱吃泥土、生米、桴炭等，喜卧冷地，身多疥癣，下痢青白及沫血，腹大青筋，耳鼻口生疮，虫痛叫哭，发穗，头大项小，脚手垂，体瘦瘠，饮水筋痿骨重，体骨如柴等，皆内无津液，脾胃受伤。又大病后或吐或泻，后妄施吐下，津液枯竭而得之。有因热症大汗大痢无禁，胃中焦燥得之。有因伤寒里症，冷驶太过，渴饮浆水变而成热，热气未散复于他染得之。又有癖病寒邪热，胁下痛硬，不渐消磨，以硇砂、巴豆峻攻津液，暴伤得之者。又有肝疳，则膜遮睛，当补肝。心疳面颊赤，壮热；脾疳体黄，腹大好吃泥土；肺疳气喘，口鼻生疮，此虚者当补其母。肾疳体瘦，生疮疥。筋疳泻血，瘦弱；骨疳喜卧冷地。肉疳目肿腹胀，痢青白色或沫，体渐瘦弱。外症鼻下赤烂，自搔鼻头，疮不结痂，绕目生疮。诸疳皆依本脏而补母，则子自安。积久生虫，皱眉多啼，吐沫腹痛，肚大青筋，唇紫黑，肠头痒为蛔疳，宜川楝、鹤虱等。头皮光，急生疮，脑热发穗，多汗囟高为脑疳，宜龙胆草、苦楝皮、芦荟、黄连、青黛等。心肺壅热烦渴，乳食少，夜则渴止，为渴疳，宜龙胆草、乌梅、黄连等。毛焦唇白，额上青纹，腹胀肠鸣，泄下糟粕为疳泻，至于频下恶物为疳痢，宜白术、桔梗、厚朴、白芍药等。虚中有积，肚胀，头面、四肢皆肿，痢下腥臭为疳肿，宜芦荟、大腹皮、莱菔子、滑石、车前子等。潮热，五心烦热，盗汗，喘嗽，骨蒸枯悴为疳劳，宜黄芪、白芍药、川芎、肉豆蔻、生地、人参、白术、鳖甲等。疳虫上蚀齿龈，口疮出血，齿色紫黑，下蚀肠胃，下痢肚烂，湿痒生疮，齿属肾，肾虚热，疳气直奔上焦，名走马疳。初日息臭齿黑，名崩砂。甚则龈烂，名溃糟。热血迸出，名宣露。更甚者牙落，名腐根。腐根虽活，齿不生矣，而况焉能活乎？手足细项，小骨高尻削，体瘦腹大脐突，号哭胸陷，是为丁奚。虚热食哕，颅开骨槁如柴，引饮，虫从口出，日渐枯槁，是为哺露，又重于丁奚。消疳芦荟、干蟾、五灵脂、鳖甲。化积枳实、蓬术、青皮、山楂、三棱、神曲、麦芽。健脾人参、白术、厚朴、香附。清热柴胡、黄连、胡黄连、银柴胡、龙胆草、地骨皮、连翘、青黛。杀虫雷丸、芜荑、苦楝根、鹤虱、使君子。疳泻木香、肉豆蔻、诃子、砂仁。五脏疳方虽见论中，然亦当用前药，佐以五脏本药，不必拘安神地黄丸方也。五脏本药开后。

　　心疳：茯神、黄连、远志、琥珀、芦荟、钩藤、石菖蒲。

　　肝疳：生地、熟地、青黛、地骨皮、龙胆草。

　　脾疳：白术、陈皮、黄连。

　　肺疳：黄芩、桔梗、连翘、天冬、麦冬、防风、桑白皮。

　　肾疳：熟地、泽泻、山茱萸、牡丹皮。

第十七编　肿胀

　　肿胀虽均由脾胃之伤，而实有不同。气溢皮肤则为肿，气入于脏则为胀。人身心肺为阳而在上，肝肾为阴而居下，脾胃为阴而居中为土。经曰：饮食入胃，游溢精气，上输于脾，脾气散精，上归于肺，通调水道，下输膀胱，水精四布，五经并行。是脾具坤静之德，而有干健之运也，故能使心肺阳降，肝肾阴升，天地交泰，永无肿胀之病。此症因内伤饮食，外感风寒，致伤脾胃，则清浊相混，隧道壅塞，瘀郁成热，热留已久，气化成湿，湿热相生，遂成浮肿、胀满。其为肿也，有食积，有水积，有泻痢日久脾虚，有伤寒下早；其为胀也，有痰热，有疳气，有食积。痞癖积肿，在腰以上宜汗，腰以下宜利小肠。胀宜消导，有分道，有利小便，酌其虚实寒热而调治。

肿胀主方

方药： 茯苓皮　厚朴　苍术　半夏　香附　枳实　神曲　山楂　青皮　莱菔子　猪苓　泽泻　升麻　柴胡

用法： 用茯苓皮、厚朴、苍术、半夏、香附健脾；枳实、神曲、山楂、青皮治积；莱菔子泄气；猪苓、泽泻利小便；升麻、柴胡升提气。食积水肿加槟榔、蓬术、麦芽、山楂、神曲；先下水肿加木通、车前子、滑石。小儿实食积，水肿多耳。伤寒下早，先调脾胃，期脏气充实，宜人参、山药、薏苡仁；久则肉豆蔻、诃子；寒则干姜、木香、丁香；热则黄芩、黄连，佐本方，本方仍去消食药。风邪入肺而气不宣通，肺叶胀，亦能作肿，以肺主皮毛故也。先自眼下卧蚕肿起，喘急，宜小红丸下之，后用桑白皮、桔梗、杏仁、天花粉、黄芩、贝母、枳壳、木通、防风、黄芪。防风泻肺实，得黄芪而功益神，故用芪。胀乃痰热，不用本方，消淡宜半夏、贝母、胆南星、枳实；有风防风；顺气大腹皮、苏子、莱菔子、桔梗；行水猪苓、泽泻、车前子，先服小红丸，食积先服小黑丸，后用本方。寒热、虚热宜本方，去苍术，加炒黄芩、黄连；利水猪苓、泽泻、木通、赤芍药、车前子、滑石、葶苈子、商陆、木瓜；补脾人参、白术、山药、薏苡仁、枳实、厚朴；消食枳实、青皮、槟榔、蓬术、山楂、麦芽、神曲、三棱；气分香附、木香、藿香；泄气大腹皮、苏子、桔梗、莱菔子；肺胀桑白皮、杏仁；上身宜汗柴胡、升麻、葛根；下身宜利小便，阳水宜黄芩、黄连、山栀、连翘，阴水宜丁香、香附、木香、草果、厚朴、干姜。风虽胜湿，宜防风、羌活、秦艽、椒目、天麻；又能健脾陷下，升麻、柴胡；有痰宜利痰，贝母、半夏、胆南星、海藻、昆布。

内消丸

方药： 三棱　蓬术　香附　槟榔　草果　青皮　枳壳　枳实　木香　山楂　神曲　麦芽　砂仁　陈皮

用法： 用三棱、蓬术、香附三味醋拌炒，煨草果，枳壳、枳实二味麸炒，去核山楂，炒神曲，炒麦芽，炒砂仁，去白陈皮，等分为丸，砂糖汤调服，治小儿五疳八痢，消食化积，除惊风外，百病可服。

辰砂丸（又名大红丸）

方药： 川贝母　胆南星　天花粉　桔梗　苦杏仁　枳壳　黄芩　前胡　防风　半夏　陈皮　全蝎　地骨皮　山栀　黄连　元参

用法： 用川贝母、胆南星、天花粉、桔梗、苦杏仁、枳壳、黄芩各四两，前胡、防风、制半夏、陈皮、全蝎、地骨皮、山栀各三两，黄连、元参各二两，痘疹年不用连栀，此药消疹解毒，发散痘疹，蜜丸约重一钱，辰砂为衣，每服一丸，薄荷汤化下。

第十八编　惊风

惊风原是二症。惊者，急惊慢惊。风者，中脏中风，此言风，热极生风也。惊风本于心肝二脏，肝风、心火相煽发搐。小儿脾胃弱，肝亦凌之，引动肝风。风主掣，不得心火，不能发搐。儿有病，气血错乱，心神不宁，引动心火。火主惊，不得肝风亦不发搐。此心与肝相兼为惊风之源也。有惊风痰热四症，然后有搐搦掣颤反及引目窜视之候矣，理得惊风定，随便与下痰药，惊风既不复作矣。惊风是总名，急惊者，惊风痰热所致；慢惊者，久病所得。久泻成慢脾慢惊，久吐成胃虚。急惊无阴，因心经实热，而阴不能配，阳盛阴虚之候。慢惊无阳，因脾土虚甚，而阳不胜阴，是阴盛阳虚之症。急慢惊风，虚实寒热，天渊迥隔。急惊九生一死，慢惊九死一生。凡搐时不得擒捉，风气方盛，若一拘持，痰即流入脉络矣，多致手足拘牵，与痫症同。初有痰热未成惊风，先宜解利，解用柴胡、黄芩、葛根、紫苏、枳壳、防风、天麻、半夏等，利用小红丸。如无虚症，不得主用温补。虽热甚不得使用龙脑、麝香，恐引惊入窍，且伤真气。盖温则补邪，香则败真，心惊大概过缓，当风多食辛辣，郁邪热于心而传于肝，更受惊触。未发时夜卧不稳，啼哭啮齿，咬乳，气促痰喘，鼻额有汗，忽而闷绝，目直视，牙紧口噤，手足掣，此热甚而然。发则身热面赤，引饮，口中气热，二便黄赤，眼上视连劄，项背强直，痰涎潮响，脉数可辨。盖心有热，肝有风，心藏神，肝藏魄，风火相搏，神魂易动，故发急惊，关格不通，先用小红丸下之，或用触鼻散与龙脑、麝香开关，又须茯苓、木通利小便，退热、治惊、化痰、驱风药多寒凉，概宜勿用。若遇庸手，无深病而攻之，反致痰热入经络，却成惊痫重症，宜定惊顺气，清热化痰为主。平肝柴胡；泻心黄连；顺气消痰枳实；泻痰贝母；治风天麻；泻痰顺气陈皮；治风防风；顺气苏子；清热黄芩、黄连、山栀、龙胆草、连翘、犀角、灯芯、寒水石；消痰枳实、胆南星、天花粉、半夏、天竺黄、贝母、牛黄、珍珠；治风羌活、防风、柴胡、僵蚕、天麻、蝉蜕；治惊全蝎、雄黄、朱砂、琥珀、钩藤；开窍麝香、菖蒲、龙脑。用抱龙丸、苏合丸、牛黄丸、辰砂丸俱可。

苏合丸

方药：苏合香　丁香　安息香　乳香　木香　檀香　八角茴香　香附　白术　诃子　荜茇　朱砂　冰片

第十九编　惊风死症歌

项软多无力，喉间似锯牵，面红妆色现，目睛查无光，鱼口开粗气，脚冷直偏长，啮衣胡乱咬，瘀血泻于肠，睛开还又合，浑身硬似僵，十般惊后病，休要更思量。

第二十编　脉法

急惊，风关黑纹直者，死。慢惊，气关紫纹两条传至风关者，死。无此虽凶无妨。

第二十一编　慢惊慢脾

慢惊因久病之后，诸经已虚，又过用凉剂，致脾胃微弱，四肢无力，身体倦怠，面㿠白，眼不开，似搐不搐，时时瘛疭，精神昏慢，唇口俱白，脉或浮或沉，身或温或凉，本无热或壮热，本无痰而喉如拽锯，一团虚热痰也。脾胃虚弱，土受亏而木来侮，亦见惊搐，诸症俱渐缓，故名慢惊。以怯弱之儿，大病之后，或外感风冷，脾胃益虚，风乘而入，逐风不可，驱惊不可，只宜温补，无汗下之理。若错用下痰药，痰随气降，气随痰绝矣，温补宜用：

无名方

方药： 茯苓　陈皮　天麻　防风　山药　扁豆　蓬术　全蝎　僵蚕　白附子　半夏

用法： 半夏为制半夏。弱甚加人参，不食加莲肉；寒甚加木香、丁香；从急惊传来，用胆南星化痰，白术调胃，勿用凉药。慢脾惊多泻而得，胃虚惊久吐而成，脾肺子母也。脾胃一虚，肺气先病，则先顽痰。痰者，肺内所流，作小鸡声，时时瘛疭，眼偏开，由惊入也，宜用无名方：

方药： 人参　白术　山药　肉蔻　木香　僵蚕　全蝎　天麻　丁香　白附子

用法： 有痰加半夏、胆南星、贝母，甚者可用黑附子。暑日热甚吐泻，亦成慢惊病。原药具吐泻门，寒甚可加附子。儿月内温壮，翻眼，握拳，噤口，咬牙，身腰强直，涎潮呕吐，搐搦惊啼，腮缩囟开，或颊赤面青，眼上视，不可误作慢惊脾风，妄用温药，要视其眉间红赤鲜碧色者，可用无名方：

方药： 防风　黄连　枳实　胆南星　全蝎　天麻

用法： 甚者牛黄丸，小红丸，猪乳化服。

第二十二编　风毒惊瘫鹤膝候

四肢痿痹不伸，胀痛不能忍者，风毒之气。宜无名方：

方药：防风　半夏　枳壳　羌活　天麻

用法：在上用升麻、桔梗；在下施牛膝、木瓜。儿心悸不常，及偏身肿痛，或手足不随，为惊瘫。若治稍缓，臂腕胫骨节之间，流结成核，或膝肿而肉消，骨露如鹤膝状，并宜发汗，使腠理开通，则风热可治，而湿亦可去，使风不生而痰不作。莫作疮痈论，用黑牵牛半生熟为末，加入五苓散内酒调服。

五苓散

方药：猪苓　泽泻　白术　茯苓　桂枝

第二十三编　痫

其症与惊风相似，血滞心窍，积惊成痫。外症神气怫郁，瞪目直视，面目牵引，口噤流涎，腹胀手足抽掣，似生似死。或有声无声，或背项反张，或腰脊强直，发而时醒者，为痫。若强硬终日不醒，为痉痓矣。要分阴阳，先发热惊掣啼叫为阳痫，大便实，小便赤，脉浮。病在脾、在肌肉易治，勿用温药。反是病在脏、在骨髓难治，为阴痫，勿用寒药。亦当于仰覆卧参看，唯利惊却风化痰，为要。有犬羊牛鸡猪之异。儿有热痰，一不饮乳，眠睡不稳，时常惊悸，即用小红丸，减其盛气为妙。风痫者，汗出解脱，风乘虚入，初屈指如数，是有热生痰。惊痫者，震骇恐怖或打坠。积惊初时，精神恍惚大叫。食痫者，食时得惊，停宿结聚，初时吐乳不食，大便酸臭，先寒后热。三者俱用小红丸下之，后以无名方：

方药：胆南星　半夏　神曲　天麻　防风　枳实　苦杏仁　苏子（或叶）陈皮　全蝎　青黛　黄连　僵蚕　天竺黄　白附子

用法：风痫加羌活、蝉蜕、独活；惊痫加远志、茯神、石菖蒲；食痫加青皮、芦荟。癫痫狂痓，四症皆始于心。心者，神明之舍，常欲安静。内邪外热，脾胃虚而不能制肾水，遂精神失守，恍惚多惊，四症作焉。重阴则癫，重阳则狂。痫则身软而醒，痓则身强而温，癫则悲喜歌哭，狂则谵语不食，弃衣而走。痫则卧地，嚼舌吐沫，或作诸兽声，痓则反弓痰壅，皆风涎流滞心胞络也。失治则伤心，心伤则神去而死，宜清心消痰顺气为要。宜无名方：

方药：贝母　胆南星　紫苏　枳实　陈皮　黄连　青黛　远志　茯神　半夏曲　石菖蒲

第二十四编　腹痛

食积痛，面黄腹胀，夜热日凉，宜小黑丸，甚则备急丸。饮食乍伤脾而痛，大便去而痛止，亦宜用小黑丸、备急丸下之。食得寒则凝，得热则散，更宜行气。有虫宜追虫散，又有痰痛，痰因气聚而滞，阻碍道路，气不通脉，小便不利，先宜小红丸，后服枳实、朴硝、石碱、半夏导痰开郁。若痛有常处而不移，是死血，宜当归尾、桃仁、蓬术、枳实、青皮、砂仁、红花。腹鸣作痛，是水欲下而火欲上，宜二陈汤加黄连、山栀。脏寒有水而鸣，宜分三阴部分：中脘太阴，脐腹少阴，小腹厥阴。儿只是伤食，食积与虫，宜消食止痛，开郁行气，先用小黑丸、备急丸尤妙。后用本方。

消食止痛本方

方药： 厚朴　苍术　制半夏　香附　枳实　青皮　陈皮　槟榔　砂仁　山楂　甘草　茯苓

用法： 痛甚加木香；食积加蓬术、三棱；伤食轻则本方去槟榔；虫加川楝子、鹤虱；痰去厚朴、苍术，加见论中。死血用论中药，可加大黄；水下火上，本方去苍术、槟榔，加论中药；脏寒本方倍青皮、枳实，加木香、丁香或厚朴、干姜；热痛不宜本方；血虚腹痛，白芍药汤治。

白芍药汤

方药： 白芍药　泽泻　白术　桂心　当归　干姜　甘草

第二十五编　虫

脏腑强盛，诸虫不为害，唯虚怯则湿热生虫，虫行求食作痛。上唇有疮，曰惑虫蚀其脏。下唇有疮，曰狐虫下食其肛。胃热则虫动，动则往来上下。心腹痛，面㿠白，叫哭仰体扑手，心神闷乱，吐涎沫，或清水，沉沉默默。贯心者，心痛甚死；不贯心亦死。上半月虫头向上，可投药易治；下半月虫头向下，难治。若病急，先以肥肉汁或糖蜜，引转其头，然后用追虫末药。面黄上有白团印是虫症。好吃布是肺虫；吃桴炭是肝虫；吃盐是肾虫；吃茶叶是心虫；吃酸物是胆虫；吃土是脾虫，各随本脏施治。脉当沉，若弦，今反洪大是虫。虚小者生，紧急者死，寸脉沉滑，是寸白虫。可选用以下虫药方：

方药： 陈皮　半夏　枳实　青皮　槟榔　蓬术　鹤虱　芜荑　雷丸　使君子　川楝根

第二十六编　心痛

心属少阴君火，为脏腑之主，精神之舍，邪不能干。干之则伤心，而神去必面目俱黑，手足青至节，为真心痛，且发夕死。今之心痛乃胃气当心作痛，治之痛止。若食后痛，治法须分新久。初起时明知受寒气伤冷物，可用温散，如草豆蔻、枳壳、枳实、山栀等，丹溪用麻桂。若脉坚实，用温利药，如备急丸，丹溪用承气汤。稍久则成郁热，若更用温散，宁无助火为痛乎？古方多用山栀为主，佐以姜汁。痛无补法，勿用人参、白术。此症不过痰火与食积耳，若大吐大泻尤妙。痛攻腰背，发厥呕吐，诸药不纳者，蛔虫用鹅翎探出痰碗许而痛止。总宜消其痰，降其火。新者温散之。

降火消痰本方

方药： 枳实　枳壳　山栀　黄连　川芎　陈皮　桔梗　天花粉　姜制半夏

用法： 新者去黄连加麻黄、厚朴；痛甚加元明粉、石膏；火加青黛；痰甚加海浮石、胆南星。喜食热物，必有死血停胃口，宜桃仁承气汤下之。用无名方：

方药： 元胡索　厚朴　滑石　红花　当归梢　红曲　桃仁

用法： 用元胡索一两，厚朴、滑石、红花、当归梢、红曲各五钱，桃仁三十粒研如泥，蒸饼丸。湿流胃脘作痛，宜小胃丹。有虫攻心作痛，论见虫门。寒邪客心胞络作痛，又有痞癖上攻心作痛，为抱心，治以顺气理中汤。

桃仁承气汤

方药： 桃仁　甘草　芒硝　大黄

小胃丹

方药： 芫花　甘遂　大戟　大黄　黄檗

顺气理中汤

方药： 乌药　香附　苍术　甘草　干姜

用法： 或用枳壳、青皮、木香、蓬术、半夏或枳实亦可，丹溪用草豆蔻。寒热俱宜，治九种心痛，用无名方：

方药： 石菖蒲　赤芍药　木通　五灵脂

第二十七编　咽喉

喉痹是风毒之气客于喉间，与血气相结而成肿塞。水浆不可下，甚者脓溃，名缠喉风。毒攻心腹而死，攻心则闷懊，闷懊则死矣。或为单双乳蛾，最为急症，多属痰热。先用吐法，甚者针刺去毒血，服甘桔汤。

甘桔汤

方药： 甘草　桔梗　元参　连翘　防风　荆芥

第二十八编　暑

小儿脾胃虚弱，腠理开疏，暑气乘虚而入，有似惊风者，宜香薷饮，黄连解毒汤俱可，六一散调服。

香薷饮

方药：香薷　厚朴　白扁豆

黄连解毒汤

方药：黄连　黄芩　黄檗　栀子

六一散

方药：滑石　甘草

第二十九编　脱肛

夫肺与大肠为表里。肛者，大肠之门。肺经实热则秘结不通，肺若虚寒则肠头出露。有因泻痢久，脾土虚，不能生肺金，故肛门脱而不收。则补脾温胃，使金受母之益而气实，次则内投固肠之剂，外用敷洗之药。

敷肛散

方药：龙骨　赤石脂　柯子肉

用法：用煅龙骨、煅赤石脂、柯子肉各三钱，共为末，每用四五分敷上，每日敷三次即愈。先用荆芥穗、香附煎汤洗之。

无名方

方药：五倍子　鳖头

用法：用五倍子、鳖头烧灰，敷妙，用净旧鞋底烘热托上。

第三十编　热

小儿禀赋纯阳，血气热，易生热。有五脏热，五心烦热，四肢壮热，痰涎壅盛，目涩多渴。若上冲咽喉，则与气血相博结成喉闭，宜凉膈散。

凉膈散

方药：山栀　薄荷　黄芩　连翘　元参　桔梗　桑白皮　天花粉　甘草　石膏　竹叶

用法：甚者朴硝、大黄可加，或只加大黄。

第三十一编　黄疸

此皆湿热蒸于脾胃，如罨面相似，脾胃象土，其色黄，故发于外生。下黄名胎疸，母脏有热，熏蒸于胎故也。若黄疸变黑疸，难治。治疸以利小便为主，小便利则黄自退，从食积来者亦可于方内加食积药。用无名方：

方药：赤茯苓　桑白皮　猪苓　泽泻　木通　茵陈　黄芩　黄连　枳壳　山栀　山楂　苍术

用法：重加大黄、槟榔。

第三十二编　淋症（附白尿）

诸淋皆肾虚所致，心为火，肾为水，水火平，永无此疾。水火不平，心火烁肾水，肾虚，小肠膀胱皆生热，故诸淋之症生。淋有五：有膏淋，如脂膏浮于水上，此肾虚不能制其肥液而不行也。有热淋，下焦有热，热传于肾，流入于胞，其溺黄涩热极，或出鲜血，茎中痛甚，甚至令人闷乱，遍身有汗而后流出，治法并宜行滞气，利小便，解邪热，平心火。心清则小便自利，而血不妄，切不可用补药。气得补而愈胀，血得补而愈涩，热得补而愈盛，愈痛也。亦有肾虚受寒，为冷淋。其症先寒战而后热，宜微温。

五淋主方

方药：赤茯苓　陈皮　甘草梢　山栀　车前子　木通　莲肉　黄连　滑石　猪苓　泽泻　瞿麦　灯芯草　炒升麻　炒柴胡

用法：方中山栀化肺气。膏淋加黄檗；冷淋加沉香、木香；热淋宜本方加淡竹叶；血淋加蒲黄、地榆；石淋加生淡竹叶；利小便药内少加升麻、柴胡，不然气不行也。儿溺白尿，由饮食不节，致伤脾胃，胃中浊气渗入于膀胱，故清浊不分，尿白如米泔也，宜燥中宫之湿。用无名方：

方药：厚朴　苍术　半夏　枳实　青皮　山楂　香附　茯苓　陈皮　甘草

亦有心膈伏热者，宜清心利水。用无名方：

方药：黄连　莲肉　茯苓　甘草梢　陈皮　厚朴　猪苓　车前子　滑石　泽泻　灯芯草

第三十三编　眼目赤肿

暴眼赤肿，此肝热也。初起必因风，不可遽用寒凉之剂，四五日方可用。当先羌活、柴胡散风，后用当归、黄连等。用无名方：

方药：川芎　当归　黄连　山栀　连翘　防风　元参　陈皮　羌活　甘草　赤芍药　龙胆草

用法：有翳加木贼、决明子、蝉蜕、蔓荆子。

第三十四编　痧疹

痧疹，腑病也。发独藏肺经，虽是胎毒，多带时行。大抵冬温宜发痧，与发痘相类。痧则变多，比痘尤重，稍感寒或食生冷，疹则稳于肌肤而喘，遂致不救，非若痘症有色可验，有朝数可据也。发必身于毫缝，红肿方为发透，不然而喘作矣。其初发必极热，或寒热兼发，形类伤寒，目泪咳嗽，烦躁，鼻流清涕。以火照之，隐隐于皮肤之中；以手扑之，磊磊于肌肉之内。乍隐乍现，随出随没，没而复出，现而复隐。根窠若肿是兼瘾也，皮肤若赤是夹斑也。锦纹明润为顺，紫黑暗惨为逆。若略现复隐，此又逆之甚者也。治宜微汗以疏其气热，清利以泄其邪。鼻衄则热解，肺开窍于鼻也。泄泻毒下，肺与大肠为表里也。所畏干热，不妨咽痛，出太迟，宜发表，太密宜解毒。衣被不宜过热，大忌清凉，疹则隐矣。方书用黄芩、黄连、人参谬矣。余家治此，名称独步，旧用升麻汤，当归腻膈，芍药酸寒，皆所不宜。余家世用防风汤。

防风汤

方药： 防风　荆芥　贝母　鼠粘子　桔梗　枳壳　葛根　地骨皮　川芎　木通　天花粉

用法： 未透用麻黄；色太赤用连翘、黄芩，甚则用石膏、山栀、元参；色白淡用当归；嗽甚用桑白皮、杏仁，或加麻黄。始发而嗽，肺气泄也，不治无妨。疹后而嗽，尤宜泄肺。喘甚倍加杏仁、麻黄、苏子或紫苑、马兜铃、款冬花，甚则倍生甘草、桔梗、鼠粘子；小便涩宜用黄芩、山栀、木通。余家不拘时候，专主前方，稍加酒以助药性，人尤不知也。或疹时而吐泻大作发喘，或身汗不止而喘，黄芪与防风并用。防风泻肺实，得黄芪而功益得神效也。前此症发一周，时今有十日半月者，必眼红脚底赤，方为发透，不然则为凶症。出用温和，透用清凉，不易之定论也，亦必尽退方免后患。

第三十五编　痧疹后四危证

其一肌肤壮热，是毒入诸脏，肉消骨立，发枯肤悴，此名痧疳，十难救一。用无名方：

方药： 黄芩　黄连　山栀　龙胆草　芦荟　当归　郁金　干蟾头

用法： 甚则用银柴胡、胡黄连。余家肥儿丸用之颇效，又名芦荟丸。

其一咳嗽胸高气喘，是毒留肺经，或不禁酸寒所致。用无名方：

方药： 葶苈子　杏仁　天冬　麦冬　石膏　知母　苏子　马兜铃

第三十六编　如面青声嗄不治

其一走马牙疳，口齿生疮臭烂，若黑色如老酱，画碎无血出，与走入咽喉者不治。其一痧痢赤白，治如痢法，加防风、连翘；赤痢用扁豆、侧柏叶、荆芥穗、樗皮、滑石，又外用芫荽煮酒，苎麻和酒遍身揩之。令毛孔开，疹易透也。凡痧不得透，用绵纱煮浓汤，饮之立透。又有一种疑痧，世人不知，儿生月内外，斑驳如疹，而不咳嗽。此是胎中受热，血气热凝，一吃后天乳汁，气冲而血未和，乃有此症。切莫认为痧子，余家遇此，亦移是疹，乃迁就之说也。凡疹方出已出，俱忌猪肉、胡桃、荸荠、橘子，一切生冷之物。已出后又忌：鸡、鱼、盐、酸，辛辣。食鸡令再出，食盐、酸令咳嗽不止，食五辛令生惊。得此诀者，识之。

《幼科秘诀》终

第二部　幼科金针

（明代秦昌遇辑）

曹序

　　治病难，而治幼儿之病尤难，书康诰曰，如保赤子，大学释之曰，以诚求之，虽不中，不远矣。夫即曰不远，则固未能尽中。母之于子，求之至诚，尚不能必中于赤子之嗜好，况医者治病，望闻切脉于须臾之间，问之而不能自言，言者或有毫厘千里之差，苟非沉潜古医书。确有权衡，临诊阅历，源悉病情。仁心恺恻，体念入微。欲其用药确当无误，难矣。松江吴君果超予中表婿，以儒术，通医理，为人治病，全活甚多。一日在友人处见秦氏幼科金针，惜其孤本，行世无多，拟重刊之，问序于予，予数十年来，承远近过信，所见病者疾痛惨怛之状，千变万态，不可胜数。而举家老幼危急忧惧之情，实令人心恻不已。即以幼科论哓泣咿嗄，痛疾之意莫可形容。质弱病重，纳药无多，见效至难，或老年得子，枯杨生稊。一而难再，或累世单传，举家血脉，在此块肉，其父母涕泣待命，呼号求援，当此之时，下笔踌躇，每于万难措施之中，求一线之生机，虽万全不敢必，而吾心庶几无憾。昔孟子有言，今人乍见孺子将入于井，皆有怵惕恻隐之心，痈之危，无弄入井，而医之难，百倍于援溺，夫安得不慎乎？父母爱子之心，无所不至，人情所同。为医者苟能视人之病如己之病，视人之子如己之子，则其造福于斯人也无穷，而天地好还，善气所感，康强自寿，子孙繁衍，理有必然。然苟非学有渊源，多读古医书，多得经验方而平心实事，以求其是，亦安能以仁心行仁术耶？秦氏书凡六种，皆精详确当，实于医学有裨，向鲜刊本。我家故有旧钞全帙，兵燹后失之。今果超得善本，不自珍秘，以昭同志，予嘉其存心之仁且公，敬书所见题之。

癸亥正月古吴曹元恒智涵氏书于兰蕙雪白之斋

钱序

　　古人有言，医者意也，运用之妙。在于一心，法于阴阳。和于术数，神明变化。意想所至，适合病情。所谓从心所欲，不踰规矩者，斯医也可司一方之命，能起九死之生。其道不綦重欤，然医学有浅深，即医工分上下，望闻问切，同此视听，失之毫厘，谬以千里，医之内分诸科，莫不皆然。而幼科为尤甚，盖幼科世称哑科，遇有疾病，不能自言痛苦。即言之亦惝恍而莫察其准的，所以诊治较难于诸科也，善医者胸罗密籍，家富其书，斯症无遁情，治扁百不失一矣。辛酉夏，儿子润琳年甫二岁有奇，质暑湿甚剧，延吴君果超诊治，危而复安。余与吴君本属世交，因之益加亲密，辄与谈医理，知其家学渊源。锁医学者，二十有余年，家藏古书甚富，偶见手钞郡人秦景明先生《幼科金针》一书云，借录于亭林戴氏，惜末缺四则，无从补录，辨证精细，获断详确。偶师其意，辄获奇效，不敢自密，拟付剞劂，以广流传，嘱余为序。深愧不文，于医学又乏门径，何敢妄议古籍，且秦氏书皆惊详确当，曹序已评之，是为千秋定论，余可毋庸复赘矣。

金山钱铭铨选青序于云间复圆

秦景明先生遗事二则

松江府志艺术传，明秦昌遇，字景明。上海人，善医，尝行村落，见妇人淅米，谓其家人曰，妇痘且发，当不治，须激其怒，使毒发于肝部，乃使仆骤抱之，妇大怒，昌遇可矣，痘发，投药而愈。有林某年方壮，昌遇视之曰，明年必病，三岁死，已而果然，年六十。豫告终期而卒，生午志趣高雅，董文敏尝绘六逸图，皆郡耆宿，景明年最少，与焉，著有大方幼科痘疹折衷行世（果超按幼科折衷附痘疹一书，予家藏有幼科钞本，而缺痘疹一集，俟异日觅得全书，即当付刊，至大方则末闻见也）。

云间许元仲三异笔谈，载惊痘事，与府志同，又载秦技绝人，而性好博，一人局戏，则天子呼来不上船也。南翔有富室昆仲均卒，弟有一子，妯娌共育之，值患痘危，其母遗仆飞舟迎秦，限以晷刻，至则秦已入局，托以潮逆，兴尽登舟，至翔入视，已成反关，不可为矣，拂衣欲去，延宾者留入客室，则儿母已出，一手握刀，一手拉秦发曰："我飞棹来迎，其时痘点尚显，汝若即未，尚可为也，汝托言潮逆，迟迟我行，复隐之，故汝实致之，今儿不能生，我亦不欲活，若亦不得活也，我刺若，即自刺，不忍见儿之绝。"差可剖心于长妯，持面于故夫耳，秦大窘，不敢致辩，但曰"孽矣"。妇复激之曰："君有仙名而不能疗一儿，半身名誉，皆盗窃耳。"秦曰："有一法，姑试之，愈则不任功也，乃今掘坑卧儿，以黄土遍拥儿身，唯露面目，煎药水洒之，以席覆其上。"妇钥其门偕坐共守之，至夜半，忽闻奇臭，秦跃然起曰："生矣！"出儿视之，痘已复显，皮败肉腐，悉成通浆，不半月而全愈。

《幼科金针》一书为亭林世医戴氏所藏，世无刊本，亦鲜人知，郡史小说均未载及，若无戴氏收藏，秦氏佳编，湮不彰矣。余与戴氏为医世交，章甫君因余习儿医慨然借录。余人敢自秘，校勘付印，用广其传，以志君之惠书。

辛酉季冬金山吴中俊果超谨志

卷一

第一编　全胎

灵根一缕固元阳　天授神丹非世方

若使真精能反复　终身无疾少疮疡

夫人为三才之首，具有小天地。本厥元始，非是空桑。实由父母精血而成形也，是以先天之气具足而生者，其子易于长成。如其不足，必至尪羸。或中道夭亡，故受孕之始，必须谨慎胞胎，又为先天之宝。何则以其元乞贯足于其中，精血橐龠于其外，婴儿在腹，咀吮其精神，取资其血乳，实为结胎成子之器。婴儿堕地，失其所宝。元气已离，出头啼哭，必得使之返复先天，使真元不失，易于生长。无有诸疾，血气充满。痘疹必稀，疮痍亦鲜，须延生第一丹。小儿初生，脐带落后，取置新瓦上，烧烟将尽，放地上以盏覆之，存性研末。若脐带有五分重，配水飞过辰砂研细末二分五厘，生地黄、当归身煎浓汁，调抹儿上腭，及母乳头上，使药下尽。次日大便患下胎毒秽物，是其验也，可为不传之秘。

第二编　胎寒

出产婴儿甲上青　握拳曲足哭啼惊

面青肢冷如寒战　速与温脾必得生

胎寒者，小儿在胎时，因娠母素有火症，过服寒饵，或喜生冷等物，又不能戒口味，但取一时快意，殊不知遗患内胎者乎。所禀乃感受先天之前，而非后天之召也，故其症面青、㿠白、吐沫、转乳、啼哭、惊悸，急用七香散，或以理中汤治之，即愈。

七香散

方药：香附　缩砂仁　益智仁　陈皮　蓬术　丁香　甘松

用法：上药各等分为末，姜汤调服。

理中汤

方药：人参　白术　干姜　炙草

用法：上药水煎热服。

第三编 脏寒

脏寒者，儿之降生，或遇严寒冰雪；或放于冷湿之地良久；或浸于胞水之中，致令入腹；或浴迟而受冻，乃成脏寒也。然虽曰脏寒，实中于腑也。是以肠鸣水泻，足冷气逆，大哭不已，须进理中温胃汤、诃子散治之。

理中温胃汤

方药：干姜　白芍药　木香　元胡索　丁香

用法：白芍药、元胡索各八分，干姜、木香各五分，丁香四分，上药净水浓煎热服。

诃子散

方药：煨诃子　丁香　煨木香　干姜　肉桂

用法：煨诃子二两，丁香一钱五分，煨木香四钱，干姜一两，肉桂少许，上药共为细末，砂仁汤调服。

第四编 胎热

胎热唇焦目闭红　疳黄鹅口及游风

小便赤兮大便结　三黄清热是良工

儿胎中受母流热之毒，生下三朝旬日之间，目闭面赤，眼胞浮肿，啼叫不已，时复惊烦，遍体壮热，小便黄赤。若不早治，则成鹅口重舌，赤紫丹毒。急以三黄散进一服，再以大连翘饮，母子同服为当。

三黄散

方药：川黄连　大黄　黄芩

用法：上药等分共为细末，灯芯汤下。

大连翘饮

方药：瞿麦　滑石　连翘　牛蒡子　木通　蝉蜕　防风　车前子　当归　荆芥　山栀　黄芩　赤芍药　柴胡　甘草　石膏

用法：加淡竹叶数片，水煎热服。

第五编 脐风撮口

生下婴儿脐受风　啼声短小面通红

痰涎不受唇收撮　急治还须总付空

脐风撮口之症，由其初生剪短脐带不得法，被客气侵入脐中，或以冷刀断脐，冷气所侵者亦有之，或因浴后冒风，传之于心。心若蕴邪，传之脾络。以致唇舌青色，手足微搐口禁不乳，啼声短小，喉中痰涎潮响。若见于一月之内者，多为不救。或于牙根舌上，如有粟米大小泡，以帛缠指，蘸温水擦破稍开便安。次以蜈蚣散进一服，牙关稍舒，即以一字金三四服，可保无虞。若使脐突肚紧，微有青色，口撮不开，此肝风盛。脾土受制，不可治也。又有脐突一症，此非脐风。盖因初生洗浴，系扎不紧，积水侵入于内，旬日以后，外脐忽然浮肿如吹，捻动微响，或夜卧惊啼。急用大黄、牡蛎各半两，焙为末，更以朴硝和匀，用田螺浸水调一二钱，涂肿处即消，进以白芍药汤，去其寒淫，而自愈矣。

蜈蚣散

方药： 蜈蚣　麝香

用法： 赤足蜈蚣一条，去头足炙焦，麝香少许共为末，猪乳调服。

一字金

方药： 僵蚕　威灵仙　细辛　明矾　麝香　明天麻　甘草　全蝎　辰砂

用法： 僵蚕五钱，威灵仙四钱，细辛一钱，明矾、明天麻各二钱，麝香少许，甘草五分，炒全蝎三个，辰砂一字共为细末，每用一字至五分姜汁沸汤调和，以指抹入牙关内，再以盐梅擦牙根上下次进以药。

白芍药汤

方药： 白芍药　泽泻　薄荷　甘草　薏苡仁

用法： 上药净水浓煎热服。

第六编　胎惊

壮热痰鸣唇脸青　　四肢抽掣号胎惊
反目上视腰强直　　摇头喘促药无灵

胎惊者，小儿在胎中受惊也。因娠母不慎调摄，或跌扑忿怒，有触于胎。以致儿惊入心，产下而发之也。其症在百日之内，卒然壮热。搐掣禁口腰强口劄痰鸣者是也，见之急以辰砂抱龙丸、保命丹治之。如唇青气促，痰鸣爪黑者，不治。

辰砂抱龙丸

方药： 天竺黄　牛胆南星　防风　天花粉　辰砂　甘草　雄黄　天麻　麝香

用法： 天竺黄二钱，牛胆南星一两，防风、甘草去皮各三钱，天花粉四钱，辰砂四钱一半为衣，雄黄二钱五分，天麻五钱，麝香五分，炼蜜雪水糊为丸，如芡实大，薄荷汤化服。

保命丹

方药： 炙全蝎　防风　天麻　白附子　南星　辰砂　僵蚕　麝香　蝉蜕

牛黄

用法：炙全蝎十四个去足，防风、天麻、炒白附子、泡南星各二钱，辰砂一钱，僵蚕二钱炒去丝嘴，麝香五分，蝉蜕一钱去头足，牛黄二分，炼蜜粳米糊丸，金箔为衣，钩藤汤送下。

第七编 盘肠内钓

盘肠内钓身先曲　无泪啼痕干眼哭
口张足冷上唇乌　额畔汗珠如出浴

儿盘肠气痛者，腰曲干啼。额上有汗，是小肠为冷气所抟耳，或生下洗迟，外被风冷致之。先以葱白煎汤，慰其脐腹良久。俟尿解于肠内，复以葱揉软，慰其脐旁，痛即止矣。当用木香散主治。若上唇中肉里，微有青色惊症，见此不治。

木香散

方药：使君子肉　元胡　茴香　木香　川楝子　巴豆肉

用法：使君子肉、元胡索、茴香、木香各一钱，川楝子七枚，将巴豆肉三十粒同炒黄色去巴豆，共为细末，清米饮调服。

第八编 夜啼

啼哭遗尿惊热侵　见灯愈啼总传心
面青额汗从寒疝　怒叫高声客忤因

夜啼有四，有惊热夜啼，有寒疝夜啼，有触邪夜啼，有心热夜啼。惊热者，衣衾厚盖，邪热攻心，心神惊乱，啼哭遗尿者是也。以镇心丸治之，寒疝者，遇更尽则啼。腰曲额汗，眼中无泪，面带青白，伏卧多啼者是也。以白芍药汤，加茱萸、茴香，水姜煎服，及钩藤膏治之。客忤邪触者，面青紫黑，郁怒叫喊，若有恐惧，睡中惊惕，两手抱母，大哭不休者是也，也用琥珀抱龙丸、镇心丸，安神定志可也。又有心热夜啼，见灯愈泣，面红多泪，无灯即止者是也。先用五苓散，加黄芩、甘草治之，次进琥珀抱龙丸为当。白芍药汤见脐风门第五。

金箔镇心丸

方药：雄黄　全蝎　胆南星　茯神　麝香　蝉蜕　天竺黄　天麻　白附子　牛黄　僵蚕　防风

用法：雄黄三钱五分，炙全蝎十四枚，胆南星一两，茯神、天竺黄各五钱；麝香三分，蝉蜕十四枚，明天麻四钱，白附子泡去皮三钱，牛黄三分，僵蚕十一条，防风一两，共为细末，饭为丸，辰砂金箔为衣，薄荷汤送下。

钩藤膏

方药： 乳香　木香　土鳖子　姜黄　没药

用法： 木香、姜黄各四钱，乳香、没药各三钱，土鳖子十二枚。先将木香等三味研细，然后同乳香、没药拌匀，炼蜜为膏，收瓷器内，量儿大小加减，煎钩藤汤送下。

琥珀抱龙丸

方药： 天竺黄　琥珀　檀香　人参　甘草　山药　牛胆南星　白茯苓　枳实　辰砂

用法： 天竺黄一两，檀香一两忌火，琥珀、人参、甘草各五钱，山药、牛胆南星、白茯苓、枳实各一两，辰砂二钱，各为细末，新汲水和为丸，薄荷汤磨服。

五苓散

方药： 白术　茯苓　猪苓　泽泻　肉桂

用法： 上药用河水煎服。

第九编　天钓

天钓痰涎壅塞心　不时交作目翻腾
依然吮乳能啼哭　呵欠来时瘛疭呕

天钓与惊风无二也，见之可怕，钓时必哈欠先至。即手足抽掣，两目上窜，颧面唇口肌肉皆跳。杯茶即止，仍复无恙，哭笑乳卧犹者，但盛者，日夜四五十次，此由过乳伤脾，脾土即亏，难任肝木，故无风而自动也。先服钩藤散，祛其积热，复以代赭扶脾汤，扶其土，镇其木，而钓遂自定矣。

钩藤散

方药： 钩藤　人参　犀角　全蝎　天麻　炙甘草

用法： 钩藤、人参各五钱，犀角五钱镑末，去头足炙全蝎、天麻各二钱五分，炙甘草一钱五分，水煎服一次。

代赭扶脾汤

方药： 人参　白术　茯神　代赭石　炙草　钩藤　天麻　远志肉　甘草　胆南星

用法： 人参、天麻、远志、白术、茯神、甘草汤制胆南星各一钱，代赭石一钱五分，醋淬七次，炙甘草三分，钩藤五钱，加金银物各一件，水煎热服。

第十编 鹅口疮

胎中受热积心脾　生下芽孩受此亏

满口只如鹅口白　冰硼一扫即全除

初生小儿，白屑满口，延于舌上，啼哭少乳，大便燥急，小便赤涩，身热烦躁，盖因胎中热毒蕴蓄于心脾，发于口舌，故名曰鹅口。先用三黄散泻去心脾之热，即将冰硼散吹入口中舌上可愈，倘迟延日久，沿入喉中者，难治。又有重腭一症，或在上腭，或颊边浮肿而起，速以绵缠长针，微露针锋，刺肿处出血，即安。又有舌上生膜如榴子样，当刺出血，以蒲黄末掺之而愈。

三黄散见胎热门第四。

冰硼散

方药：冰片　硼砂　元明粉　辰砂

用法：冰片五分，硼砂、元明粉各五钱，辰砂六分，上药共为细末，瓷器收贮听用。

第十一编 乳痳

身热惊啼大便青　肺风停乳是根因

遍体乳痳灯一照　透肌发热霍然轻

乳痳乃天行时气感而发之也，其症忽然身热，啼哭咳嗽，睡多惊惕，大便泄泻，腹必疼痛，可知其为乳痳无疑。但一热便发者也，其症与传染殊异，而治法各有不同，以抱龙丸去辰砂与服，再以疏风透肌汤治之，不两日霍然矣。

疏风透肌汤

方药：防风　荆芥　羌活　前胡　蝉蜕　查肉　桔梗　甘草　生姜　葱白　元荽

用法：加生姜、葱白水煎，外加元荽，酒煎拭面，头背发透为妙。

第十二编 急惊

急惊睛定气来粗　眼合唇张吐沫多

手足牵引身壮热　行痰搐搦渐能苏

急惊症，因风热久而不散，以致热极生风，风火相搏，或因物触，惊怖人心，传于肝脾。二阳相鼓，邪正交攻，故发搐也。初则夜卧不安，睡中惊惕，忽尔壮热生痰，痰盛不已，两目上视，脸赤唇红，喉中鮈鮀，或眼合不开。握拳脉数者，急惊也，速与取嚏为至要，嚏行，遂进沃雪滚痰丸，先行其痰，次以截风散定其搐，始为至当。若无嚏，啼不作声，发直额汗，鼻冷遗尿，鱼口气促者，不治。

抱龙丸见胎惊门第六。

抱龙散

方药：细辛　半夏　猪牙皂　麝香　荆芥

用法：细辛一分，半夏一钱，猪牙皂、麝香、荆芥各七分，上药共研细，入瓶中以纸撚蘸探鼻中取嚏。

备急丸

方药：巴豆霜　大黄　干姜

用法：上药各等分为末，蜜水糊丸如绿豆大，每岁约三丸，薄荷汤化服。

截风散

方药：天麻　白附子　半夏　钩藤　茯神　胆南星　僵蚕　石菖蒲　全蝎　黄芩　竹沥　生姜　沉香　牛黄

用法：天麻、白附子泡去皮，制半夏、钩藤、茯神、胆南星、炒僵蚕、石菖蒲、净炒全蝎、黄芩，加竹沥、姜汁、沉香磨汁调牛黄等同服。

第十三编　慢惊

慢惊久热病之遗　项软鸦声委四肢

睡则露睛时搐搦　囟门肿陷百难医

慢惊者，多成于大病之余，又有夹食症，误投补剂，宿食不化，以致久热不止，此慢惊之大原也。其症初起，啼哭无声，如醉如痴，似睡非睡，眼慢腾腾，久则半体抽掣者是矣。如大病之余，可服六君子汤主治。如胃中停食，误服补剂而见此症者，诚为攻补两难，必不可治。

六君子汤

方药：人参　白术　茯苓　炙草　法半夏　陈皮

用法：加姜、枣煎服。

第十四编　慢脾

久因吐泻慢脾成　脱神目陷唾扬睛

四肢厥冷无声哭　急投参术可回生

慢脾极易染成，其端不过吐泻，殊不知吐泻之患，莫可枚举，故此症应慎重处理。因为其症每由过食生冷，感寒伤食而致，是以有物无声谓之吐，吐即脱神；有声无物谓之呕，呕不脱神，治非一体。有虫在胃，有麻痘暑气风痰而呕者，另有别方，不可一例而推也。唯久吐久泻，虽胃中停食，必须先醒脾而后消导，此真诀也。如四肢厥冷，囟门肿陷，目直上视，神昏气怯，赤脉贯瞳者，必无生理。

醒脾饮

方药： 人参　白术　茯苓　藿香　炙甘草　橘红　天麻　半夏　干姜　厚朴　木香　莲肉

用法： 上药水煎徐服。

香棱散消积温胃之剂

方药： 川楝子　大茴香　蓬术　青皮　藿香　三棱　丁香　枳壳

用法： 川楝子、丁香、麸炒枳壳、大茴香、炒蓬术各一两，青皮、广藿香、三棱各五钱，上药共为细砂仁汤化服。

第十五编　解颅

> 解颅婴儿肾气衰　囟门不合瘦形骸
> 急需助肾扶元本　免使三年父母衰

解颅者，上下囟门不合，乃肾气不足故也。人有脑髓，犹树有根，凡得此症，不过千日，必成废人。须用天南星微泡，焙为末，米醋调敷于帛上，烘热贴之，亦是良法，以调元地黄汤治之，再以三辛散封囟门，甚妙。

调元地黄汤

方药： 大熟地　归头　人参　黄芪　白芍药　山药　茯苓　石菖蒲　川芎　白术　甘草

用法： 上药加姜、枣煎服。

三辛散

方药： 细辛　桂心　干姜

用法： 细辛五钱，桂心五钱，干姜一钱，上药共为末，乳调涂囟上，如干再涂面赤妙。

第十六编　耳沁

> 小儿耳沁人难测　三焦湿热风相系
> 哭之不已睡多惊　寄语良医须要识

耳内痛，三焦湿热搏系使然，乃小儿胎风胎热也。初起身热，大哭不已，睡多惊悸，盖惊多啼，痛多哭。如大便泻青，腹中肠鸣，乃腹痛也，如无此症，即察其耳，窍稍有微肿，乃耳痛也。其辨难明，一看不到，误认惊症者甚多。因内有风热，外有水灌入耳，不宜早用吹药，当以栀子清肝汤治之，如聤耳者，竟出脓水，不身热，不肿痛，若耳沁，寒热交作，掀肿疼痛非常，二症各异，治法亦宜各施。

栀子清肝汤

方药：柴胡　黄芩　牛蒡子　川芎　白芍药　焦山栀　石膏　丹皮　当归　黄连　甘草　灯芯草

用法：以上各等分煎服。

第十七编　齿语行迟

齿迟属肾语连心　行若迟时不足嗔

药助真元扶正气　各依次第遍求寻

齿迟者，肾气不足也，以芎劳散主治。语迟者，心气不足也，以菖蒲丸主治。行迟者，禀受不足也，以虎骨丸主治。

芎劳散

方药：山萸肉　当归　生地　川芎　甘草　白芍药

用法：上药共为末，白汤调服。

菖蒲丸

方药：石菖蒲　人参　麦冬　丹参　川芎　当归　远志　天冬　辰砂

用法：石菖蒲二钱，人参五钱，去心麦冬、去心天冬丹参、川芎、归身、远志甘草汁浸各三钱，辰砂一钱，上药共为末，蜜丸弹子大，每服一丸，白汤送下。

虎骨丸

方药：虎骨　生地　酸枣仁　茯苓　牛膝　防风　川芎　辣桂

用法：虎骨醋炙后，上药各等分共为细末，炼蜜为丸，量儿大小，热酒送下。

第十八编　弄舌舒舌

弄舌微微露即收　得乎病后最难瘳

出长舒缓名舒舌　泻却心脾热便休

弄舌者，谓露而即收。舒舌者，谓出长收缓也。由大病之后，外感风热，入于心脾，盖脾之脉络系于舌。或渴，或不渴，以泻黄散泻去心脾之热。随进钱氏白术散治之，不然变症立至。

泻黄散

方药：川连　木通　山栀　大黄　石膏　连翘　灯芯草

用法：上药煎汤服。

钱氏白术散

方药：木香　白术　茯苓　人参　甘草　葛根

用法：上药共为细末，白汤调服。

第十九编　项软

> 项软即名天柱倒　因以风热病之余
>
> 内服妙方兼贴项　迁延日久却难医

项软者，乃天柱骨倒也。此症由于吐泻之后，亦有伤寒无汗，失表而然，以致头如石坠，面红唇赤。只因肝胆有热，速为驱风退热，复以强筋之剂，佐以贴项，立见安和。初生下有是症者，胎气不足也。惊风后得者，宽缓不收也。凡胎风，并病后软，均服钱氏地黄丸补肾。若卒暴而得此，肝经有热，泻肝丸治之，用附子南星末，生姜自然汁，调贴于项上，可也。

地黄丸

方药：地黄　山萸肉　山药　丹皮　白茯苓　泽泻

用法：地黄、去核山萸肉、山药各四钱，丹皮、白茯苓、泽泻各三钱，药共为末，蜜丸白汤下。鹤膝行迟，加鹿茸、牛膝、五茄皮。

泻肝丸（一名泻青丸）

方药：当归　龙胆草　川芎　羌活　防风　大黄煨　栀子仁

用法：上药各等分为末，炼蜜为丸，如芡实大，殊砂竹叶汤化服。

第二十编　五软五硬

> 头项手足肌肉口　禀受元阳素有亏
>
> 或被客风侵正气　致令五硬莫医迟

五软者，头项手足肌软是也。无故头不举，肾疳之病。项软难收，治虽暂瘥，他年必再发。手软则手垂，四肢无力，亦懒抬肩。若得声圆，还进饮食，此慢脾风候，尚堪疗治。肌肉软，则肉少皮宽，自虽食不作肌，服钱氏橘连丸，急使泻利并，却难医治。足软者，五岁儿不能行，虚赢足软细小，不妨荣卫。服参芪等药，并服地黄丸，长大自然充满。又有口软，则虚舌出口，阳盛更须提防。若唇青气喘难治。五硬，则仰头取气，难以动摇。气壅疼痛连胸膈间，手心冰冷而硬，此为风症难治。肚大筋青，急而不宽，用去积之剂，积气消即安。若面青心腹硬者，此症难治。如风症，只依中风治之，必有回生之理。加减小续命汤治之，羌活散亦可。

橘连丸

方药：陈皮 黄连 麝香

用法：陈皮、黄连各一两，共为末，入麝香五分，用猪胆七枚，分药入胆内，浆水煮熟，以针刺破取出，米粥糊丸，如绿豆大，每服三十丸，米饮下。地黄丸见项软门第十九。

小续命汤

方药：麻黄 人参 川芎 黄芩 防己 白芍药 炙甘草 杏仁 官桂 防风 附子

用法：去节麻黄、人参、川芎、黄芩、防己、白芍药、炙甘草、去皮杏仁、官桂各一两五钱，防风八钱，附子皮去尖七钱五分，以上除附子、杏仁并捣为粗末，次入二味，夹和一钱姜、枣煎服，有热去附子，官桂减半。

羌活散

方药：羌活 独活 前胡 柴胡 川芎 茯苓 枳壳 桔梗 地骨皮 人参 天麻 炙甘草 生姜

用法：上药煎服。

第二十一编　伤风

身热惊啼鼻吸迟　常兼呵欠睡无时

涕流清水频加嗽　表散疏风却正宜

伤风者，感冒之症也，或更衣洗浴，或传染而得。忽生身热，睡多惊叫，呵欠咳嗽，鼻流清涕。有汗为伤风，身热头疼；无汗无嚏，为伤寒。夫伤风夜多啼哭，因吮乳塞鼻，不通故也。先宜抱龙丸开其肺窍，化痰清热。复以豁痰疏风散治之。辰砂抱龙丸见胎惊门第六。

疏风散

方药：前胡 桑白皮 陈皮 法半夏 枯苓 桔梗 甘草 款冬花 枳壳 苏子 生姜

用法：上药煎服，防风、荆芥、薄荷、杏仁均可加入。

第二十二编　咳嗽

咳嗽生痰风入肺　甚多见血久成痨

要分寒热并虚实　清肺疏风痰即消

咳嗽者，以风邪入于肺部也，久而不愈，则成痨瘵。治者先审其寒热虚实，用药无不效矣。寒者嗽而多痰，以麻黄汤发散寒邪为主。主热者声音壅滞，以清肺饮治之。虚者久嗽而无痰，补肺饮治之。实者喘急壮盛，泻白散治之。

麻黄汤

方药：柴胡　麻黄　苏叶　甘草　桔梗　枳壳　橘红　防风　苏子　半夏　生姜

用法：水煎服。

清肺饮

方药：前胡　桑皮　枯芩　杏仁　橘红　百部　川贝　款冬花　桔梗　生甘草　苏子　枳壳　灯芯草

用法：水煎服。

补肺饮

方药：阿胶　茯苓　五味子　麦冬　杏仁　马兜铃　甘草　糯米　生姜

用法：上药水煎服。

泻白散

方药：桑白皮　地骨皮　炙甘草　糯米

用法：上药水煎服。

第二十三编　肺风痰喘

肺受风寒拽锯声　小儿感冒食相因
滚痰定喘随时愈　切莫狐疑变急惊

小儿感冒风寒，入于肺经，遂发痰喘，喉间舠鸲，咳嗽不得舒畅，喘急不止。面青潮热，啼哭惊乱。若不早治，则惊风立止矣。唯月内芽儿犯此，即肺风痰喘，搐鼻不嚏者不治，不哭不乳者不治。当先以礞石滚痰丸下之。痰从大便而出。次服定喘汤，无不奏效。此症先感而后复感成之，所以行痰推积之法，悉获奇功。若误作伤风嗽治，挨延日期，必变惊风。屈指甚多，可不慎欤。先贤治法用麻黄汤散表取汗，以沃雪导痰行积治之甚良。莫若巴霜行痰立效之功，但芽儿用之，不无惊搐之状，唯周岁以外者，用之甚妙。

沃雪滚痰丸

方药：明天麻　天竺黄　雄黄　礞石　胆南星　巴霜　白附子　生甘草　全蝎　防风　麝香

用法：煨天麻、胆南星各一两，嫩天竺黄五钱，雄黄三两，煨礞石五钱，巴霜四钱，白附子六钱泡，去皮生甘草、防风各三钱，全蝎五钱去毒，麝香二分，上药共为末，用竹沥一钟拌和，再研极细入瓷瓶内陈年许，量情而用。

定喘汤

方药：款冬花　半夏　枯芩　苏子　桑白皮　甘草　麻黄　炒白果

用法：水煎服此方，忌生姜引。

羌活汤

方药：麻黄　羌活　半夏　前胡　枳实　橘红　桔梗　桑白皮　苏叶　甘草　生姜　葱白

用法：上药煎服。

第二十四编　喘急

> 风寒暑湿邪干肺　作热生痰喘急频
>
> 治法还须分冷热　清金化喘自然平

人之五脏，皆有上气，而肺为之综。经云：诸气皆属于肺，或为风寒暑湿邪气相干，则肺气胀满，发为肺喘，呼吸坐卧不安。如热者，以清肺饮主之。因寒而得者，以定喘汤治之，或用抱龙丸磨服亦可。

清肺饮见咳嗽门第二十二。定喘汤见肺风门第二十三。

第二十五编　天哮

> 久嗽天哮无症名　嗽起连连数百声
>
> 凭他总有神仙手　不会元机焉得轻

肺者，属西方庚辛金也，上为诸脏之华盖，下为膀胱之导引。所以朝百脉，主人一身之毫毛，司气之管钥也。故伤风有传肺之端，而咳嗽独难愈。夫天哮者，上古之书，从无定见方。今治法亦属混淆，其故何也。盖因时行传染，极难奏效。其症，嗽起连连，而呕吐涎沫，涕泪交流，眼胞浮肿，吐乳鼻血，呕衄睛红。治法降火清金，消痰驱风，以启云抱龙丸主之。若延久，便当保肺清金，以款冬花膏敛不足之金，此大略也。但已成天哮者，先服发散表邪之剂，次进启云抱龙丸。若嗽而见血者，熟灵脂、柏子仁、胡桃肉共为末，茅根汤调服。若见血面青，饮水无度，吐脓腥臭，喉痹失声，惊痫皆至者，俱为不治。

启云抱龙丸

方药：胆南星　防风　天花粉　薄荷　僵蚕　白附子　雄黄　辰砂

用法：胆南星、防风、天花粉、薄荷各一两，僵蚕、白附子各五钱，雄黄三钱，辰砂二钱，上药炼为丸，露水竹沥磨服。

款冬花丸

方药：款冬花　桑白皮　乌梅肉　茯苓　杏仁　紫苑　川贝母　五味子　百

合　阿胶　百部

　　用法：上药各等分共为细末，蜜丸芡实大，竹沥磨服。

第二十六编　鼻风

　　　　　　　鼻风吹入小儿囟　　闭塞难舒气弗匀
　　　　　　　血热妄行成鼻衄　　地黄汤服素称神

　　小儿生下三朝五日，胡然鼻塞弗乳，不能开口呼吸，此乃保母鼻风吹入小儿囟门，宜消风散治之。如血热妄行鼻衄者，以加味地黄汤服之。

　　消风丸

　　方药：防风　荆芥　羌活　蝉脱　川芎　霍香　陈皮　甘草　桔梗　僵蚕

　　用法：上药共为末，炼蜜为丸，如龙眼核大小，茶调服。

　　加味地黄汤

　　方药：熟地　山药　黄肉　丹皮　泽泻　茯苓　归身　淡黄芩　山栀　藕节　灯芯草

　　用法：上药水煎服。

第二十七编　胎怯

　　　　　　　人生不足在先天　　作熟时常烦苦煎
　　　　　　　短命夭伤胎怯致　　参芩填补莫迟延

　　人禀天地阴阳之气而得生，均赖父母精血以成形。在胎先天气足，生下肌肉肥坚。遍身红活，黑睛多而白睛少，谓之胎实。生下面无精彩，身无血色，目无神气，肌瘦而白睛多，谓之胎怯。若不急于调补，久后终成废人。宜投十全大补汤，固其本源，白睛渐黑，先天足，而易长也。

　　十全大补汤

　　方药：人参　白术　茯苓　甘草　川芎　当归　白芍药　大生地　黄芪　肉桂　桂圆

　　用法：上药水煎服。

第二十八编　滞颐

　　　　　　　滞颐之症口流涎　　脾寒胃冷出如泉
　　　　　　　错将病症持疑惑　　试看口中穿不穿

　　小儿滞颐，流涎出于颐间也，此由脾冷，脾之液为涎，脾胃虚冷，不能收制其精。然此症与口疳相似，当明辨之。其治法各有不同，疳宜清凉，滞颐宜温。如牙根舌腭有穿破白泡，当从疳治，否即滞颐也。须投温脾丹、温胃散服之。

温脾散

方药：半夏曲　丁香　木香　干姜　白术　青皮　陈皮

用法：半夏曲、丁香、木香各一两，干姜、白术、青皮、陈皮各五钱，上药共为细末，米糊丸如绿豆大，每服数丸，米汤送下。

温胃散

方药：人参　白术　干姜　甘草　肉果　半夏　丁香

用法：上药各五钱，共为末，生姜汤调服。

第二十九编　潮热

> 日晡微热四更除　　上午身凉倦怠余
> 细看虚实如何症　　莫作寻常一例拘

潮热者，将成之症；骨蒸者，已成之症，如潮汐依时而来也。或似疟而两日一热，或三日一热，或每日至期而热者，乃实邪不散之故。并用加味小柴胡汤，以除其往来寒热。凡小儿有余之症多，不足之症少，何也。儿乃纯阳之体，非风邪未散，即乳食未消，风则散之，食则消之，而热自除矣。若大病之后，日晡作热，子午即凉者，乃虚热也，也须服加减地黄汤。久而不治，变症百出矣。

加味小柴胡汤

方药：柴胡　黄芩　甘草　青蒿　丹皮　半夏　生姜　大枣

用法：上药水煎服。

加减地黄汤

方药：人参　白术　熟地　白芍药　肉桂　杜仲　牛膝　炙鳖甲　丹皮　萸肉　龙眼肉

用法：上药水煎服。

第三十编　痰症

> 风邪入肺痰为累　　气粗切忌身发热
> 若非吐利便成惊　　化喘行痰功最捷

痰症，乃感冒风邪不散，传于肺胃，热则生痰。小儿体壮者，嗽则痰出。但肺窍狭窄，力弱气微，咽之不下，吐之不出。喉中声如拽锯，迷闷顿久，则成惊症。喘者为肺气，不喘者为痰症。然治痰非吐利不能已也。婴孩幼小，不堪使吐，宜下之为当。须抱龙丸，姜汁竹沥磨服，或沉香牛黄之类皆可，甚则用沃雪滚痰丸下之。

抱龙丸见胎惊门第六。沃雪滚痰丸见肺风门第二十三。

第三十一编　吐泻

吐利相兼邪有余　延绵日久致脾虚

须分冷热邪虚实　旁流勿作泻来医

小儿吐泻，有伤风食而得之，有干寒暑而得之。风者身发寒热，胃中无食，而呕吐痰沫。或泻青而起沫者，疏风兼分理之剂治之。食者面色痿黄，吐酸泻臭，腹中响硬，此虽为泻，实旁流也。急以香稜散消之，不宜妄用止剂，更有感寒食而吐泻者，面色㿠白，睡则露睛，虽胃中停食。先以醒脾丸固其真元，俟吐泻止，而积渐消。必当忌乳为要，频乳则频吐，恐久则成慢脾。故应予慎重处理，不容忽视。亦有中暑，吐少出多，泻则洞泻，心烦作渴，唇干小便赤涩者，以黄连香薷饮，并五苓散主之。

香稜散见慢脾门第十四。醒脾散见慢脾门第十四。五苓散见夜啼门第八。

疏风分理散

方药： 防风　荆芥　柴胡　苏叶　陈皮　甘草　车前　苍术　厚朴　木通　木香　生姜

用法： 上药水煎热服。

黄连香薷饮

方药： 香薷　藿香　厚朴　扁豆　黄连　白术　茯苓　猪苓　木通　甘草　灯芯草

用法： 上药水煎服。

第三十二编　疝气

疝气从何得病成　邪风客肾少阴经

或时囊肿兼偏坠　治法温经逐冷行

疝气之病，以少阴经感风邪寒湿而成也。治以小茴香汤主之。有卵翼偏者，以五苓散加防风丹皮治之，外以茱萸汤煎而薰之，汗出便安矣。

小茴香汤

方药： 川楝子　黑豆　桃仁　青皮　小茴香　粉丹皮　木通　葱白　淡姜

用法： 上药水煎服。

茱萸汤

方药： 吴茱萸　川椒　甘草　苍术　橘核　大茴香

用法：吴茱萸、川椒各三钱，甘草二钱，苍术、橘核、大茴香各五钱，上药加河水煎服，数沸入罐内熏洗出汗，连浴四五次即愈。

第三十三编　盗汗自汗

小儿盗汗属阴虚　自汗还从气不舒

一剂六黄汤可治　倍芪自汗亦无余

小儿盗汗自汗，古云不须治。然久而不治，汗而不休，则成他病。治法以当归六黄汤主之。自汗者以麦煎汤止之。

当归六黄汤

方药：当归　川连　黄檗　黄芪　生地　黄芩　熟地　浮小麦

用法：上药水煎服。

麦煎汤

方药：黄芪　白术　牡蛎　麻黄　浮小麦

用法：上药水煎服。

第三十四编　五淋

淋症原来有五般　寒热气血食相兼

膀胱受热因成病　小便须通治法全

淋病有五，热淋、冷淋、血淋、气淋、食淋是也。名虽不同，小儿得之，不过肾热流于膀胱，故令水道不利。小便赤少而数，小腹急痛引脐，当以八正散治之。又有热甚血出，导赤散治之。

八正散

方药：滑石　大黄　木通　扁蓄　车前子　山栀　瞿麦　甘草　灯芯草

用法：上药水煎服。

导赤散

方药：生地　木通　黄芩　甘草　竹叶　赤苓　麦冬

用法：上药水煎热服。

第三十五编　溺血

鲜血唯从小便来　人人见了卓然呆

升麻煎汁调六一　三服全除可壮怀

溺血者，小便中鲜血来之不绝也。此乃心火郁热下流，心与小肠为受盛之官，则小便出焉。痛者为血淋，不痛者为溺血。治法不可用大凉之剂，如升提酒炒辛温者奏效。痛者加味四物汤主之，不痛者以升麻、甘草煎汤调益元散，服之即止。

加味四物汤

方药：川芎　当归　生地　白芍药　山栀　牛膝

用法：上药水煎热服。

益元散

方药：滑石　甘草　辰砂

用法：嫩滑石水飞六两，大甘草去皮一两，上药加辰砂许，共为末，升麻汤调下。

第三十六编　伤寒

> 伤寒头痛身无汗　壮热浑身粗气多
> 口燥鼻干烦渴甚　攻寒发表自调和

小儿伤寒者，感冒所致。发于春夏秋者，为外感。而严寒冬末春初者，为伤寒。经曰，冬时最寒，万物潜藏，君子固密，不伤于寒，触冒之者，乃为伤寒耳。凡小儿患者，感之即发。初壮热头疼，恶寒无汗，鼻干气粗，眼眶肢节皆痛者是已。三日前表其汗即愈，大便闭者下之。汗下之后，仍热不退，以小柴胡汤疏之。如神气昏愦，寻衣撮空，取嚏无声者，不治。

麻黄发表汤

方药：麻黄　柴胡　葛根　防风　羌活　苏叶　甘草　淡豆豉

用法：加葱白七枚煎服。

大承气汤

方药：大黄　朴硝　厚朴　枳实

用法：大黄五钱，朴硝五分，姜炒厚朴、枳实各一钱，上药加生姜煎服。

小柴胡汤

方药：柴胡　黄芩　法夏　甘草　生姜　大枣

用法：上药水煎服。

第三十七编　夹食夹惊

夹食者，或先伤寒而后伤食，或先伤食而后伤寒，以致憎寒壮热，头痛恶寒，鼻干口燥，上热下冷，心腹满闷，以指按之则痛，弹之则响。或大便酸臭，或秘结不行，或呕吐气逆。先宜表散消导之剂，甚者用备急丸，下其宿食可安。如不审虚实，辄以和解消释，久热不退，变为慢惊不治。夹惊者，因惊而又感风邪，热极生风，故发搐也。宜服抱龙丸镇心豁痰，发散通窍。然此二端，乃变疟之由也。

备急丸见急惊门第十二。抱龙丸见胎惊门第六。

金针治夹惊夹食方

方药：柴胡　苏叶　厚朴　山楂肉　半夏　麦芽　羌活　草果　枳实　陈皮　生姜　砂仁

用法：上药加水煎服。

第三十八编　汗粟

> 寒邪无汗热如汤　须防班伏最难当
>
> 浑身若热芝麻泡　汗粟逢之切莫慌

汗粟者，乃寒邪表散，无汗而发也。但伤寒无汗，壮热脉大，便闭谵语，烦躁呕吐，腹痛胸膈不利，防其班伏，不宜遽投寒饵。如竟热不退，无前诸症，必发汗粟，形如芝麻，细细白泡，似乎瘄疮，痒痛全无，唯胸腹胫内居多，此逢凶化吉之兆，服加减柴胡汤，清其热而自愈。

加减柴胡汤

方药：柴胡　黄芩　连翘　大力子　桔梗　山栀　葛根　荆芥　木通　甘草　灯芯草

用法：上药水煎服。

第三十九编　伤食

> 小儿之病多因食　肚内难消寒热逼
>
> 面黄神倦腹膨高　牛黄急进真神术

大人之病，其名不一。小儿之症，非感风寒，即伤乳食。所赖父母维持，风寒难入，饮食节制，不伤于胃。若胃气一伤，谷食不能运化，是即为患耳。犯之者，面色痿黄，日晡潮热，嗳气吞酸，腹中作痛，或膨或胀，按之则硬，弹之则响，其症是矣。急以牛黄散一服，使大便行，而痛胀止矣。如胃中停食，兼有泄泻，此旁流也。切不宜用止药，但当消导顺气，外以紫苏汤净熨其腹，此良法也。甚则以备急丸下之。

牛黄散

方药：黑丑　大黄

用法：上药共为末，蜜糖调下，量儿大小服，如畏药者以蜜拌之。

备急丸见急惊门第十二。

第四十编 伤积

伤积多因乳不调 过餐饮食热来潮

足冷肚热馊酸泻 化积消脾匀气高

小儿积症,多因乳哺失调,过食生冷,油腻硬物。脾土受伤,停于中脘。或为风寒所感。或夜卧失盖,以致积气停留。面黄腹胀,往来潮热,口渴神倦,多睡少食。肚热脚冷,大便酸臭,小便短涩者,伤积也。然有乳积、食积、气积、惊积,须分别之。吐乳泄泻酸臭,此由啼哭不已,气息未定,即与乳,致停致不化,而成乳积也。肚硬带热,按之则痛,渴泻或呕,此由多食过饱,饱后即睡。故成食积,腹痛啼叫利如蟹渤。此由触忤其气,营卫不和,日久而成气积。泻多清水,色如草汁,亦非冷泻。当究其源,先宜消导,均以香稜散、五疳消积散。甚则用白饼子,去其积滞,再以助脾和胃之剂调理之,参苓白术散是也。

香稜散见慢脾门第十四。

五疳消积散

方药:三棱 莪术 神曲 麦芽 川楝子 焦山楂 青皮 莱菔子 槟榔
黑丑 陈皮

用法:三棱、莪术、陈皮各一斤,神曲、麦芽、焦山楂、青皮、莱菔子各四两,川楝子、槟榔、黑丑各二两,上药共为末,砂仁汤调服。

白饼子

方药:滑石 胆南星 半夏 巴豆 轻粉

用法:滑石、南星、半夏各一钱,巴豆二十四粒去皮膜,河水煮干研细如泥,轻粉五分,上药先将前三味为末入巴霜,次入轻粉,共研匀,糯米饮为丸,如绿豆大,量儿虚实,忌食热物。

参苓白术散

方药:人参 白术 茯苓 炙甘草 山药 扁豆 米仁 木香 砂仁 桔
梗 莲肉 大枣

用法:上药水煎服。

第四十一编 食厥

忽然目反似乎惊 搐之不已面唇青

腹中胀满为食厥 速下尤防变疟形

小儿身无寒热,顷刻两目上视,手足抽掣,牙关紧急,不省人事,如惊之状。见之可怕,不知者竟将惊症混治,殊不知与惊无干。凡见斯候,不必着慌。

当先诊脉也，查其根由，观其动静，辨其吉凶。细细弹其腹，如胸腹胀满，响如鼓声者，食厥也。先用搐鼻散取嚏，嚏后自然神清气爽，再究其所食何物，必于二三日前伤者是矣。方可进备急丸，每岁用三丸。先行其痰食，去其宿垢。次服清脾饮消导之，愈后常防变症。若腹中无食，搐鼻不嚏，舌黑面青，脉沉者不治。如竟厥无食，少顷自愈者，此痫症也，常从痫治。毋得一例推治。

备急丸见急惊门第十二。搐鼻散见急惊门第十二。

清脾饮

方药：苍术　厚朴　陈皮　法半夏　甘草　白茯苓　柴胡　黄芩　桑叶　青皮　枳壳　生姜　大枣

用法：上药水煎服。食重者加草果。如疟疾内有疟母者，加香附。

第四十二编　腹痛

<blockquote>
孩提腹痛有三种　冷热交攻或有虫
清热温中兼化积　安虫各属不雷同
</blockquote>

腹痛之症，邪正交攻，与脏气相击而作也。有挟热痛者，面赤壮热，四肢烦，手心热，以木香散治之。有挟冷痛者，面色黯黑，唇爪微青，以理中汤治之。务宜斟酌调用。有虫作痛者，面色青白，人中点点黑色，口吐清水清沫而呕，以使君子汤治之。

木香正气散

方药：木香　山楂肉　白芍药　枳实　白术　黄连　苏叶

用法：上药水煎热服。

理中汤见胎寒门第二。

使君子汤

方药：槟榔　川连　木香　苦楝根皮　使君子　枳壳　吴萸　生姜

用法：上药水煎服。

第四十三编　囟陷囟填

<blockquote>
囟门肿陷真恶候　用叶无非侥幸图
总有丹丸堪疗治　世间能有几扁陀
</blockquote>

小儿囟门肿陷，因病而得之者为绝症。无恙而先肿先陷者，为陷填也。陷者因脏腑有热，渴饮水浆，致成泄泻，久则血虚气弱，不能上充脑髓，故成坑陷，不能平满。用狗头骨炙黄为末，鸡子清调敷。囟肿者，脾主肌肉，乳哺不调，饥饱无度。或寒或热，乘于脾家，故脏腑不调。其气上冲，为之填胀。囟突而高，

毛发短黄而自汗，用大连翘饮消之。有表热症，柴胡散主之，又以三辛散封之。血气虚弱，不能充脑髓，服地黄丸。大凡犯此二症者，咸属不治。

大连翘饮见胎热门第四。

柴胡散

方药：柴胡　黄芩　炙甘草　赤芍药　石膏　麻黄　葛根　葱白　生姜

用法：上药水煎服。

三辛散见解囟门第五。地黄丸见项软门第十九。

第四十四编　风痫

大病之余忽变惊　涎潮抽掣露真形

轮指计数风痫见　急进牛黄死可生

风痫者，发则与惊风相似。因大病之后汗出解脱，风邪乘虚迷闷，以致惊搐涎潮，目直上视，唯手指如计数者是也。以牛黄散治之，如迟危在旦夕也。

牛黄散

方药：陈胆南星　蝉蜕　防风　白附子　僵蚕　全蝎　天麻　麝香　西黄

用法：陈胆南星、蝉蜕各二钱五分，防风、白附子、僵蚕、天麻各一钱五分，麝香一分五厘，西黄一分二厘五毫，上药共为细末，姜汁调服。

第四十五编　惊悸

俄然惕跳为惊悸　治法难从惊症医

秉受先天心血少　清心温胆定神宜

惊者恐怖之谓，悸者惕跳之谓，或睡与不睡之间，偶尔闪跳，谓之悸也，乃先天心血不足之故。俗医不辨其源，或称惊症，妄用镇心丸，焉能取效。须用温胆汤。

温胆汤

方药：橘红　熟半夏　枳实　白茯苓　甘草　竹茹　生姜　大枣

用法：上药水煎服。

养血清心汤

方药：人参　白术　云苓　甘草　麦冬　枣仁　熟地　归身　远志肉　柏子仁　桂圆肉

用法：上药加水煎服（如大病后睡中闪跳甚者，加石菖蒲、猪心干）。

第四十六编 五痫

痫分五种一根因 痰迷心窍各声臻
瘥后应知还复作 莫教病久患终身

痫者因惊而作，惊则神出舍，舍空而痰聚矣。痰气入舍，神不能归，发则头旋颠倒。手足搐搦，口眼相引，胸背强直，叫吼吐沫，食顷乃苏，谓之痫也。其症有五，马痫声如马鸣，张口摇头；牛痫目直视而腹胀；鸡痫摇头，又折喜惊；羊痫摇目吐舌；猪痫喜吐沫。初起时未发声者轻，速进祛风追痰丸治之。若已发声者重，须服八宝丹。如三年之久者难治，患此者，虽不至丧命，然亦属终身之病。

祛风追痰丸

方药：防风 白附子 枯矾 天麻 全蝎 木香 南星 半夏 猪牙皂 僵蚕

用法：防风、白附子、枯矾、天麻各五钱，净全蝎炙去毒、木香各二钱五分，南星一两五钱（明矾水、皂角水各浸一半经一宿），半夏三两（牙皂水、姜汁各浸一半一宿），猪牙皂（炒）、僵蚕（净炒去丝）各五钱。上药共为末，姜汁糊丸，辰砂为衣，每丸卧时薄荷汤化服。

八宝丹

方药：狗宝 鲤鱼胆 全蝎 牛黄

用法：狗宝三钱（如无，九节菖蒲代之），鲤鱼胆九枚（如无，犀角可代），全蝎（去毒，炙）、牛黄各一钱五分，共为细末，蜜丸量儿大小，以辰砂为衣，薄荷汤化服。

第四十七编 丹疹

腹痛呕吐非伤食 肌肤赤似浮云突
发之多痒生麻木 七日身凉齐伏没

丹疹多属于脾，虽非仅饮食所伤，而皆由食起也，必内伤乳食，外感六淫。六淫者，风为四时肃杀之气，寒为节候不调，或食生冷之物，暑为燥火流金，湿热熏蒸所致，湿为坐卧卑湿之地，潮气所侵。燥为胎生内热，消铄津液，枯槁皮肤，火为先天禀受，或重衣叠褥之故。然此症独中于风湿二端，须透肌发之，又发痒而麻。七日始已。

金针治丹疹方

方药：防风 荆芥 山楂 苏叶 木通 苍术 羌活 牛蒡子 黑山栀 甘

草　灯芯草

　　用法：上药水煎服。

第四十八编　水肿

水肿原分阴与阳　阴寒阳热气风兼

皮间赤缕因名血　利水清金总要先

　　肿之症，其名虽众，不过中州之土虚，不能胜水。于是肾水泛滥，四肢因而浮肿。以分气饮主之，随佐以五皮饮。加实脾土之剂必安。若卒然头面肿者，当以风治，不关此论。如先四肢而后归于腹，大便滑泄，阴囊无缝。男从脚之肿起，女从身上肿来，缺盆平。脐突、肉硬、唇黑及渴不休者，均属不治之症也。

　　分气饮

　　方药：桔梗　云苓　陈皮　桑皮　枳壳　草果　苏子　木瓜　木通　僵蚕　灯芯草

　　用法：上药水煎服，小便不利加猪苓、泽泻，腹泻加肉果，胸膈不宽加砂仁。

　　五皮饮

　　方药：陈皮　桑皮　生姜皮　大腹皮　茯苓皮　白术　白槟榔

　　用法：上药加椒目钱许水煎服。

第四十九编　呕吐

呕吐或因太过饱　风寒顿嗽痘麻虫

有物无声名为吐　有声无物虑慢风

　　有声无物谓之呕，有物无声谓之吐。声物俱有，谓之呕吐。然饮食过饱，必眼浮面黄，足冷肚热，恶食吞酸，并出宿食，理当消导。香橘饼消积散主之。伤乳食者，自口角流出，名哯乳。是乳多不能消化，满而溢，非病也。伤风嗽吐者，痰气滞于胸中，肺气不顺，连嗽不止而吐也，宜香枣散止之。如面色惨白无神，睡则目睛露白，急以醒脾饮，扶脾为主，不尔慢脾立至。如身热鼻流清涕，饮食少思，咳嗽而吐者发痧候。然亦有痘疹时行，非虫非食。无故卒吐者，发痘也。若时常恶心，呕清水及蛔虫，胃中作痛，得食即止，虫也，服追虫散。故呕吐不可不察，呕者难成慢脾，吐者极易染患。

　　消积散见伤积门第四十。香棱散见慢脾门第二。理中汤见胎寒门第二。

　　香橘饼

　　方药：木香　青皮　厚朴　三棱　广皮　麦芽　砂仁　神曲

用法：木香五钱，青皮、厚朴、三棱各二两，广皮、炒神曲各三两，麦芽、砂仁各一两，上药共为末，蜜水糊作饼子，砂仁汤磨服。

香苏散

方药：香附　苏叶　陈皮　甘草　柴胡　桂枝　防风　羌活

用法：上药加生姜三片，水煎热服。

二陈汤

方药：陈皮　半夏　茯苓　甘草

用法：上药加生姜一片，水煎热服。

追虫散

方药：苦楝根　川楝子　槟榔　黑丑　使君子肉　蓬术　牙皂　秦芃　三棱　芜荑

用法：苦楝根皮四两，川楝子、槟榔各一两，黑丑二两，使君子肉四钱，牙皂、芜荑各三钱，蓬术、秦芃、三棱各六钱，上药共为细末，砂仁汤调服。

第五十编　脾胃

脾胃中州贵得和　一身元气藉匡扶

虚虚实实皆因损　助胃参苓是正途

脾乃中州之土，一身之主也。胃为水谷之海，六腑之源也。人生气血脏腑，俱由胃气而生。故东垣一以胃气为主，而养生之法，必先固其脾元，所谓补肾不若补脾是也。然小儿虽得乳食，水谷之气未全，所恃者胃气耳。胃气一虚，则四脏咸失其养，安有不病者乎。但得脾胃和畅，自然温蒸水谷，则诸病何由而染也。小儿休餐生冷，平调脏腑，是良法矣。如胃气虚弱者，宜常服助胃膏、八仙膏扶之。

助胃膏

方药：广皮　白术　茯苓　炙草　山楂肉　米仁　建莲　炒山药　扁豆　砂仁　木香　大枣

用法：土炒白术四两，茯苓、米仁、砂仁各二两，炙草、木香各五钱，山楂肉三两，广皮、建莲去心、炒山药、炒扁豆杵碎各一两，大枣五十枚，上药用通潮水三十碗煎三次成膏炼蜜，同收贮瓷器内，每服人参汤化下。

八仙膏

方药：人参　山药　茯苓　芡实　莲肉

用法：上药各三两共为细末，将上白糯米一升五合，粳米三升五合，合为细末，将前药末和匀，用白蜜半斤，白糖霜一斤四两，隔汤炖开。以粉药掰扭成块，铺笼内蒸熟，候冷切片，炭火烘脆，密藏瓶内，不时服之，有培养脾胃之功。老少男妇元气不足者服之，不特疗饥，而且轻身耐老。

卷二

第一编　心疳

咬牙舒舌口生疮　　渴饮身躯瘦莫当
骨热爱眠阴冷地　　心经疳火疗无方

疳有五种，世俗混称为疳积，殊不知发于五脏而各异也。手心足底，热如火炽，面赤唇红，鼻干口渴，骨蒸肌削，发直毛焦者，心疳也。此因惊不散，往来潮热，积而成疳。宜先服茯苓丸，镇惊清热。即进芦荟肥儿丸，除其骨蒸，自然平愈。若使延绵日久，致成疳火，而难疗矣。

茯苓丸

方药：赤茯苓　琥珀　川连　茯苓　远志　钩藤钩　芦荟　麝香　蛤蟆炭　石菖蒲

用法：赤茯苓、琥珀、川连、茯苓、芦荟各三钱，远志姜汁甘草汁焙、钩藤钩、蛤蟆炭、石菖蒲净各一钱，麝香五分，上药共为细末为丸。

芦荟肥儿丸

方药：白术　茯苓　使君子　神曲　槟榔　肉果　胡黄连　木香　川连　麦芽　芜荑　秦艽　银柴胡　地骨皮

用法：土炒白术、茯苓、秦艽、银柴胡、地骨皮各一两，使君子净肉、炒神曲、槟榔、肉果面煨去油、木香各五钱，胡黄连、川连、炒麦芽各三钱，芜荑二钱，上药共为末，炼蜜为丸，如芡实大，每用一丸，灯芯汤磨服。如随常用，不必加芦荟，胃弱者加人参三钱。

第二编　肝疳

肝疳之症面色青　　体瘦如图鹤膝形
日间两目似无恙　　晚来有医忽遮睛

小儿肝疳，因胃风未散，久而为患。初起时，憎寒作热，热久僵卧滋煎，肢体瘦赢，发穗毛焦，晶有白膜红丝，晚来不见，俗呼为鸡宿眼是也。若不早治，则成瞽目。急以五疳散主之，再以复明散间服，甚者以天麻丸投之亦妙。

五疳消积散见伤积门第四十。

复明散

方药：天麻　胡黄连　夜明砂　芦荟　银柴胡　木贼　青黛　蝉蜕　草决明　五灵脂　龙胆草　蔓荆子　谷精花

用法：天麻、炒夜明、木贼、青黛、蝉蜕、炒草决明、酒炒五灵脂、龙胆草各一两，芦荟、谷精花各三钱，银柴胡一钱，蔓荆子四钱，胡黄连六钱，上药共为末用，不入水。鸡肝连胆一并捣烂，入酒酿少许，包于麻布内滤去渣滓，将前药调和。每服一钱。

天麻丸

方药：青黛　黄连　天麻　五灵脂　砂夜明　川芎　芦荟　龙胆草　防风　蝉蜕　麝香　干蟾头　全蝎

用法：青黛、炒黄连、天麻、酒炒五灵脂、夜明砂、川芎、芦荟各一钱，龙胆草、防风、蝉蜕各一钱五分，麝香五分，干蟾头二个炙焦，全蝎两枚炙，上药共为末，猪胆汁丸麻子大。每服三十丸，薄荷汤化下。

第三编　脾疳

脾疳俗语称河白　生冷肥甘伤乳食

吃泥贪睡不生肌　腹膨顿泄非宜涩

脾疳乃过食生冷，湿热肥甘所伤，以致泄泻，久成疳。而患此者，必饮食无度。不生肌肉，头肚大，而胫脚细，顿泄腥臭，色如腐浆。腹中胀满，泻出稍安，少顷腹旧，此为脾疳。虽系疲极，不宜以补削骤止之。古云有积当与渐消也，俗呼为河白。初起以老妪挑指亦效，须服五疳消积散、香棱散，消去其积。复以健脾丸，调养其根元。始可矣。

五积消疳散见伤寒积门第四十。香棱散见慢脾门第十四。

健脾丸

方药：白术　茯苓　人参　木香　神曲　山药　米仁　扁豆　山楂肉　广皮

用法：土炒白术、茯苓、山楂肉各一两，人参、木香各三钱，神曲、山药、米仁、扁豆、广皮五钱，上药共为末，黄米汤冲服。

第四编　肺疳

肺经疳积时多嗽　胸高腹大痰涎臭

口鼻生疮气逆粗　延及疳痨终不救

肺疳先伤于风，次伤于食。未经表散，二邪为患，积热停于胃。上熏灼肺金，则咳嗽潮热。饮食不减，形体瘦弱，胸高腹大，口鼻生疮，急进清肺饮。芦荟肥儿丸，方能取效。若染成痨，则不能治矣。

清肺饮见咳嗽门第二十二。芦荟肥儿丸见心疳门第五十一。

第五编　肾疳

肾疳身瘦多疮疥　腐烂牙根见血流
气奔上焦因齿脱　得名走马肾经由

肾疳乃骨蒸潮热所致。小儿腹热如火，四肢如冰，形体遥削，遍身疮疥，时常泄泻，或吐逆积热，奔涌上焦，牙龈腐烂，流涎臭秽，以致齿落，是名走马疳，属在肾经。此症最为险重，必当内服芦荟消疳饮，外以人中白散搽之。如穿腮破唇者不治。

芦荟消疳饮

方药：柴胡　芦荟　牛蒡子　胡黄连　川黄连　桔梗　连翘　山栀　甘草　羚羊角　薄荷　元参　淡竹叶

用法：上药加水煎服。

人中白散

方药：煨人中白　儿茶　柏末　薄荷　月石　青黛　川黄连　枯矾　冰片

用法：煨人中白一两，柏末三钱，薄荷、月石、青黛、儿茶各五钱，川黄连二钱，枯矾五分，冰片四钱，上药共为细末，密贮瓷瓶。用时先将盐梅汤或金汁漱口，次入药取涎流出，其毒自解。如涎咽入腹中，大便必泻，其毒愈炽矣。如甚者加牛黄、珍珠、辰砂、龙骨、五倍子等。

第六编　丁奚哺露

疳蒸日久曰丁奚　手足如柴发渐稀
目闭羞明纯下痢　古今课定不须医

疳至经久不愈为丁奚，其症起于疳蒸。朝凉暮热，骨瘦伶仃，脾气虚弱，饮食不能运化，以致腹膨脐突，面色萎黄。吐虫泻臭，头骨开解，手足如柴，背脊如锯，肚高脚细，项软头垂，真丁奚疳，哺露疳也。此症犯之，俱为不治。庶几以鳖甲散、肥儿丸治之，图侥幸于万一。如其两目丧明，泻痢频作，休得下药。

鳖甲散

方药：鳖甲　黄芪　白芍药　地骨皮　生地　归身　熟地　人参

用法：鳖甲沸汤浸童便炙、蜜炙黄芪、酒洗白芍药各一两，地骨皮、酒洗生地、归身、熟地、人参各五钱，共为细末，每服二钱，开水送下。

肥儿丸见心疳门第五十一。

第七编　鸡胸龟背

鸡胸肺胀痰溢膈　龟背还从风气吹

随源逐本明斯候　虽系沉疴可挽回

鸡胸者，乃感冒风邪入于肺经，未得发散，以致风痰。积聚心胸，不得流畅，肺热胀满，攻于膈上矣。夫肺朝百脉，人之呼吸随气以出入。呼则气入，叶举而胸高。吸则气出，叶随而胸低。所以久嗽气逆，入多而出少，致胸高如鸡胸之状。又有乳母多食五辛而成者，均服鸡胸丸、枳壳防风丸，随佐以清肺饮敛之。如目直上视，痰涎上壅而发搐，则难治。龟背者，初生小儿，未及半周，强令早坐，遂使客风吹背，传入骨髓，挟乎肺热。则坐卧伛偻，背犹龟也。古方虽有龟尿点治之法，亦终成痼疾而不治矣。

鸡胸丸

方药： 大黄　天门冬　百合　木通　枳壳　杏仁　朴硝　桑白皮　葶苈

用法： 煨大黄一钱，去心天门冬、百合、木通、炒枳壳、去皮尖炒杏仁、朴硝、蜜炙桑白皮、炒葶苈各五钱，上药共为细末，蜜丸如芡实大。每用一丸，温汤化服。

枳壳防风丸

方药： 枳壳　防风　独活　大黄　前胡　麻黄　归身

用法： 麸炒枳壳、防风、独活、大黄、前胡、麻黄、归身各一钱，上药共为末，面糊为丸，如黍米大，每服十丸，米饮下。

清肺饮见咳嗽门第二十二。

取龟尿法：将龟放荷叶上，候龟眼四顾，用镜照之，其尿自出。

第八编　痧癀

痧为麻子号郎当　医理精明治不妨

久嗽成癀当介意　清疳丸子急需尝

古言曰麻，俗称为痧，乃时气传染之症。发则沿村遍市，初见点时须表，发出将足。以清凉解毒，芩连犀柏之类治之。勿使邪火拂郁，熏灼肺金，则能免此灾祸矣。如邪热不清，久嗽不止，肌肉消瘦，便成痧癀。必速进清疳丸、当归养血汤、龙胆安神丸。间服之，方可奏效。

清疳丸

方药： 胡黄连　川连　龙胆草　干蟾头　川芎　陈皮　青皮　芦荟　使君子肉

用法：胡黄连、川连各二钱，干蟾头、川芎各一钱，龙胆草、陈皮、青皮、芦荟、使君子肉各一钱五分，上药共为细末，神曲和丸，每服七十丸，糯米饮下。

当归养血汤

方药：生地　当归　川芎　麦冬　木通　山栀　甘草　灯芯　叶竹

用法：上药煎服，如便秘，加大黄。

龙胆安神丸

方药：全当归　龙胆草　黄连　全蝎　石菖蒲　茯苓

用法：全当归、龙胆草、黄连各二钱，全蝎七只，石菖蒲、茯苓各一钱五分，上药共为细末，加猪心蜜糊为丸，如梧子大，朱砂为衣，灯芯汤送下。

第九编　霍乱

吐泻无因心腹痛　过食生冷受凉风

渴时饮水伤肠胃　邪正交攻快理中

霍乱者，吐泻也。有心痛而吐者，有腹痛而泻者，故有冷热之分。冷者先泻后吐，不喜饮水，治以理中汤。热者先吐后泻，易渴喜饮，治以五苓散、藿香正气散。又以盛夏初秋，乘冷露坐，渴饮冷水，过于生冷，攻击肠胃，故暴吐暴泻。手足俱痹，痉挛而痛，口气温，面惨白，脉缓，再以手按两膝下，筋缩而引于皮肤之间。此其症也，治以理中汤。

理中汤见胎寒门第二。五苓散见夜啼门第八。

藿香正气散

方药：焦白术　茯苓　广陈皮　法半夏　厚朴　紫苏　藿香　大腹皮　白芷　炙甘草　桔梗　生姜　大枣

用法：上药水煎服。

第十编　中暑

发热唇干呕吐极　啼哭焦烦小便涩

大便如筒由中暑　益元清热当为急

静而得之为中暑，动而得之为中热，暑者六淫所中也。小儿得之，面赤唇红，脉数烦躁发渴，啼哭呕吐，小便赤涩，大便洞泄，好睡冷处，多饮水浆，手心火热，中暑也。以益元散、黄连香茹饮治之。

益元散见溺血门第三十五。黄连香茹饮见吐泻门第三十一。

第十一编　中寒

面青唇白唯思吐　肢节酸疼似水浇
内热外寒身体痛　表散其邪始即消

中寒者，感冒天时之寒，肃杀之气，或多食生冷，以致直中脏腑。面青㿠白，呵欠倦怠，甚则吐泻相兼。手足如冰，肢体沉重，牵引百节酸疼。急需进理中汤、香苏散，祛其寒邪，免生他患。

理中汤见胎寒门第二。香苏散见呕吐门第四十九。

第十二编　中恶

无端叫吼神昏窒　言语癫狂口吐沫
舍黑脉沉真死候　纵逢佗景难祛辟

小儿卒然叫吼，两目上视，手足战栗，舌根短缩，言语错乱。口出白沫，非虫非食，亦非痰厥，乃中恶也。因肃杀之气，鬼神邪祟之物犯之耳。治法苏合香丸为稳当，镇心定志，十中可保二三。但六脉沉浮，舌上青黑者，随华佗仲景，亦不能挽回也。

苏合香丸

方药：沉香　丁香　诃子肉　青木香　白蔻仁　白术　砂仁　枳实　荜茇　乌药　甘草　檀香　陈皮　犀角　苏合油　麝香　乳香　白木香　白茯苓　没药　安息香

用法：沉香、丁香、诃子肉煨、青木香、白蔻仁、白术、炒枳实各二两，荜茇、乌药、甘草、檀香、陈皮、犀角、苏合油、白木香、白茯苓、安息香无灰酒熬各一两，麝香三钱，乳香、没药各五钱，上药共为细末，炼蜜为丸，如弹子大，重一钱，蜡封临用时剖取，薄荷汤化服。

第十三编　疟疾

疟之形状有多名　外感风寒暑湿成
内伤乳食皆为病　故令寒暑往来生

小儿疟疾，俱因风食为患。此症夏秋之间为多，因其表里邪热，不能发越，阴欲入而阳拒之，阳欲出而阴遏之，阴阳相搏，而疟作矣。然夏伤于暑，秋必发疟之言非也。春冬染患，亦间有之。病之浅者在三阳，一日一作，深者在三阴，故间三四日而一作。作愈迟，病愈深也，唯疟不可截。小儿疟疾多因食，一语昭然，此要言也。小儿无七情六欲，不识不知，皆由风食使然耳，故不必察其虚

实。有余之症多，不足之症少。但当消其食，去其邪，使其由阴而阳，由晏而
畜，或至参差，可不药而愈矣。

疟疾不二饮

方药：槟榔 草果 知母 陈皮 枳壳 半夏 川贝 苍术 柴胡 乌梅
炒常山

用法：上药水酒各半，加姜汁半盏，露一宿，明日五更温腹，次方直待五六
发后，方可用之。

第十四编 痢疾

痢名滞下古来传 赤白肠中痛莫言
补涩厚肠且缓用 治之当以利为先

痢者起于夏秋，湿热蒸郁，过食生冷，积久而成。所谓物积气滞，故名滞
下。热胜则腹痛，湿胜则腹不痛。赤属小肠，伤于血分，白属大肠，伤于气分，
赤白相兼，气血俱病。非赤白而纯黄，乃食积伤脾。身热而得者为疫痢。白者以
温胃消积治之，红而里急后重者，先宜推荡去其宿垢，七日之后，便不宜也。赤
白兼下，当调和气血，又有身热，闻腥则呕，不能饮食，名曰噤口。此湿热熏蒸
清道，胃口闭塞之故。更当察其病之新久，质之强弱，脉之盛衰，以分虚实，经
不云乎。身表热者内疏之，小便涩者分利之，热者平之，寒者温之，盛者和之，
过者止之，实者泻之，虚者补之，此治痢之大要也。又须明脾肾两脏，先泻后痢
者重，脾传肾为贼邪，难疗。先痢后泻者轻，肾传脾为微邪，易愈。唯痢不可
止，恐邪得补而愈甚，更增他症矣。初宜导气汤、槟榔丸。次以香连丸、加减养
脏汤，平调脏腑，去积和中，取效。

导气汤

方药：槟榔 枳壳 厚朴 白木香 山楂 建曲 紫苏 甘草 砂仁

用法：上药水煎服，如三日前加大黄、芒硝，红痢加川莲、当归，白痢加
干姜。

槟榔丸

方药：槟榔 大黄 枳实 木香

用法：槟榔、大黄各二两，枳实、木香各一两，上药共研细末，神曲和为
丸。

香连丸

方药：川连 木香

用法：川连二两，用茱萸同炒，去萸用连，木香五钱，上药共为细末，神曲

糊丸。

加减养脏汤

方药： 白术　茯苓　广陈皮　炙草　木香　楂肉　酒炒白芍药　炒神曲　山药　积壳　酒炒川连　藕豆　莲肉

用法： 上药如虚者加人参。

不治诀：舌上生胎白似绒，绕脐腹痛定然凶。痢症见之俱不治，庐医扁鹊也无功。痢疾更加清水泻，食物呕吐是难医。补泻两难无妙法，溺来沙屑慢惊期。舌苔带黑形如墨，脉沉细小不能痊。实大紧弦蒸取汗，轻推宿垢效称全。下痢最怕脉浮出，浑身冷汗似珠流。渴饮药物随时出，老幼逢之命必休。

第十五编　脱肛

<blockquote>
脱肛病久大虚极　元气下陷多伤力
或因泻痢滑难收　积止升提方有益
</blockquote>

肺与大肠为表里，而肛门为大肠之魄门也。故肺脏郁热，则肛门必结。肺脏虚寒，则肛门脱出。小儿患此，大都因痢而得，痢乃里急后重。用力太努，肛门坠下，久则元气虚极，岂能收敛耶？亦有大病之余，叫号耗气，不在此论。热痢病，提肛更难，恐阻塞积滞。如行其大积，恐肛门愈滑，必须审其积滞已定。当用升提，大补元气，无不奏效。

提肛散

方药： 人参　黄芪　升麻　甘草　川芎　当归

用法： 上药水煎服。

壁土汤

陈壁土河水煎候，脱肛熏洗，以五倍子末掺之。

鳖头散

活鳖头黄泥裹煅，烟尽为度，研末掺上，肛门即收。

第十六编　痃癖

<blockquote>
癖生左肋斯为患　日久过脐终不散
阿魏膏敷艾柱薰　膨胀形消何足惮
</blockquote>

癖者痞也，生于左肋皮里膜外，捏之有形。小者如覆杯，大者如手掌。或因食积，惊气结成。疟之临发也，邪正交攻时，父母切弗紧抱，寒邪不得舒泄，生痞之原，实始于此。凡看法必令小儿对面，医以右手中指抵于腰项，以大指在胁下捏之，即可见矣。俗谓男左女右者，真庸愚说，然痞者病也，殊不知左属血，

右属气，使拘其左右，童以血为气乎。治法须用阿魏散以犬皮摊贴，但犬性属阳，大热之物，不若用真蕲艾当痞块之中灸三壮，使痞气消而疟顿止。如灸偏邪，恐难取效。若日久延过其脐，灸亦无益。痞散成膨，多致不救。灸法：用真蕲艾柱以隔蒜，至第三壮去蒜。灸毕俟发泡，以葫芦花捏烂，及草上露水涂之，再用以清凉膏护盖。良肉长满，永不为患。艾取蕲州者良，蕲艾火头向下，火息痛止。土艾火头向上，火息痛不止。何以别之？将米一升，上置鸡子一枚，灸一壮，蛋熟者蕲，不热者土，故知其有拔山之力也。

第十七编　痢后风

> 痢后风来双膝疼　血虚筋缩步难成
> 膏粱厚味多宜啖　不日犹堪复旧行

久痢将瘥，忽然双膝酸疼，肿大无力，足曲筋缩，立则掣痛，类乎鹤膝而非也。因痢后营卫大虚，气不能冲胃，血不能养筋，须以十全大补汤主之。加餐醇酒厚味半月，可以安痊。如投攻风活血之品，治亦徒然。

十全大补汤见胎怯门第二十七。

第十八编　休息痢

> 痢久不止名休息　推补两难无定识
> 槐术健脾和血稳　若延时日终须危

父母慎于调护，庶使儿无疾病。虽有微疴，亦易见效。痢者初则推之，久则和之，治之大略也。休息乃痢不久止名，因其不戒口味，不服推荡之，药荏苒迁延，此成痼疾，此症忽而腹痛，下红下白，面黄神倦，谷食不化，申脯潮热脾虚发肿，推补两难，束手俟毙矣。庶几以槐术散，健脾和血得愈也。

槐术散
方药：白于术　槐米
用法：白于术陈壁土炒焦，泔浸一宿一两，槐米炒焦四两，上药共为细末，白痢淡姜化服，赤痢红砂糖冲服。

金针治休息痢方
方药：扁豆花干　陈茶叶　石榴皮　藕节
用法：扁豆花干红痢用红，白痢用白，陈茶叶、石榴皮、藕节各三钱，上药煎，少露一宿，红砂糖冲服。

第十九篇　黄疸

黄疸虽分五种因　孩提只为食而成

脾间湿热相蒸盦　利水消脾化热平

疸之病，湿热而成，经云湿之湿热，盦曲相似。小儿因饮食不节，脾胃受湿，面目黄色，小便涩而不利，利而屋漏水相似，着物皆黄，乃疸也。用茵陈五苓散治之，如渴而不休者难治。

茵陈五苓散

方药：粉猪苓　泽泻　焦白术　茯苓　川连　茵陈　黑山栀　大黄

用法：上药水煎服。

金针治黄疸方

小方畏药，以芹菜汁热酒冲服，或饮生腐浆亦可，力弱气薄者忌药，葫酒高粱汁等草方。

第二十篇　积气

积气生于脾脏旁　现形发作痛难当

状拟覆杯真确论　下气温经陡得康

腹痛有寒热虚实之分，相类相反之别。夫积气痛者，在脐之左右，或起于脐下，丹田穴痛则有形有声。圆如覆杯，长似臂状，以热手慰之，痛缓而有声，便无迹也。大方称为伏梁奔豚。故经云，其形如瓜，其声如蛙，小儿得之，因食积未尽，寒气侵入，流于小腹而成。法当以遇仙丹下其积，次以橘核散温经逐冷，其功甚伟。如痛骤，面色㿠白，脉来沉细者，大茴香汤治之。大凡腹痛一症，不可不详究其源，倘概视其为积气，以热攻热，以寒攻寒，能无误乎？

遇仙丹

方药：百丑头　尖槟榔　茵陈　三棱　蓬术　牙皂

用法：百丑头生熟各半四两，尖槟榔一两，茵陈、三棱、蓬术、牙皂炙去皮弦各五钱，上药共为末，醋糊为丸，如慕豆大，白汤送下。

橘核丸

方药：青木香　小茴香　橘核　大茴香　蓬术　姜黄　吴茱萸

用法：青木香、小茴香、蓬术、吴茱萸醋酒浸一宿焙各一两，橘核二两，大茴香、姜黄各八钱，上药共为末，砂仁汤下。

大茴香汤

方药：白术　枳实　元胡索　青木香　肉桂　橘核　香附　茱萸　大茴香

用法：上药加生姜水煎服。

第二十一篇　停积

心前胀满食伤脾　硬肉顽难总莫医
人生患此终须毙　难金炙服不游移

停积者，硬物停带于胃脘也。人生一小天地，天以阴阳五行化生万物。人以气血脏腑荣养百骸，脾者中央之土。土生万物之义也，与胃相为表里，故脾健旺，五谷入胃自能运化，而无疾病矣，凡为生硬羊鸡猪肉所伤，必胃脘高耸，按之辄痛，面黄烦热，似疟非邪，此症与伤食大不相同，轻则成疳，重则殒命。急以牛黄散消下，如未效以鸡内金散磨，宿积可安。若是心前坚硬，热久不止，大肉牛黄散（见伤食门第三十九）。

鸡内金散

以鸡内金瓦上炙，研末，老酒调服。

第二十二篇　鼻衄

心火热甚烁金中　衄血妄行似吐同
头疼身热防痧候　治参表里究无穷

鼻乃肺之窍，齿乃骨之余，此古言也。衄乃心火热，上熏肺金，以致血热妄行。故鼻衄与吐血同，久衄则虚怯不足，治衄与治吐同，以河间地黄散治之，甚者用犀角地黄汤。如身热兼有表证，乃痧也，痧内衄血为吉，邪从衄解也，务宜详察表里，不可一例施治，轻变重而重变危，是谁之过欤？

河间地黄散

方药：生地　天门冬　熟地　地骨皮　枸杞　柴胡　黄芩　川连　甘草　白芍药　黄芪

用法：上药各等分，水煎服，下血加地榆。

犀角地黄汤

方药：犀角　生地　白芍药　丹皮

用法：上药各等分，水煎服。

第二十三篇　便血

大人便血是肠风　小儿患此不相同
野难痢症求元本　各依方药奏其功

大人便血，名为肠风藏毒或痔疮等因，小儿得之，名曰野鸡粪，粪前粪后点滴而下。无腹痛，后重者是也。因内有蕴热，积于大肠，外被客风吹入肛门，风动火生，则血热妄行，久而不已，面黄体倦，四肢无力，身发浮肿，饮食不化，反成他患。治以地黄汤，大人肠风及痔疮出血不止者，服补中益气汤，不益投苦寒伐胃之剂，使气血凝滞，难以奏功。唯小儿有患，一交春季自愈矣。

地黄丸见项软门第十九。

补中益气汤

方药：人参　白术　当归　陈皮　甘草　黄芪　升麻　柴胡　地榆

用法：人参、白术、当归、陈皮、地榆各一钱，甘草、升麻、柴胡各五分，黄芪一钱五分，上药全煎，用芝麻油沾纸，丁火烧荆芥灰，研末调和，前药温服二三剂而愈。

第二十四篇　闭结

气闭血枯大便结　内火有余唇破裂

轻与大肠通利重　神功立见汤浇雪

闭者大便不通之谓，结者大肠燥结之谓。大肠共肺，为传送之官，故气血流行，则大便无阻滞，内火旺而血不能行矣。又有病后及老人难便者，乃气血虚弱，不能传送于大肠也，当用润肠丸主之。如火旺而内壮盛者，大承气汤下之。如其小腹疼痛，按之有形，而坚于大便者，以蜜导法施之，极为妥当。

大承气汤见伤寒门第三十六。

润肠丸

方药：麻仁　归尾　桃仁　生枳壳　郁李仁

用法：麻仁、桃仁去皮尖、生枳壳、郁李仁各一两，归尾五钱，上药炼蜜为丸，白汤送下。

蜜导法

白蜜半斤，熬老黄色，加牙皂末少许，再煎三四转，即将杓于冷水面俟冻，再置火上。稍有烊意，即以手捻如裹核，长大如榄核，两头光圆。蘸菜油纳入谷道，须臾燥屎自下，若不能通利，须再进一枚为妙。

第二十五篇　泄泻

泄分多种积风惊　冷热虚疳暑泄成

伤食脏寒并水利　各分调理治方平

泄者如水之泄也，势犹纷绪；泻者如水之泻也，势为道下，为病不一，总名泄泻，皆能成惊。面黄夜热，头颈细小，腹痛而泻，泻后痛减，或泻或止为积泻，以五疳散治之。身热泻青多沫，为伤风泻，以疏风分理散治之。大便青黄，睡中惊叫，因惊风脾弱得之，为惊泻，以健泻温胃散治之。腹痛肠鸣，便或黄白糟粕，水液澄清，面寒青白，不思饮食，为冷泻，以木香豆蔻散治之。大便黄不杀谷，小便赤涩，口干而烦躁，有声如钓桶，水泻过即止，半日复然，为热泻，以五苓散分理之。脾胃气虚下陷，滑泻不止，为虚泻，以参苓白术散温补之。肚高脚细，腹膨顿泻，色如腐浆而腥臭，出则安然，顷之复旧，为疳泻，以五疳散消导之。口渴唇干，烦躁啼哭，小便涩数，大便洞泄，为暑泻，以益元散平之。面色萎黄，腹中作痛，泻而少，臭如败卵，为伤食泄，香橘饼主之。初生时，粪如竹青色，为脏寒泻，以理中汤温之。泻多青水，夏则五苓散，冬则胃苓汤，然暴泻非阴，久泻非阳，阴阳之分务宜分，毋得混施而寡效也。凡诸泄泻，勿使迁延日久，以成慢脾。若面赤唇红，变痢发搐，肉削身冷不食，滑泄粪门如筒者，俱属不治。

理中汤见胎寒门第二。温胃散见滞颐门第二十八。

五疳消积散见伤积门第四十。参苓白术散见伤积门第四十。

疏风分理散见吐泄门第三十一。五苓散见夜啼门第八。

益元散见溺血门第三十五。香橘饼见呕吐门第四十九。

木香豆蔻散

方药：肉豆蔻　诃子肉　木香

用法：肉豆蔻煨去油、诃子肉煨各四两，木香切煨一两，上药共为末，砂仁汤调，每服四五钱。

胃苓汤

方药：苍术　厚朴　陈皮　甘草　白术　白茯苓　泽泻　肉桂

用法：苍术米汁浸炒，厚朴姜汁炒，炒白术，上药水煎，入盐少许温服。

第二十六篇　蛕厥

蛕虫痫痉痰食厥　四病休将一例同
辨得分明如拾芥　定然奏效有奇功

蛕厥者，小儿卒然不省人事，握拳直足，如惊之状，唯厥之名甚多。风痰壅盛不已者，为痰厥；腹中鼓响者，为食厥；时发时止，有白沫出者，为痫也。古云：面上多黄色，腹内多虫积，两颧带白小点者，乃其验也。因小儿食不洁之物，虫卵进入腹中，一经日久，则发育而成蛕。蛕逆攻心，诚为可畏。须以遇仙丹，杀虫取积，甚用备急丸攻之，或追虫散，使虫从大便出，出之太多，用参苓白术散，安脾调理。须知上半月虫头向上易治，下半月虫头向下难治，必须用肉羹糖蜜食下，引虫头向上，用药攻之，立应矣。

遇仙丹见积气门第七十。追虫散见呕吐门第四十九。

备急丸见急惊门第十二。参苓白术散见伤积门第四十。

第二十七篇　溺癃

> 卒然溺闭是名癃　小便难舒急痛攻
> 气滞膀胱须导引　清金利便自能通

心火热甚，移于小肠，故短而涩，盖小便之行，皆赖肺气降下而输化，所以心火克金，则失降下之令，故卒然必塞，或大病之后，肺气虚不能下降，则壅塞膀胱。膀胱上下开闭自主，由气化则能出小便也，治当清金降气，略佐以提升之品，使其气一松，则自出矣。如小肠移热短涩者，益元散主之。如痢后逆癃，及小便中带砂屑者，不治。

益元散见溺血门第三十五。

第二十八篇　胎内伤

> 儿在娠时形未成　须防跌扑子胎惊
> 若还一致怀中损　产母婴孩两命倾

胎内伤者，极其难辨，产下头皮血越，渐至穿破，父母但知稳婆所伤，岂知跌扑胎损，未产而此症已成，但见是候，当问其由，如无内症，容易收功。用赤石脂交蛤湘粉、珍珠、象皮、冰片等研细末干掺，不宜用油调，因头皮最宽，经油即大，此真决也。故用收敛药效，如损要害之处，卒难圆耳。

第二十九篇　奶癣

> 叠叠肌肤似癣形　小儿此患为何生
> 须教娠母知撑节　免使周身疮疥成

小儿奶癣，发于百中之内，忽然头面周身，形如癣状，有边圆广，大小不一。因父母素食辛热炙烤之物，以致热毒浸润胎中，生下孩儿，成此患疾矣。不发寒热，全无痛痒，治之文蛤四两打成块，先炒黄色，次下川椒二两同炒黑色，烟起为度，入罐内密封。再下轻粉五钱研细，香油调敷，母戒口味立愈。

第三十篇　赤游丹毒

> 紫赤丹瘤属火由　遍身游肿似云头
> 急需药石清凉妙　入腹难医莫强求

丹毒者，感于未生之前，发于已生之后。儿在胎中，皆赖父母精血以养生，父母不能节欲，于是欲火冒识胎必受侵，复因娠母不戒口味，或于襁褓火烘熏灼，重褥连茵，往往受热发作。临发时，身热啼哭惊搐，次生红肿，光亮游走，发无定处，按之极痛，先后头起者，名天犀丹。以升麻葛根汤，母子同服，余皆起于腹背，流于四肢者轻，四肢流于胸腹者重。先宜针砭去其恶血，以如意金黄散敷之，服大连翘饮、三黄散。砭血之处，肉便和软，声清腹软，可以回生。丹毒入腹者，必死无疑也。

大连翘饮见胎热门第四。三黄散见胎热门第四。

升麻葛根汤

方药：升麻　葛根　白芍药　柴胡　黄芩　山栀　连翘　木通　甘草

用法：上药河水煎服。

金针治赤游丹毒方

方药：大黄　甘草

用法：大黄、甘草为末，加韭地上蚯蚓泥同研细，槌新鲜柏枝汁敷，可免刀砭。

第三十一篇　赤游癣

秽毒胎中游癣逢　奚堪误认赤游风

若将刀砭图侥幸　一似咽喉遇剑锋

游癣者，感受胎中秽毒也。初则发于唇口眉眼之间，或肛门小便之处，其色淡红，其形似癣，有边沿开，故名赤游癣。游癣风易愈易凶，游癣难以取效而无丧命之虞。忽发红斑，遍身脂水，沿流皮肤，成片脱落，令人可畏，不日脱然无迹。医者从不能治痊，必候其血脉充足，不药而愈。如误作游风治，以刀针砭割，则害人多矣。游癣有二干者易治，湿者粘烂甚痛，因而殒命者不少，为治者须察之。

第三十二篇　重舌木舌

婴儿患在重木舌　啼哭无声声亦咽

面色频更白与青　却遇惊啼命必绝

舌重者，附于舌根，如舌而短小，或在舌下，故名重舌。近颊噩白重，噩皆当刺泄其血，用冰硼散擦之。木舌者，皆由心脾积热，故今舌尖肿大，塞满口中，若不早治，为害甚速，用朴硝散调服，内服泻心散，自当可退。重噩子俗名螳螂子。

冰硼散见鹅口闭第十。

朴硝散

方药： 朴硝　紫雪　白盐　冰片

用法： 朴硝二分，紫雪、冰片各一分，白盐少许，上药共研细末，井水调服。

泻心散

方药： 犀角　川连　大黄　山栀　黄芩　连翘　苏薄荷　甘草

用法： 川连一分，大黄二钱，山栀、黄芩、连翘各一钱，苏薄荷、甘草、犀角各五分，上药共研细末，井水调服。

第三十三篇　风毒

头面肌肤似橘皮　莫将错认大头医

形如汤泡由风毒　表散风邪得治之

风毒者，因感不正之气而发也，其始身发寒热，头眼卒肿，与伤寒大头相似，而治法不同。大头者，头项俱肿，身痛头疼，脉来洪数，谵语烦躁者是，幼科无此症也。风毒必内症平和，饮食如常但宜戒口避风，服荆防败毒散，易于奏绩矣。

荆防败毒散

方药： 荆芥　防风　柴胡　葛根　连翘　大力子　薄荷　木通　桔梗　甘草

用法： 上药加灯芯草煎服。

第三十四篇　走马疳

臭息崩砂及溃槽　腐根宣露热之饶

牙根脱落常流血　只为疳蒸奔上焦

走马疳，其名有五，初起因热奔上焦，口臭出血，名臭息；次第齿黑，名曰崩砂；致于断龈，名溃槽；热血迸出，名宣露；甚者牙皆脱落，名癀根。其患迅速，久则穿腮破唇，必不可治。外用人中白散、冰硼散搽之，去黑臭腐肉，内见红肉血流者吉。如取顽肉不脱，秽臭不减，身热不退者，不治。须服芦荟消疳散。牙疳有五不治：牙落无血者不治；口臭涎秽者不治；黑腐不脱者不治；穿腮破唇者不治；用药不应者不治。

人中白散见肾疳门第五十五。芦荟消疳散见肾疳门第五十五。冰硼散见鹅口门第十。

第三十五篇 乳蛾

小儿咽症看犹难　乳蛾发出有双单

利膈清咽真妙法　须防气促及生痰

咽喉为一身之要道，作心肺肝肾呼吸之门，害人迅速。小儿患此，非蛾即痹，二症咸因风热实邪不散，热则生痰，痰火并举而得也。小儿喉痛何以知之，但吮乳必哭，其病必在喉也。取筋压其口，察其喉，蛾发于闶外，或左或右，或左右皆有，突如蛾腹，故得其名。阙内则热伤脾，治乳蛾见大者，以针微刺出血，吹冰硼散，服清咽利膈汤，慎勿误犯蒂丁，致使立毙。如儿幼不必刺血，又大人患此者甚，水谷难入，将土牛膝根打汁饮之。（蒂丁即小舌也）

清咽利膈汤

方药： 前胡　防风　荆芥　连翘　牛蒡子　元参　山栀　桔硬　山豆根甘草

用法： 上药加灯芯草二十根，水煎服。

第三十六篇 蚂蚁丹

火丹传说外科医　业在其中莫可诬

端是三焦风与热　清凉解毒不须疑

小儿三焦风热，乘于肌表，风动火生，风火相搏，身发寒热，遍身如丹，似痧非痧，斑如雪片，上有风粟，发之多痒，烦渴焦躁者，蚂蚁丹也。以化斑解毒汤主之，散邪热，七日后则安，如不戒口，反将热水洗澡，变为顽癫癣矣。

化斑解毒汤

方药： 川连　石膏　连翘　荆芥　元参　大力子　升麻　淡竹叶　知母　人中黄　甘草

用法： 制人中黄法，将大甘草去皮作粉，用大竹筒一段钻一孔。将甘草粉入筒内，以木钉塞没，浸粪池百日，或七七日，取清水浸去臭气，阴干劈开，于纸上拔晒，研细贮瓷瓶听用。此药能治诸般恶疮热毒，麻痘斑疹遗毒溃烂，解河鲀及一切毒俱效。

第三十七篇 喉痹

风热逗留传肺胃　无时作咳少痰涎

高声开口伤风嗽　闭口低声喉痹传

幼科乃哑科也，凡儿身热，无不有因，如不见病之根由，未便妄图侥幸，犯此乃三焦风热，移于肺胃，久热不退，喉为火邪熏灼，则发为痹。初起似乎伤风，而伤风嗽者，声高开口，嗽而有痰，或顿嗽者，是也。喉痹嗽，则嗽声低小，闭门无痰，音不响亮者，是矣。此症一见，先察其喉，如未腐烂，急吹冰硼散，内服加味清咽利膈汤，十中可保七八。如少有腐状，虽能进食，尚可保其三四矣。如水谷不入，腐烂臭秽，啼哭无声，鼻扇气促者，无可生之理矣。

冰硼散见鹅口门第十。

加味清咽利膈汤

方药： 连翘　川连　元参　银花　黄芩　防风　桔梗　甘草　荆芥　薄荷　朴硝　大黄　牛蒡子　黑山栀

用法： 连翘、川连、元参、银花、黄芩、防风、桔梗、甘草、牛蒡子、黑山栀、荆芥、薄荷各一钱，朴硝、大黄各二钱，上药水煎热服。

第三十八篇　盐哮醋哮

　　　　哮拔总为咸酸得　经入膺胸高露骨
　　　　发时气喘不能眠　艾火一灸拔山刀

身热在表为肺风，气促不息为痰喘，无此两端，时发时止为哮拔。肺乃轻清，恶咸酸热毒，食之太过，触之暴哭，必入于肺，而成哮拔。方书治法颇多，从无效验，家传灸法，术必青囊，男左女右，灸其小指尖头少衡穴一壮，并戒咸酸四十九日。以上之术，虽似平常，但一经试用，而永不复发，如延岁月，希其自愈，移成肺龟结胸等症而毙。凡灸与针，皆看尻神所在，可参阅各针灸专书。

第三十九篇　痄腮

　　　　发颐传染痄腮名　不论双单一例形
　　　　俗说鳗鲡瘟便是　散邪清热其留停

此症乃四时不正之气，感而发之也。如春时应暖反寒，夏时应热反凉，秋时应凉反热，冬时应寒反温，非其时而有其气，感之者，寒热交作，以致项前结肿，状如鳗腮，故俗呼之，极易传染。须进柴胡葛根汤，表散其邪，肿自消矣，当避风戒口，如误作肿毒治，则有内溃变恶之患矣。

柴胡葛根汤

方药： 柴胡　葛根　黄芩　连翘　大力子　天花粉　升麻　桔梗

用法： 上药水煎热服。

第四十篇　葡萄疫

不正之气郁肌肤　　色似葡萄渐渐多

庸愚未谙将斑治　　直待牙宣谁执误

葡萄疫，出于外科方书，乃不正之气使然。小儿稍有寒热，忽生青紫斑点，大小不一，但有点而无头，色紫若葡萄，发于头面者点小，身上者点大，此表症相干，直中胃腑。邪毒传攻必致牙宣，十有八九，久能虚人。急以羚羊角散，清热凉血。又有牙根先腐者，人中白散搽之。不可溷作斑治。

羚羊角散

方药：羚羊角　防风　麦冬　玄参　大力子　知母　黄芩　甘草

用法：羚羊角、防风、麦冬、玄参、大力子、知母、黄芩各八分，甘草二分，上药加淡竹叶十片煎服。

人中白散见肾疳门第五十五。

第四十一编　耳溃

耳脓名得为聤耳　　水湿停留客肾经

妙药必求龙骨散　　化脓清热自然宁

耳者肾之外候，小儿肾经气热，其气上冲耳中，水湿停留，搏于血气而成。发无寒热，不哭不知者，为耳溃。久而不治，恐成耳脓，先以棉球取出其脓，宜红绵龙骨散吹入，自然愈矣。

红绵龙骨散

方药：枯矾　龙骨　麝香　红绵灰

用法：枯矾、龙骨各五分，麝香五厘，红绵灰三分，即用干胭脂灰，如无红绵胭脂边煅灰为末，先用棉球拭去脓秽，以药吹之。

第四十二编　火烫

火烧汤泼最彷徨　　好好身躯顷刻伤

襁褓未离全赖慎　　无情水火切须防

火烫乃出其不意之症，非内因由外染者也。猝然良肉被伤，异常疼痛，发泡腐烂。见之可骇急以紫草润肌膏涂之，次以龟蛇散掺敷。如外被凉物所汲，火毒内攻，致生烦躁，内热口干，大便秘实者，复以四顺清凉饮下之。

紫草润肌膏

方药：紫草　当归　麻油

用法： 紫草一钱，当归五钱，麻油四两，上三药味同熬，药枯滤去渣将油再熬，加黄蜡五钱，熔化倾入碗内，顿冷听用。

龟蛇散

方药： 败龟板头　雄蛇壳　大麦灰　老榆树皮

用法： 败龟板头足在甲内者佳果自壤者也、大麦灰、老榆树皮各五钱，雄蛇壳在墙屋及树上者为雄一钱，上药共为细末，干掺，如无润肌膏，竟用麻油调敷。

四顺清凉饮

方药： 连翘　赤芍药　防风　甘草　黑山栀　当归　大黄

用法： 连翘、赤芍药、防风、黑山栀、当归、大黄各一钱，甘草五分，灯芯二十根，上药加水煎服。

第四十三编　湿痹

双肢酸疼筋不支　步行平地若高低
湿痹良由肝受病　当归拈痛不虚题

痹者，内因肝血不充，外被寒湿所中，盖肝主筋，通一身之血脉也。患者两膝酸疼，步履不堪，过槛如登峻岭，久则卧床瘫痪，若不治疗，终成鹤膝风矣。初用舒筋活血之品服之，仍用药渣煎汤熏洗，令其汗出，俟少减即进当归拈血汤，燥脾行血必愈。凡痹独发于足，而不发于身。岂身无血脉者耶，盖寒从足上而起也。

舒筋活血饮

方药： 陈皮　炒苍术　羌活　独活　秦芄　川续断　当归　牛膝　木瓜　桂枝　防风　米仁　生姜

用法： 上药煎服。

当归拈血汤

方药： 羌活　炙甘草　酒炒黄芩　酒炙茵陈　云苓　泔水浸炒苍术　泽泻　人参　防风　升麻　苦参　酒炒白归身　知母　葛根　猪苓　白术

用法： 上药各等分，水煎服。

第四十四编　脓窠疮

脓窠痒痛苦煎熬　皆从湿热互相遭
内服消风凉血饮　外搽仙散一齐燋

经曰诸痛疮疡，皆属心火。唯脓窠之症不同，盖因肺经有热，脾经有湿，二气交作而发也。初起作痒，搔破变作脓窠而疼。宜进消风凉血之品，又以针挑破去脓，搽蛇床子散，戒口自愈。愈后复发，搽至三次，自永绝其患矣。

消风散

方药：当归　生地　何首乌　防风　僵蚕　银花　荆芥　苦参　胡麻　白蒺藜　知母　甘草

用法：上药水煎热服。

蛇床子散

方药：蛇床子　大枫子肉　松香　枯矾　生大黄　黄丹　轻粉

用法：蛇床子、大枫子肉、松香、枯矾各一两，生大黄、黄丹各五钱，轻粉三钱，上药共为末，芝麻油调敷。

第四十五编　疮瘤

古语生疮不死人　肤肌血脉渐来侵
过食粉面当风睡　立见虚浮鼓胀临

疮疥乃微芒之疾也，湿热所变，易于蔓延，治则难痊，愈而又发。多致皮肤枯槁，浸淫血脉，瘙痒无度者，一扫光搽之，止痒杀虫取效。忌食粉面等物，必无疮瘤之虞。若内停饮食，外感风邪，疮势顿减，便是入腹之机。卒然胸腹胀满，眼胞浮而四肢肿矣。急用表散，先取其汗，次以消导退肿，使疮毒达表，刚肿自消，里自清矣。

一扫光

方药：苦参　黄檗　胭脂　土鳖肉　明矾　枯矾　水银　樟冰　制硫黄　川椒　轻粉　白砒

用法：苦参、黄檗各一斤，胭脂一升，土鳖肉、明矾、枯矾、水银、樟冰、制硫黄、川椒、轻粉各二两，白砒五钱，上药共为末，贮瓷瓶听用，以熟猪油调匀搽擦，此方不可轻用。

服方

方药：陈皮　青皮　大腹皮　木香　木瓜　莱菔子　木通　苏子　枳壳　槟榔　滑石　草果肉

用法：上药加酒半钟、生姜三片、砂仁一钱煎服。

又方

露风方一枚，顶大者最佳，河水三四碗，煎至碗许候适口徐徐服之。

又方

见小儿癣疥，名狗疥也，肌体娇嫩，重剂何堪，将槟榔煨油加枯矾少许抹之。

第四十六编　反关痘

说到反关人人怕　肌肤闭塞风邪坝
若然不遇青囊手　命在须臾顷刻罢

反关者，闻之畏怕，见之骇然，人身同天地之气，周流督脉，穿注皆然。气分毒邪，相夹交争，肌肤闭塞，津关难度，毒不能胜。以致内攻，命在反掌，其症狂言谵语烦躁不宁，手足抽掣，目劄腹胀，隐隐不振，昏睡不省，或现斑点即没，或大小便并口鼻失血者，不治。如无此端，以麻黄透肌汤服之，外以荽苏汤洗浴，出汗而发，十中救其二三。若见气急腹胀者，勿得下药。

麻黄透肌散

方药： 升麻　羌活　白芷　麻黄　大腹皮　焦山楂　蝉蜕　防风　桔梗　干葛　紫苏叶　枳壳

用法： 上药加葱白七枚、笋尖三个、地龙四五条水煎服。

荽苏汤

方药： 大胡葱　紫苏叶　水杨柳　芫荽（如无以芫荽子亦可）　河水

用法： 大胡葱一把，紫苏叶二两，水杨柳三四斤，芫荽一把，如无以芫荽子亦可，河水一大锅，入四味同煎，数沸。先将半锅放于浴桶内，候适手时，患者浑身洗净，熨其腹，渐将热汤浴透，出汗为度，将厚被盖之即发。发出之稀稠，再决生死耳。

《幼科金针》终

第三部　幼科直言

（清代孟河介石编著）

幼科直言提要

清，孟河著。河字介石，江宁人。雍正四年刻成。首论痘症各证，次论痧疹及证至各方，次论小儿有病看三关虎口，小儿始生变蒸，小儿脉法、望色、呕吐、泄泻、急慢惊、五疳、痞疾、痢、疟、中暑、五疸、伤寒、腹痛、头痛、眼病、奶癣疮、疝气、肿胀、喘、汗、吐血、童子痨、龟胸、龟背、吐虫、解虫、鼻衄、口疮、垫舌、马牙、齿血、耳聋、赤游风、疥疮、风疹、疙瘩、溺血、淋疾。孟氏庭训，末附败毒良方、易产良方，及一切杂方。附论脉直指、送方送药说。以浅显之文，达幽深之理。虽村翁老妪，亦能读之。曰直言者，以直言无隐，简而不繁，质而不华，介乎浅深之间。状难明之症，传经验之方，按其原方而治病，百无一失，足使举世之稚儿无夭枉之患。亟为重刊，传之后世。

孙叙

雍正乙巳，予奉命视学安徽，署在姑孰，与金陵密尔。丙子春予幼子疾几殆，延医于金陵，而东山孟年兄，竟不我弃而肯来焉。东山之先人，世以医名家，而东山业儒，遂于儒而兼医，故其医尤邃。计日程效，不爽时刻，虽古之和缓，不是过也。暇日出其先人介石公所著幼科直言，予读之而肃然起敬焉。夫医道不易，而幼科尤难。凡视病者，望闻问切，小儿不能言而脉易变，不可问而切也，故其症难明。脏腑皆弱，不胜诸毒，故其药难用。而天下之为幼科者，类皆村翁老妪，不能精通文义，故其书亦难著。浅言之而不详，深言之而不解。以不精通文义之人，读不详不解之书，以临难明之症，而用难用之药，如是而望其有效，必无冀矣。孟氏有忧之，故与之直言。简而不繁，质而不华，介乎深浅之间。其言易晓，而未尝不详。其理甚备，而尽人可解。状难明之症，传经验之方。虽村翁老妪读之，而皆能豁然有悟，按其方以治症，百不失一焉。是不啻汲上池之水，遍饮天下之人。皆可以为鹊佗和缓。将天下之孤幼得遂长，而老者可以无悲，其为德岂有既哉。东山之重刊是书而广之也，可谓善继先志而能仁天下者矣，故为序。

昔雍正四年仲秋朔旦安徽督学使者合河孙嘉淦书于姑孰署中

送方送药说

凡送方送药者，必先求其无害，而后求其有效，始称完全功德。如小儿奶癣方，传者甚众，擦上即愈，其后遗害不小，可不慎乎。故方必始终无害，乃可流传，若一概施之功小害大，误人不浅。即如吐血虚弱等症，亦不可概施于人。恐阳脏阴脏不同，虚实各异，倘一错传，为害尤甚。至害眼生疮药物，种种不同，误事亦多，皆宜慎之。其方内药料太贵者，不宜用，恐贫乏者，无力取买，或路僻取药不便，妄为改换，反致有误。高明者幸酌量之。

论脉直指

脉之理甚微，凡看病须知望、闻、问、切。望者望其颜色，闻者闻其声音，问者问其致病之根由，切者切其脉之表里虚实。但遇病必先明告医家，而后切脉，庶不有误。病犯重症而脉乃现，或雀啄，或虾游，或沸汤，或有或无，皆不治之症。至于寻常病症，恐未必尽准也，必病家详说，始知端的。

病有受暑似寒者，亦有虚弱似实者，用药有宜凉宜温者，且有阴脏阳脏之不同。至于真伤寒，乃冬月受之，而逢春末夏初发者，方为确耳。余月发者，不过类伤寒。今之医家，无论表里虚实，一见发热即云伤寒慢寒，又云传何经络，或云结胸，或云漏底，用药回阳。况慢寒之说，古书从无一慢字。种种谬误，误人不浅。凡遇病症，万不可草率，务须用心辨别。

阳脏误用暖药则害，阴脏误用寒凉则损。

症候有宜饿者，有不宜饿者，有当行而不行者，有当补而不补者，有宜清凉者，有宜温补者，有难病而不须药者，有宜攻伐者，有宜安守者。有一种病家，急欲求好，医家又图速效，两家相急，而致于坏者，此等不可不知。

卷一 痘症

第一编 总论

夫小儿禀天地阴阳之气以有生，受父精母血以成形，此一定之理也。然父精母血，皆有形之物，有形即有渣滓，渣滓即毒气也。感气深入脏腑，出胎之后，感秽气而出痘，痘即渣滓也，渣滓即浊气也。浊气轻者毒亦轻，浊气重者毒亦重。出痘者，乃发出浊气也。因感秽气，运动气血而发。毒气有浅深，而气血有虚实之不等耳。故察痘必在颜色鲜明，桃花色者，毒轻，顺候也；胭脂色者，毒深，险候也；紫黑色者，毒重，逆候也。毒气深入脏腑，激搏而喘促，不能透出者，即闭症也，岂泛常疮毒之可比者哉。痘粒尖耸而稀者为上，顶平者为中，平陷而不起者为逆，成片者为凶，密而分根颗者为险。大约看痘，必看颜色。分根颗，热透三日而出者为吉热，一二日而出者为夹热，为险。看痘必见症多，用药必传授真。见症多者，始终能辨吉凶，传授真者，用药庶无杂乱，岂可轻视，而即妄为医也耶。

第二编　发热

外热，三日见点者，为吉。外热一二日见点者，为险为逆。亦有热数日而不出，复又发一二日热而出者，此症尤吉。其热之轻者，毒亦轻；热之烈者，毒亦烈。

人身有上、中、下三焦。发热三日，则气血通畅，故云吉。出痘以热退为齐，若外热不退，不可定其为齐。

第三编　见点

一见而即高大，颗粒滚圆者为吉。见而稠密碎小者，为险为逆。

第四编　部位

从唇而出者为吉，唇属脾，乃进饮食之关，有生气常存焉，故吉。从额而出者，为险，额属肾，谓之冷脏，皮肉之外，又属心火，头面为诸阳聚会之处，如痘多者，又为朦头，为险候也。从咽喉而出者，乃进水谷关窍之处，谓之锁喉，为大险候也。从两颐而出者，乃气血融化之处为吉。胸腹稠密者，诸阳受气之地，乃心肺之宫。痘多者，谓之缦胸，为险。从耳骨而出者属肾，为险候也。先见于手足心四肢者为吉。先见于下部两胯当内，乃盛血之处为吉。见于两胯外而密者亦险。俗云，以脚底心见之，方为出齐，不准之说也。

一说看耳后有红纹，横贯耳旁者，男左女右，为必出痘之兆，亦不足准信。

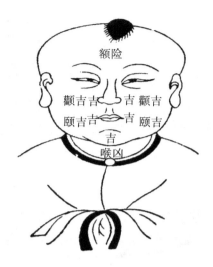

部 位 吉 凶 图

第五编　颜色

色如桃花，华彩可爱者，乃毒气轻，而血脉荣和为吉。色深红而亮者，乃血热之故，亦为吉论。其色鲜明，痘虽多而始终可愈。其色深紫，颗粒大而稀者，亦为可治。若深红紫色，而颜色不暗，且高起者，亦为可治。

一种痘密而平，其色如水喷桃花，此气虚毒漫，凶候也。色紫而痘平，平而不圆，且密者，凶候也。色紫黑而暗，兼之不起，凶候也。色如银珠而密，此肺胃毒盛，凶候也。面青，指甲皆青，乃毒阴伏于内，重候也。

第六编　神情

痘症前后，神情如旧者为吉。见苗之时，神情微倦，或时呵欠，身体潮润，或有微汗，此亦吉兆也。如初起时，眼目无神，面皮浑色，神情不安，或时狂叫，肚腹搅痛，为逆症也。

第七编　惊

痘未见形时起惊者，为吉。惊属心，乃热逼心经之故，心不染邪，出痘故轻。古云，惊之轻者痘亦轻，惊之重者痘亦重，而惊痘之吉者居多，但痘后即不宜惊，此又毒盛气虚所致，故不吉也。

第八编　恶心作呕

痘见时，恶心作呕，呕之有声者，恶声也。上犯清道之故，险症也。经云，弦败者，声必嘶；木陈者，叶必落；脏败者，声必哕，此之谓也。又有口角流涎，乃毒犯于胃，亦为险症。

灌浆井回时，作干呕者，因灌浆未足，乃余毒复归于脾胃，呕之轻者为险，呕之重者为逆。然呕吐之症，有伤冷物者，有受寒气者，亦有禀赋元气弱者，必分胃寒、胃热而施治。有余毒者，用解毒之药，此时大约以痘痂润色为吉。

痘将出时，有种大吐大泻而后见点者，不在干呕者论，乃毒气宣畅之故，为顺症也。

第九编　口渴

作渴者，乃热气攻胃。渴之轻重，痘之轻重。灌浆时，或收靥时，或因泄泻而作渴者，或伤乳食而作渴者，或因服燥补之药而作渴者，与前作渴，有不同也。烦躁作渴，用麦冬、黄芩、花粉之类。饮食作渴，用山楂、桔梗、陈皮之类。泄泻虚寒作渴，用四君子汤等类。

第十编　呛

痘之前后作呛者，皆内毒熏灼于上也。呛之轻重，痘之轻重。有因喉干而呛，有因喉内有痘而呛者。若吃干物而不呛，吃稀物而呛者，喉内有痘也。声哑而作呛者，此症必重。

第十一编　烦躁

痘之烦躁，毒盛也。然亦看躁之轻重，以定痘之轻重。

第十二编　喘凑

痘之前后喘凑者，皆毒逆于肺，大不相宜者也。服解毒药而随愈者，或可医治。仍喘者，坏之甚速。古云，诸喘皆为恶故耳。

第十三编　咬牙

在灌浆之时，乃气虚留毒于胃，故有是症，若在初期见苗之时，当作有惊有热论。

第十四编　寒战

灌浆之时，脏腑经脉，俱逼出于外。空则生风，内不实而外摇动，此虚症也。若在初起见点之时，乃风热激搏而战也，又非虚论。

第十五编　吐虫解虫

初起时吐虫者，热毒上攻，虫随而出，此重症也。解虫乃大肠之热，蒸逼而出者，宜清凉药治之。大约吐者重而解者轻。若在灌浆收靥落痂之时，乃脾虚有热，用药以扶脾胃为主，或量加乌梅一二可也。

第十六编　吐血鼻血便血撒血

口鼻出血，乃毒气归于肺胃，前后皆凶候也。元气实者，用竹叶石膏汤；元气虚者，用六味地黄汤。若毒气流于大肠则便血，流于小肠则撒血，用竹叶石膏汤。

第十七编　喷嚏

痘之喷嚏，与瘀不同。如过于喷嚏，即头面稠密，此风热行于上，痘欲达于外也。结痂时而喷嚏者，又在感风感热论。

第十八编　腹痛

痘初起时，腹痛带呕者，毒盛也。痛之轻重，痘之轻重。灌浆时而腹痛者，有伤食与毒气归内之不同，须在临时细辨。随症施治，大约以清毒化气为主。

第十九编　腰痛

痛于痘初起时，乃肾经有毒，凶候也。肾属冷脏，出痘最难现形故耳。

第二十编　身痛

痘将见苗身痛者，毒盛之故。灌浆时而身痛者，乃痘浆激搏而痛，此症为轻

第二十一编　肿

痘初起时，头面身体作肿胀，皆凶候也。耳肿腮肿，皆内热也。喉肿者，凶候也。灌浆时痘肿而皮肤不肿者为顺，痘肉皆肿者为险。皮肤作肿，而痘不肿，则毒盛凶候矣。结痂后，身体作肿又系脾虚余毒漫肿，与前作肿不同。

第二十二编　唇肿

出痘唇肿，或起黄衣，乃毒攻脾胃，为重症。服药随消者，或可得生。灌浆时作肿者，则险候也。

第二十三编　舌

舌红或有黄胎者，热盛也。色照常者为吉，伸缩如常者为吉，强而挛者为凶，弄舌者为热，舌如黑墨者为凶。宜用解毒清热之药。

第二十四编　齿

齿痛属胃热。齿缝出血者，毒盛也，即防痘后牙疳等症。宜服竹叶石膏汤。

第二十五编　眼目赤红

毒气熏蒸于肺，则眼目赤红。轻者随药而愈，重者即防痘后生翳。若痘一见眼外胞即作肿者，乃毒盛险候也。药宜清肺解毒。

第二十六编　鼻

鼻孔干黑者为凶，润而有涕者为吉。干黑者，脾经热盛之故。鼻孔掀而气凑者，尤重。用清肺饮。

清肺饮

方药：桑皮　贝母　桔梗　酥子　柴胡　薄荷　陈皮　甘草

用法：有毒盛而气凑者，加黄连、石膏。

第二十七编　汗

痘初起时，微汗则吉。或见苗时，一汗而外热全退者亦吉。灌浆时，忽大汗如水，汗多伤表，即损真气，致痘变色惨白者，此重症也。补中益气汤内倍加黄芪治之。

第二十八编　胃口

痘初起时，胃口如旧者为吉，不喜食者亦无妨，带干呕者即重。灌浆时，即宜甜进饮食，不食者重，带干呕者尤重。一种难能食，慌张强吞觉不自然。亦不可言轻，结痂后作呕哕者，毒气反归之。故亦有受冷寒而呕者，当分别治之。

第二十九编　泄泻并结燥

痘前作泻，毒随利减，此吉兆也。泻黄红色者属热，便结者，亦属热盛。灌浆时泄泻，乃脾虚，或伤于药，或伤饮食汤水。白色者，作脾胃虚寒论。红黄者作热论。

第三十编　痢疾

痘之前后，有红白痢疾者，看其元气虚实，量加清热之药。纯红者，单属热论，黄连等味为是。起长与灌浆之时而痢疾者，只可清热，不可分利。分利则痘不长不贯矣。痘后痢疾，乃脾虚，余毒流入大肠。宜清热健脾，量加分利一二味可也。

第三十一编　小便

小便赤红色，或淋痛者，皆热盛也。虽频频而出，出而少者，亦属热论。

第三十二编　贼痘

贼痘，乃毒盛所致。痘出三四朝，其痘有先灌黄脓者是，必用银针挑破，以油胭脂涂之，紫草末亦可。但看贼痘，须认真方妙，若将正痘妄行挑破，则误事矣。

第三十三编　聚痘

身原有疮疤，出痘多攻其处，而成攒聚者，此症为轻。一种痘见点三四日。每三五粒一攒者，形如蜘蛛疮，名为聚痘。若周身皆是，则为毒盛大险。

第三十四编　起泡

有痘成空泡者，有皮肤成泡者，皆毒盛凶候也。亦有灌浆时，其痘发如空泡，而鼓起者，若皮厚而实，亦在可治之例。临症分别，不可尽弃。

第三十五编　报痘

未发热之先，即现一二痘。起粒甚大，一名痘母。过数日后，又复发热，方现周身。此痘先出唇上者为吉，出于头上、脊背上者，为险为逆。因内热之极，故先报出，亦必看后出之痘，方可定其凶吉。

第三十六编 封眼

毒之轻者，痘之稀者。自不封眼，毒之重者。痘之密者，肿起者，灌浆时自是封眼。结痂时，开眼为正。若浆期未足，封而忽开者，此浆不足而虚也。服补剂而复封者，亦为可治也。一种毒盛而痘色干紫，不能封眼者，凶症也。大约色干而紫，虽封眼亦为难治也。一种未到长期，眼胞肿而封眼者，此毒盛所致，凶候也。

第三十七编 抓破

灌浆时，有血热而抓破者，若流脓血即无妨，抓破干而无血者，乃毒盛不能化血成浆，此重症也。抓破而脓水烂皮者，以松花粉擦之，或用荞麦粉擦者，或用干牛粪烧灰，为细末擦者，皆妙方也。

一种抓破而内生蛆虫者，若能进饮食，不勉强，亦可治。

一种自溃而无臭气，或疮烂破而无生色者，为倒靥，不可治之症也。

第三十八编 灌浆

毒轻痘稀，出齐三日，长足三日，第六朝时，乃顺序灌浆之期，九日后，乃收靥之期，此顺症也。致与火症，色红而干，必大败毒清凉。待七八朝，方得有浆意，不可以顺症之日期定也。色白气虚者，必服助浆补剂，方得渐生清浆，徐徐成脓，亦不可以顺症之日期定也。临症细察，贵在变通。

一种七醮痘，又名七朝痘。乃长贯收靥，俱在七日之内，此乃毒气最轻，而痘粒最稀者，为大顺症也。

一种痘虽稀，而灌浆亦满，但色如竹叶者，此毒最重，盛不可不知。

一种痘，灌浆如饭色者，亦吉症也。

第三十九编 停浆不收

痘在十二朝，色如冷粥皮，竟不结痂，乃气虚不能连毒，此症甚重。药宜健脾胃，服四君子、六君子汤。而转动者可治，不然则难愈矣。

第四十编 皮薄痘

痘皮薄而浆清，不应回时而先回者。若能进饮食，不作干呕，则无妨。不然则为毒气归内论，盖气弱而内毒盛，故有此症。不可以七朝痘论之，又不在倒面之论，须临症细心辨察。

第四十一编　结痂

痘在九日后，渐渐收靥，其痂如油而润。如苍蜡色者，此顺症也。有抓破而成脓水，后又结痂者，此险中顺也。

痂色干而皮肤白者，虽回时亦有性命之忧，盖痂干而无润色，为血少，皮肤白，为气不足故耳。

结痂之期最不宜腹胀气凑，乃余毒入内之故。胀之轻者可治，胀而气凑不食者难治。若兼恶心，余毒在胃也，皆为重症。

结痂时发热者，乃蒸痂热。听其自愈，不必治之。亦看热之轻重，毒之轻重，不可皆泥为蒸痂也。亦有外感发热者，须留神治之。如或鼻流清涕，带微咳，鼻气不利，即外感热也。此时既不可发散，又不可清凉，忌酸敛之物可也。灌浆时发热，亦如是看之，亦如是治之。

落痂后而疤凹，其色白如纸者，乃气虚血少。宜服补中益气汤。无杂症者可治，有杂症者难痊。

落痂后，疤色红润而凸者，为气实，正道也。若色太红者，用银花解毒汤。落痂后精神照旧，饮食如常者为吉。若精神惫倦，饮食不甜，亦重症也。

第四十二编　夹痧疹

夹痧疹，乃肺经之热。痘初起时，与落痂时夹之者轻，灌浆时夹之者重，见而随退者吉，久留者凶。盖灌浆时夹之重者，因用温补助浆而不可补，用清凉退痧而不可逆，有凝于必用药之时故耳。

清痧散

方药：连翘　牛蒡子　黄芩　防风　荆芥　桔梗　归尾　陈皮　甘草

用法：白水煎服，痧色红紫者，石膏亦可加入。

第四十三编　夹斑

痘之夹斑，百不救一。有红、有紫、有青、有黑，大小不一，皆毒成而气血不行。激烈而生红者服药随散，或可医治。久留不退，为凶候也。

化斑汤

方药：石膏　红花　连翘　荆芥　生地　黄芩　陈皮　甘草　归尾

用法：白水煎服，或加黄连、竹叶。

第四十四编　痘后生疮

痘后余毒生脓疥等疮者，银花解毒汤。脾虚者，服用补脾肥儿丸。

第四十五编　痘后生毒

痘落痂后，余毒归内，或生毒者，治法看其元气虚实。痘后余毒，多肿于曲腕之间。有溃者，有消者，用药解毒健脾，宜服降毒固本汤。

解毒固本汤

方药： 生地　丹皮　酒炒白芍药　酒炒黄芩　连翘　当归　贝母　银花　陈皮　甘草

用法： 白水煎服。

痘毒肿硬，人之面色青白，瘦弱，宜服补元化毒散。

补元化毒散

方药： 生黄芪　土炒白术　白茯苓　薏苡仁　当归　扁豆　银花　山药　炒僵蚕　甘草　炒白芍药　陈皮

用法： 白水煎服。

第四十六编　贴痘毒膏药

用扁柏叶、麻油熬去渣成膏，摊贴患处。药内或加黄蜡、黄丹少许。

第四十七编　痘后作肿

痘后周身作肿者，乃元气虚弱，而有余毒有兼腹胀而喘者，难治。宜服补脾解毒饮。

补脾解毒饮

方药： 薏苡仁　当归　扁豆　僵蚕　黄芩　川贝母　陈皮　白芍药　银花　甘草　牛蒡子

用法： 白水煎服。

第四十八编　痘疔

痘之先有紫色，后因毒攻而成疔，生于喉间、腹间为重，疔之多者亦重。其形似螺蛳盖，必挑破多贴灵药、膏药。此时虽败毒，又须补脾胃，宜服银花解毒汤。

银花解毒汤

方药：僵蚕　连翘　银花　黄芩　丹皮　生黄芪　薏苡仁　酒炒白芍药　陈皮　甘草

用法：白水煎服。

第四十九编　孕妇出痘

孕妇出痘，用药前后与小儿同。唯忌山楂、紫草、玄明粉、薏苡仁、牛膝、红花等味。至灌浆时，药内酌加阿胶，酒炒续断可也。若因出痘落胎者，宜用四物汤，或八物汤，调养血气为主。若汗多即倍加黄芪。

四物汤加四君子汤即八珍汤

四物汤方药：熟地　白芍药炒　当归　川芎

用法：白水煎服。

第五十编　目翳

结痂后，开眼之时，眼白作红，内有翳膜，乃热气熏蒸肝肺而成。宜服兔粪丸，或服清肝退翳散。若痘伤瞳仁，即不易治。

兔粪丸

方药：兔粪

用法：兔粪四两，为细末，炼蜜成丸，每丸重一钱。每日午间白滚水服一丸，以愈为度。

清肝退翳散

方药：生地　丹皮　桑皮　谷精草　黄芩　陈皮　甘草　车前子　青葙子

用法：生地一钱，丹皮、黄芩、车前子、青葙子各六分，桑白皮、谷精草各八分，陈皮四分，甘草五分，白水煎。或加白芍药、当归。口疮并牙疳，宜服滋阴解毒汤。

滋阴解毒汤

方药：僵蚕　扁豆　山药　桔梗　陈皮　生黄芪　当归　黄连　白芍药　甘草

用法：用土炒黄连、酒炒白芍药和以上诸药白水煎服。

擦药方

方药：人中白　铜绿　枯矾　牛黄　冰片　儿茶

用法：人中白火煅五钱，铜绿、枯矾、冰片各半分，牛黄一分，儿茶四分，共为细末，徐徐擦之。

卷二 痘症

第一编 顺症痘方

顺症者，颗粒稀明，颜色红润，长灌如期。盖先天所感之胎毒轻，而后天气血和故耳。若此者，可不必服药。后方六首，存而应便可也。

发热看秽气时行，防其出痘。未见点，疑似之间，用葛根解肌汤。

葛根解肌汤

方药：葛根　防风　桔梗　前胡　薄荷　山楂肉　陈皮　甘草

用法：白水煎服。

见点一朝二朝，用松肌透表汤。

松肌透表汤

方药：羌活　葛根　红花　荆芥　连翘　甘草　山楂肉　牛蒡子　蝉蜕　陈皮　甘草　荸荠

用法：荸荠为引，白水煎亦可。

见点三朝出齐之日，用活血解毒透肌汤。

活血解毒透肌汤

方药：黄芩　川芎　防风　连翘　牛蒡子　山楂　荸荠

用法：荸荠为引，白水煎亦可。

痘见四朝五朝长足之期，用助长解毒汤。

助长解毒汤

方药：当归　紫草　桔梗　牛蒡子　连翘　黄芩　花粉　陈皮

用法：白水煎服。

痘见六七八九朝，用行血助浆汤。

行血助浆汤

方药：黄芪　防风　丹皮　当归　桔梗　僵蚕　川芎　连翘　陈皮　甘草　糯米

用法：上药等分，加糯米一钱，白水煎服。

痘见十朝，十一二三朝，结痂收敛，用固元解毒汤。

固元解毒汤

方药：当归　银花　薏苡仁　白茯苓　丹皮　炒扁豆　连翘　桔梗　黄芩　陈皮　山楂　甘草

用法：白水煎服。

第二编　险症痘方

险之一字，可死可生，有中变而为逆，中变而为顺故耳。用药当者，救其险也。用药不当，则险变为逆矣。初起时，属火症者，灌浆时，或转为虚寒者，变症不一，故名曰险。险症发热，或一日二日，即见点者，一名夹热，或外热盛，而兼作烦，用加味松肌透表汤。

加味松肌透表汤

方药： 连翘　牛蒡子　山楂　羌活　葛根　紫草　升麻　黄芩　桔梗　陈皮　甘草　荸荠

用法： 荸荠为引，白水煎服。

险症见点三朝，出齐之日色红口干，用加味活血透肌解毒汤。

加味活血透肌解毒汤

方药： 玄参　黄芩　川芎　红花　连翘　山楂　花粉　石膏　归尾　桔梗　牛蒡子　陈皮　甘草　荸荠

用法： 荸荠为引，白水煎服。

险症在四朝五朝长期，用化毒成浆汤。

化毒成浆汤

方药： 连翘　紫草　归尾　桔梗　石膏　牛蒡子　黄芩　生地　知母　陈皮　甘草

用法： 白水煎服。

险症在六七八九朝，毒气感而颜色干红者，用加味行血助浆汤。

加味行血助浆汤

方药： 黄芪　防风　当归　丹皮　僵蚕　桔梗　连翘　牛蒡子　糯米

用法： 上药等分，糯米二钱，白水煎服。

险症见十朝、十一二三朝，用金银解毒汤。

金银解毒汤

方药： 金银花　川贝母　黄芩　扁豆　陈皮　甘草　连翘　僵蚕

用法： 白水煎服。

险症结痂收敛后，用健脾解毒汤。

健脾解毒汤

方药： 白术　薏苡仁　扁豆炒　银花　连翘　丹皮　当归　陈皮　川贝母　甘草

用法： 白水煎服。

险症结痂之时，大便泄泻者，用白术健脾饮。

白术健脾饮

方药： 炒白术　炒白芍药　炒扁豆　薏苡仁　白茯苓　炒神曲　甘草　陈皮　车前子

用法： 泻黄者，加炒黄芩。泻红色者，加炒黄连。泻白色，或如水者，加木香、莲米、肉桂、黄芪。前顺险二症之方，不过循其日期大概之药，其痘必始终看颜色，分轻重，元气虚实，毒气浅深，用药宜表宜凉，宜温宜补，量其轻重加减可也。痘初起一二日内，颜色红紫浑无彩色，此热感之极，前险症松肌透表汤内，加紫草、石膏、生地、黄连。若大便不通而烦乱者，即加大黄。一种痘出齐，三四五日内，颜色干红，大便不通，前险症活血透肌汤内，量加大黄、玄明粉，或入化毒成浆汤内亦可。一种火症前，曾用凉血解毒之药，毒气稍退颜色少淡，在六七八九朝，当用保元托脓散。

保元托脓散

方药： 黄芪　当归　僵蚕　炒白芍药　防风　丹皮　桔梗　陈皮　甘草　糯米

七八九朝，如泄泻，寒战咬牙，浆清，痘谷不鼓，当用补中益气汤。

补中益气汤

方药： 人参　黄芪　炒白术　当归　升麻　柴胡　陈皮　甘草

用法： 引用煨姜一片，大枣一枚，糯米两钱。

痘或色白浆清，虚寒之甚者，用加味保元汤。

加味保元汤

方药： 人参　黄芪　白术炒　白芍药炒　肉桂　甘草　糯米

痘症气弱脾虚，十二三朝无杂症者，当用和中健脾汤。

和中健脾汤

方药： 炒白术　炒白芍药　白茯苓　归身　薏苡仁　炒扁豆　炒神曲　陈皮　甘草

用法： 白水煎服。

痘之险症，见在七八九十朝，前已清凉解毒，在此时又不可重用清凉，又不可行，又不可补，浆又清而血又热，用六味地黄汤。

六味地黄汤

方药： 熟地　山药　丹皮　山芋肉　白茯苓　泽泻

用法： 熟地三钱，山药、山芋肉各一钱五分，丹皮、白茯苓、泽泻各一钱，白水煎服。此方可以化血成浆，最为切当。

一种痘症，至七八九朝，色白气虚，寒战溏泄，若用参芪之药，胃间有火，反致气凑痰喘，当用七味地黄汤。

七味地黄汤

方药： 熟地　山药　丹皮　山芋肉　白茯苓　泽泻　肉桂

用法： 熟地三钱，山药一钱、山芋肉各一钱五分，丹皮、白茯苓、泽泻各一钱，肉桂三分，白水煎服。此方升水固气，功有神效。

一种痘症，长浆时，或在结痂时，因中气不足，肺气不固，毒气流入大肠，忽然下血如注，当用固金汤。

固金汤

方药： 阿胶　蛤粉　生黄芪　白芍药　甘草　净姜灰　黄芩　归身　白术

用法： 炒阿胶、蛤粉、生黄芪各一钱，白芍药、甘草各六分，净姜灰、炒黄芩、炒白术各七分，归身五分，白水煎服。

痘致收靥后，仍复以解毒药进之，恐余毒归内故也，用连翘饮。

连翘饮

方药： 连翘　僵蚕　黄芩　桔梗　陈皮　金银花　土贝母　丹皮　甘草

用法： 白水煎服。

痘后人虚，必补脾生血，宜用加味养血汤。

加味养血汤

方药： 黄芪　当归　丹皮　炒扁豆　木瓜　薏苡仁　白芍药炒　白茯苓　陈皮　甘草

用法： 白水煎服。

第三编　逆症论

一种逆症痘，或唇肿恶心，或烦乱作喘，痘甚稠密，发热不退，盖因先天所受毒热深重，百不活一，当下当凉，医治不过尽心而已。

第四编　闭症论

一种闭症，初起之时，或面色胀而光浮，有微喘之意，眼白微红，或微作干呕，默然无声，形若无病。治之者，必周身细看，有一二痘粒微现，色紫暗而不起者是也，盖先天毒热，深藏脏腑，固结而不能达于外，二三日即死，不可不知。

第五编　痘症用药大概加减

表散，清凉，利下，温补，已在前方详著。如大便不通，烦躁色红，必用大黄、玄明粉。热盛者必用无名方。

无名方

方药：金汁　黄连　石膏　紫草　黄芩　牛蒡子　人粪灰　生地

用法：此数味不可全入，随症量加一二味可也。补剂，看其症宜轻补宜重补，随症量加人参、白术、黄芪、糯米。

若泄泻者，看其溏泄水泻，如面青唇白，虚寒，酌用木香、肉桂、煨诃子、炒莲米、白茯苓、煨姜、蜜水炒粟壳，量加一二味。若生痰，看其虚实，酌用贝母、桔梗、胆南星、熟半夏。若排脓入补剂，用川芎、炒僵蚕、防风、皂刺、白芷、酒炒穿山甲，加一二味，不可用全，其等分，亦不过佐使而已。

第六编　痘症灸用方

十全大补汤

方药：人参　黄芪　白茯苓　炒白术　肉桂　炒白芍药　熟地　当归　川芎　甘草

用法：白水煎服。治痘疮灌浆不满，气虚血少，色无华彩，面青唇白，大便不实，寒战咬牙等症。

四君子汤

方药：人参　白术　白茯苓　甘草

用法：白水煎服。治痘色白，虚寒泄泻，浆不充满，顶陷等症，随证加减用之。

六君子汤

方药：人参　白术　白茯苓　甘草　半夏　陈皮

用法：白水煎服。治痘症脾胃虚寒，生痰作泻，浆色不足，随症加减用之。

独参汤

方药：人参　红枣

用法：人参一钱，红枣两枚，白水煎服。治痘气虚血少，虚寒作泻，面青唇白，不能多进药者，以此汤服之。

当归养血汤

方药：黄芪　当归　糯米

用法：黄芪五钱，当归一钱，糯米二钱，白水煎服。此汤能充实痘疮，浆不足者服之，功有神效。

神功散

方药：大黄　山楂肉　石膏　甘草梢　紫草　牛蒡子

用法：白水煎服。专治痘疮大火症，用在见苗以至起长之日，元气壮实，痘色干红而紫，大小便结塞不通，非行利而不能透现者，服一二剂，功有神效，若元气少虚，大便通利，即不可用也。

竹叶石膏汤

方药：石膏　生地　桔梗　红花　薄荷　竹叶　黄芩　陈皮　甘草

用法：白水煎服。治痘疮见苗，以致起长，一切火盛热症。若大便闭结，加大黄、紫草。

黄连解毒汤

方药：黄连　玄参　连翘　栀子　花粉　陈皮　甘草　竹叶

用法：白水煎服。治痘见苗，以致气长，一切烦热火症，或眼目赤红，或腮咽肿痛，或生口疮，或牙痛或衄血，皆宜速服。

加味逍遥散

方药：炒白术　炒白芍药　白茯苓　丹皮　石斛　当归　柴胡　薄荷　陈皮　甘草

用法：白水煎服。痘之前后，不可补，不可凉，似虚非虚之症，此方治之为善，能舒和气血，调畅荣卫，令诸症不生。

润肠丸

方药：大黄　归尾　枳实　牛蒡子

用法：大黄四两，归尾、枳实各一两，牛蒡子二两，共为细末，炼蜜为丸，如弹子大，每服一丸，白滚水化下。治痘症大便结塞不利，烦躁有热，一切火症。

抱龙丸

方药：陈胆南星　天麻　钩藤　全蝎　僵蚕　陈皮　川贝母

用法：陈胆南星、天麻、钩藤各五钱，微炒僵蚕、陈皮、去心川贝母各五钱，全蝎三钱，去尾尖及子洗净，共为细末，炼蜜为丸，每丸重五分，朱砂为衣，每服一丸，白滚汤下。有表症，伤风咳嗽者，淡姜汤化下。治痘症前后咳嗽，有惊有痰。

犀角解毒丸

方药：生犀角　黄芩　贝母　连翘　生地　甘草　炒栀子　薄荷　陈皮　黄连

用法：生犀角五钱，犀杯不用，黄芩一两，贝母去心、连翘各六钱，生地一钱，薄荷、甘草四钱，炒栀子八钱，陈皮五钱，或加黄连三钱，共为细末，炼蜜为丸，每丸重一钱，每次一丸，白滚水化下。治痘前后内热，眼白赤红，烦躁作渴，弄舌等症。

补脾肥儿丸

方药：人参　黄芪　白术　五谷虫　扁豆　黄连　陈皮　白芍药　甘草　当归　麦芽　神曲　白茯苓　丹皮

用法：黄芪、土炒白术、炒五谷虫、炒扁豆、炒白芍药、炒麦芽、炒黄神曲各一两，人参三钱，炒黄连四钱，甘草五钱，当归、丹皮各六钱，白茯苓、陈皮各八两，共为细末，炼蜜为丸，每丸重一钱，每服一丸，白滚汤下。如无力之家，取人参亦可。治痘后脾虚，元气亏损，或唇白面青，大便不实，或发热等症。

参苓白术散

方药：人参　黄芪　白茯苓　官桂　白术　甘草　木香　白芍药　陈皮

用法：人参三钱，黄芪、炒白术六钱、酒炒白芍药、白茯苓各六钱，官桂一钱五分，甘草五钱，木香二钱，陈皮四钱，共为细末，每服五分或一钱，米汤调下。治痘症泄泻，或恶心，或寒战，服之皆有奇效。

六一散

方药：白滑石　甘草

用法：白滑石六两，细末飞过用，甘草一两，共为细末，每用一钱或二钱，竹叶汤下，滚水亦可。治痘症湿热作渴，小便不利，或赤红涩痛。

猪肝散

方药：谷精草　大黑豆　蛤蜊谷　雄猪肝

用法：谷精草三钱，大黑豆五钱，蛤蜊谷一钱捣碎，用雄猪肝一片，重一两，以竹刀划破，同药入砂罐内，并水煮熟，令儿食肝，或饮汤少许，药渣勿用，以愈为度。治痘后翳膜遮睛。

护眼方

方药：黄檗　紫草　麻油

用法：黄檗、紫草各一两，共为细末，麻油调成膏，凡痘一见苗，即涂眼眶周围上下，痘之毒气既不能入眼矣，干再涂之。

金汁

多年无臭气者方可用。专治火症毒盛痘疮，颜色干红不起，或恶心烦渴，或夹痧夹斑，或唇肿不食，躁闷不宁，杂言梦语，大便结实或不通利。此物不宜见火，隔水汤服，量其体之大小，服之多寡可也，若气血虚寒并泄泻者，及颜色鲜明者，皆不宜服此。

人粪灰

治痘疮不起，颜色惨暗，或夹斑疹，烦乱作渴，一切热症，每服一钱，白滚水下。此物宜干硬者，用阴阳瓦煅存性，以腊月者为佳，必欲先制成，临时研用，乃痘中救人之要品也。

如无腊月者，即觅园地上，干硬而露过数夜者亦可，厕坑者勿用。

痘落痂后洗浴方

方药： 当归　苦参　甘草

用法： 当归、苦参、甘草各五钱，共煎汤，温温浴之。浴后不可见风，如地僻无药，以痘谷煎浴亦可，不拘何豆谷皆可用。

第七编　稀痘说

俗传稀痘之方，有用脐带朱砂者，有用瓜蒂散者，有除夕日，用乌鱼水浴者，种种不一，皆毫无应验，即有见效者，亦是偶中者耳，平日宜常服三豆汤，乃败毒稀痘之古方，有益无损为正道也。

三豆汤

方药： 绿豆　大黑豆　赤小豆　甘草

用法： 绿豆、大黑豆各五钱，赤小豆三钱，即挤砂豆，非云南豆也，甘草节一钱，并水煎服。

第八编　水痘辨

水痘乃风热所致，皮肤小疾，不经脏腑。一出即灌，如水之明亮而皮薄，多有破者，一现即回，色如粉红。亦有灌稀脓者，亦有如胭脂红者，但不圆实，形多歪斜，此一种不可不细辨也。有等医者，妄言水痘内，带过真痘，不知水痘乃毒之轻者，真痘乃毒之重者，重病兼轻病容或有之，岂有轻病带过重病之理，高明之家，切勿为其所诳。

水痘不可发表，恐攻破痘皮，后成疮患也。其乳食亦宜清淡，服犀角丸或连翘饮。

连翘饮

方药： 连翘　荆芥　赤芍药　黄芩　桔梗　陈皮　甘草

用法： 白水煎服。

第九编　总论

凡病有外症相同而内症实不相同者，一定之方，有效于此，而不效于彼者，临症时必虚心番察。古云，医者意也，不可言传，正此是也。

治病有汗吐下三法，唯痘不可用药令其吐，不可用药令其汗，若下之一法，随症施之可也。

一种痘初起时四肢作冷者，不可用温热之药，多有热伏于内，而作冷者，乃火极似水之故，必细察之。

痘至灌浆时，有云必固塞大便，泻者固之可也，不泻者，听其自便如常为是。

痘之险症，如寒战咬牙，泄泻不食，烦躁作干，颜色干红，作痒，弄舌，唇肿面肿，此种原系险症中之应现者，用药应手而愈者可治，用药不应手者，则为逆矣。此数症亦有轻有重，有可治不可治者，俱在临时对症施治耳。

治痘有首尾当补者，有首尾不宜补者，必细察斟酌之，痘之火毒盛者，十有八九，用药有首尾当清凉者，有凉之宜轻者，有凉之宜重者，若拘一定之方及一定之日期，则大害事矣。一种一见苗，即当形利大便者，须察其虚实，热之轻重，毒之浅深，不可因循有误，养邪成后患也。

一种痘疮，大便不通，若用大黄芒硝，又恐太过者，药剂内，倍加紫草、归尾、牛蒡子，润下之可也。

虚寒泄泻，寒战咬牙，恶心者，用人参、肉桂，必须临时看其面色青白，体之大小，斟酌量用，万勿以偏热偏寒，误人性命也。

出痘多在子午卯酉之年，盖子午君火司天，卯酉君火在泉，诸疮皆属心火故也，然亦有不准者。

江右多出神痘者，轻便易妙，药剂医方，竟觉无用矣，有儿女之家，不可不访其善者。

犀角、紫草茸，虽系凉血解毒，不过比为菜内之交头可耳，焉得如石膏、黄连、紫草、人粪灰，实为济事也。人牙、鸡冠血、桑虫，虽为助浆之补，焉得如人参、黄芪、白术、当归实为救急也。

老妪俗传，茱萸痘、菀痘、珍珠痘，乃相形以命名耳。至云蛇皮痘，必安土地上之说，此不可通俗之事，有种火症，未经清凉，烦躁不安，或一经土地而愈者，此千中之一二也，岂可常试也哉。

小儿未出痘之前，光皮俊脸，数日之后，焦头烂额，喘胀不堪，如离水之鳅鳝，性命反掌，悲哉何故，古传云，乃前生杀业之报，此论实耶虚耶。小儿体幼，不能服药者，乳母照方服之，亦有一二分之功。

第十编　发表药说

痧痘本来属火毒，借感秽气而出，非寒疫病也，初见点时，古人用羌活者，必同入清凉药内，乃借羌活，松肌透表，或兼以荆芥、防风、前胡，皆相助达外之意，庸医不悟，重用发散，岂不谬哉。

若痘至灌浆时，用白芷、川芎，或皂刺、穿山甲者，乃排黄芪、当归、糯米，成脓起顶之故，若无参芪，此发散之物不可用也。

灌浆时作痒，乃气弱浆清，不能化毒成浆，用药保元可也，俗人止痒，多用蝉蜕、皂刺、白芷、川芎等味。不知此发散之物也，保元汤内，唯加一二味，以佐参芪成功。若专言白芷等味，能止痒起顶，冤哉，反盗其真气，不但不能止痒，而更令其作痒矣。未灌浆之期作痒，并回时作痒，此非病也，不过疮热之所致耳。

李濒湖云，出痧痘，戒吃笋汤，并忌为药引，此物能发汗，伤真气，原夫痧痘，不宜发汗，故戒之也，以生荸荠去皮代之，荸荠能发，而不发汗，所以为善。

第十一编　论医

俗传医家，神有明者，一见能定生死，遇逆症全现，一见而知其死；遇顺症全现，一见而知其生，盖有之矣。若险症必三日出齐，观其颜色，见其稀密，方可定之，及灌浆时，犹有变症，或险而变逆，或重而变轻，此一种，医家未必一见而了然也，故传其神者，不免过褒，传其庸者，不免过贬，此皆习俗之愚传愚耳。总之看痘，须细祥险逆，用药要对症，温凉汤补得宜，药勿杂乱，勿炫奇惑愚，勿偏寒偏热，为正道也。有等医家，看痘之症候了然，而用药即杂乱不一，乃无师之学故耳。

痧痘乃现行之症，现行即不诊脉，若泥以脉理推详，反误事矣。

出痘有不药而愈者，有赖药之力而愈者，亦有误在医药而坏者，一种逆症，医家即束手无为，药饵亦觉为废物，即神传其术，至此亦无可奈何也。

第十二编　忌触犯

凡出痘，月经妇人，师尼僧道，不可进房，生母月经无碍。

痘初见苗时，宜烧芫荽红枣。

因生人秽物触犯，以致痘变颜色者，屋内宜烧檀香乳香，能驱邪气，扶正气也。收靥时，烧茵陈茶叶。

以上所烧诸品，皆宜远远焚之，不可切近小儿身体。

第十三编　用灯看痘

用之造影则可，看颜色，分轻重，则不可也，必在窗前亮处，方能定其险顺，如夜晚医家到迟，不过从权而已，此习气，多误在富贵之家。

夜晚用纸捻点灯照痘，不可用红纸作捻，此纸有矾能炸，且光亦不亮，宜用草纸作捻为是，倘用红纸，非徒无益，而反误事矣。

第十四编　芫荽观音柳洗浴

痘将出未出时，微微煎洗则可，如见形，即不当浴矣。

第十五编　食物类

痘见苗时，宜疏淡薄粥，清虚为是，若吃发物，如菠菜、芫荽、麻菇汤、荸荠汤、荠菜汤，可也，次后用荤发物，用鱼白切面。若灌浆时，煮辉枣肉，糯米晚米粥饭，莲米，皆生浆健脾之物，俱可用也。

结痂时，如陈火腿、山药、扁豆，亦可以渐而进，但忌发物，起常兴灌浆之时，盐酱酒醋椒姜葱蒜，并诸卤物，皆当切忌。

小孩不善吃者，乳母亦如是进之。

第十六编　药引说

药内用引子，不可杂乱，治痘犹所当慎，庸医泛加，多致误事，即笋尖一物，为害不浅。

初见苗，药内宜用去皮荸荠或观音柳。

补剂内，亦用红枣或辉枣。

热在表内宜用竹叶。

止泻药内，宜用莲米或加生姜。

卷三　痧症

第一编　总论

痧症属肺、属火，系禀胎毒，蕴积本经，亦因感秽气而出，发热五七日，方得见形。初时咳嗽涕泪，目如含水之状，身体微汗潮润，则出最轻。若气喘、鼻干、作呕、惊狂者，最重。初见如芥子、如米尖，再后成片，红色者轻，紫色者险，黑色者逆，不可视为泛常。死生虽由天命，岂可用药失序，致命夭亡，务宜辨寒热虚实，察毒气浅深，庶人事始尽也。大抵初发热时，必当微表，见形即宜清凉。一重初起，眼白赤红，声哑唇肿，作渴，腰痛腹胀，人事不清，口鼻出血，烦乱狂叫不安，闭塞不出，即大凶候也。服大清凉解毒药后，若能现出者，或可得生，鼻内流血者，毒重。口内流血者，毒尤重。又一种初时失于清解，过于发散，以致后来元气虚弱，毒气停内，口鼻出血腥臭，骨瘦不堪，或生牙疳，身热不退，于成坏症，不可不慎。此症日出三次，三日九次为顺，总宜出透，毒气得尽，即无他患。

一种奶痧风疹，此类感风热而出，乃皮肤小疾，服疏风清热之药即愈，不在此痧症中论也。

痧症与痘疮不同，未见形，并初见形时，微表或可。如太过，则胃气受伤，反令停毒攻肺，生痰作喘，以致闭塞难现。若服发表药而不出者，此热结在内，速宜清凉行利，则肺窍清而毛孔易闭，痧症乃现。今之愚夫愚妇，表痧痘，多用樱桃、荔枝核、葱头等物，不知此数种性热，大不相宜，轻者服之转重，重者变逆。唯发表时，只宜羌活、荆芥，少加一二味，兼佐以连翘、牛蒡子、观音柳、紫草、石膏，此种实为专司发痧之药，其性虽凉，而能通达肺表，故不可少。

一种痧痘初起，手足心如火热非常者，出之必垂危。

一种痧毒盛，多有发热，躁乱不安，必用大黄、玄明粉行利后，方能现出。大肠通利，肺热清减，方能透达于外。大抵痧症正出之时，用药最忌酸敛，如五味子、生白芍药是也。其白芍药必用酒炒黄色，痧疹前后，皆可加入，能舒肝气，通血脉故耳。

一种痧疹初起，四肢逆冷，乃火极似水之故，不可妄投热药，宜当利下清凉，痧现自然渐和也。

痧疹吐虫解虫，皆系热盛，大约吐者重而解者轻，用药以清热为主，如黄芩、栀子、丹皮。若吐虫、解虫，在出痧之后者，可加乌梅一二，痧前则忌。

痧疹前后泻痢，不宜用药速止，如泻黄红色，乃内有伏热，加黄连、黄芩、车前子可也。

痧疹所畏者，燥热之药，如苍术、丁香、肉桂、砂仁等，万不可妄投，受害不浅。

未出痘，先出痧者，不算正痧。出痘后，随出痧者，乃痘之余热所发，亦不算正痧。必出痘后，离月份远者，方为正痧也。江宁多见如此，不知别省京地何如耳。

痧疹后，眼目赤红者，当用生地、菊花、决明子、蒺藜、归尾、柴胡、红花等味。一种痧后面色青白，骨瘦不堪，元气损伤，肝脾血少，成痞眼，懒睁畏明，似害非害，宜服健脾肥儿丸，或服六味地黄丸，庶可渐愈。一切舒风治眼之药，万不可妄投，不但痧后当如此，凡小儿病后失调，成痞疾痞眼者，俱当如此医治。养血健脾为主，倘大便泄泻稀白水者，归脾汤、补中益气汤皆对症要药也。若泻黄水者，则又在热论，即不宜服此。

痧疹用药，男妇小儿皆同，唯孕妇方内去红花、山楂，痧疹初起时，总宜清舒薄粥调养，万不可多伤厚味，忌食葱蒜、酒醋、面食、羊肉、鱼腥等物。

第二编　痧症方

痧症发热，二三日，或四五日，未见形，疑似之间，用防风发表汤。

防风发表汤

方药：防风　葛根　红花　炒枳壳　山楂肉　桔梗　苏梗　川芎　荆芥　杏仁　当归　陈皮　甘草

用法：防风、川芎、甘草各五分，红花、炒枳壳各三分，山楂肉二钱，桔梗、葛根各八分，苏梗、荆芥、当归、陈皮各六分，炒杏仁一钱，白水煎服。

痧症见形一二日内，服解毒快斑汤。

解毒快斑汤

方药：连翘　牛蒡子　荆芥　防风　山楂肉　生地　蝉蜕　归尾　桔梗　黄芩　川芎　葛根　紫草

用法：连翘七分，牛蒡子、荆芥、防风、归尾各六分，山楂肉、生地各二钱，桔梗、酒炒黄芩、葛根、紫草各八分，蝉蜕三枚，川芎五分，白水煎，或加观音柳五分。活血化毒，托表凉解。

痧症见形二三日内，色红烦躁，出不透快，宜服竹叶石膏汤。

竹叶石膏汤

方药：煅石膏　竹叶　红花　生地　黄连　花粉　陈皮　甘草　僵蚕　牛蒡子　连翘　玄参　桑皮

用法：煅石膏三钱，竹叶、红花各三分，生地二钱，黄连微炒、陈皮、甘草各五分，花粉八分，僵蚕五条，牛蒡子、连翘各六分，玄参、桑皮各一钱，如大便不解，加生大黄二钱。再不解，即加玄明粉二钱，唯热毒重盛者方可。如泻红水，或作烦渴，亦加大黄。

痧症四五六日回时，尚有余毒，留于肺胃，咳嗽气粗，外热不退者，服清肺饮。

清肺饮

方药：石膏　生地　柴胡　麦冬　玄参　桔梗　僵蚕　甘草　陈皮　黄芩　归尾　知母　竹叶

用法：石膏、生地各二钱，柴胡，麦冬、玄参各一钱，僵蚕五条，甘草五分，陈皮六分，黄芩、归尾、知母、桔梗各八分，竹叶两片，白水煎服。

痧后面色青白，唇淡气弱，宜服调元健脾保肺汤。

调元健脾保肺汤

方药：黄芪　白茯苓　丹皮　陈皮　沙参　扁豆　当归　百合　山楂

用法：水煎服，并治痧后瘦弱成痨疾。如大便腥臭泻白色者，加木香、白术。如泻黄色，加酒炒黄芩、车前子、黄连。

痧后痢疾下红白，乃余火未清，热移大肠，或饮食失调，宜服健脾解热汤。

健脾解热汤

方药：黄连　泽泻　山药　甘草　炒扁豆　白芍药　白茯苓　木香　丹皮　白术　陈皮　山楂

用法：炒黄连十分，泽泻、山药、酒炒白茯苓各八分，甘草、陈皮各五分，炒扁豆五分一钱，白芍药六分，木香一分，丹皮、炒白术各七分，山楂肉一钱。如无黄连，加蜜水炒黄檗亦可，身体虚弱，面青唇白，加沙参三分，晚米二钱。

痧后口疮，牙疳等患，宜服清胃败毒汤。

清胃败毒汤

方药：僵蚕　丹皮　甘草　生地　连翘　桑皮　沙参　白茯苓　银花　黄檗

用法：白水煎服，如体虚加白术。

痧后口疮牙疳，宜搽救苦散。

救苦散

方药：人中白　青黛　冰片　僵蚕　寒水石

用法：人中白煅五钱，飞青黛三分，冰片一分，僵蚕一钱，寒水石井水飞细三钱，共为细末，先以苦茶拭口，随搽此药，富贵之家，加牛黄二分研入，其效更速。

痧疹咽喉肿痛，不拘初起回后，用二圣散。

二圣散

方药：苦参　白僵蚕

用法：苦参三钱，白僵蚕一钱，共为细末吹入。

有一种痧痘，大吐大泻而后见者甚轻，于作恶心干呕者不同，用药微表，和平安胃为主，宜服和中汤。

和中汤

方药：白术　归身　陈皮　甘草　白芍药　柴胡　防风　白茯苓　葛根　丹皮　桔梗

用法：白术、葛根各八分，归身、白茯苓、桔梗各七分，陈皮、甘草、丹皮各五分，白芍药、柴胡、防风各六分，白水煎服。

有种病后瘦弱，唇白气虚，感时气出痧疹者，宜服加味逍遥散。

加味逍遥散

方药：炒白术　炒白芍药　薄荷　白茯苓　归身　丹皮　陈皮　柴胡　麦冬　甘草　葛根

用法：白水煎服。体弱气虚，痧出白色，少红活者，俱可服。

痧症不拘前后，痰多咳嗽，有风有热，俱宜服抱龙丸。

抱龙丸

方药：胆南星　钩藤　桔梗　天麻　升麻　陈发　薄荷　僵蚕　贝母

用法：陈胆南星四两，钩藤、陈发、薄荷各、去心川贝母各一两，桔梗、天麻各二两，升麻、僵蚕各五钱，共为极细末，炼蜜为丸，如弹子大，朱砂为衣，乳孩每服半丸，大者每服一丸，白滚水下。若外感风邪，用防风五分，煎汤调下。若内热，用竹叶汤调下。

痧症咳嗽气喘，唇红，结热在内，烦燥不安，口鼻出血，不拘前后，俱宜服犀角解毒化痰清火汤。

犀角解毒化痰清火汤

方药：生犀角　归尾　连翘　赤芍药　生地　丹皮　紫草　牛蒡子　天花粉　黄连　薄荷　川贝母　甘草

用法：生犀角、紫草、连翘、花粉、薄荷、川贝母去心、甘草梢各一两，归尾八钱，赤芍药六钱，生地二两，牛蒡子、黄连各三钱，共为细末，炼蜜为丸，如弹子大，每服一丸，竹叶汤化下，犀杯不入药。

热痧后失调体瘦气弱，或成疳疾，或泄泻等症，宜服健脾肥儿丸。

健脾肥儿丸

方药：人参　黄芪　神曲　扁豆　山楂肉　甘草　生黄连　白术　白芍药　橘红　当归身　陈皮　白茯苓　山药　地骨皮　百合

用法：人参三钱，蜜炙黄芪、白术炒、炒扁豆、白茯苓、山药各一两，炒神曲、山楂肉各二两，甘草、地骨皮各六钱，生黄连二钱，白芍药炒六钱，橘红、陈皮各五钱，当归身、百合各八钱，共为细末，炼蜜成丸，如弹子大，每食远白滚水下一丸，不用人参亦可。

痧后咳嗽，内热不清，心神慌乱，夜卧不安，脾虚或生疮疥，宜服天真膏。

天真膏

方药：生地　麦冬　玄参　白茯苓　生黄芪　沙参　茯神　当归　炒枣仁　丹皮　紫苑　桑皮　橘皮　生薏苡仁

用法：生地、麦冬去心、玄参、桑皮、生薏苡仁、生黄芪、沙参各四两，白茯苓、橘皮、茯神、当归、炒枣仁、丹皮、紫苑各二两，取长流水，用砂锅桑柴文武火，熬成珠，上好白蜜收成，盛瓷器内，每服三五茶匙，白滚水调服。

观音柳，一名西河柳，乃痧疹之圣药也，冬月用枝梗，春夏用苗叶，每用一钱，煎汤服，年力大者，多服一二次更妙，能清肺、解毒、发表。

第三编　痧症用药大概加减

发热初起，或在疑似之间，用下无名方。

无名方

方药：防风　葛根　红花　山楂肉　羌活　荆芥　前胡

用法：白水煎服。

咳嗽有涕泪，用下无名方。

无名方

方药：杏仁　桔梗　苏子　枳壳　贝母　薄荷　升麻

用法：白水煎服。

唇红有热，用下无名方。

无名方

方药：花粉　连翘　桑皮　牛蒡子

用法：白水煎服。

腹痛有食，用下无名方。

无名方

方药：枳壳　山楂肉　神曲　青皮　酒炒白芍药

用法：白水煎服。

见形，鼻干唇红，烦躁作渴，用下无名方。

无名方

方药：石膏　栀子　桔梗　牛蒡子　连翘　玄参　黄芩

用法：白水煎服。

见苗影，出发不快，兼之大便秘塞，或溃黄水，或烦乱不宁，当速用下无名方。

无名方

方药：石膏　大黄　归尾　紫草　牛蒡子

用法：白水煎服。

小便不通，用下无名方。

无名方

方药：车前子　薄荷　木通　柴胡

用法：白水煎服。

散风热，用下无名方。

无名方

方药：薄荷　赤芍药　桔梗　荆芥　柴胡　红花

用法：白水煎服。

疹子夹斑，用下无名方。

无名方

方药：红花　丹皮　石膏　赤芍药　紫草　生地

用法：白水煎服。

疹毒盛，颜色红紫，烦躁作渴目赤，用下无名方。

无名方

方药：石膏　玄参　红花　生地　紫草　花粉

用法：白水煎服。

口疮，用下无名方。

无名方

方药：桔梗　甘草　僵蚕　生地

用法：白水煎服。

大便泻白色，用下无名方。

无名方

方药：木香　白茯苓　白术　神曲

用法：白水煎服。

大便泻黄色，用下无名方。

无名方

方药：车前子　丹皮　木通　黄芩

用法：白水煎服。

大便泻带红色，用下无名方。

无名方

方药：丹皮　黄芩　赤芍药　木通

用法：白水煎服。

红白痢疾，用下无名方。

无名方

方药：木香　白茯苓　黄檗　黄连　神曲

用法：白水煎服。

痧后脾虚，用下无名方。

无名方

方药：白术　薏仁　山药　茯苓　沙参　人参　百合　丹皮　归身　甘草　炒白芍药　石斛　炒扁豆

用法：白水煎服。

痧后余热等症，用下无名方。

无名方

方药：生地　银花　地骨皮　玄参　黄檗

用法：白水煎服。

痧后咳嗽不止，用下无名方。

无名方

方药：桑皮　紫苑　贝母　麦冬　玄参　苏子

用法：白水煎服。

痧疹前后鼻血，用下无名方。

无名方

方药：知母　丹皮　犀角　花粉　生地　玄参　连翘　紫草

用法：白水煎服。

痧症两胁作胀气疼，用下无名方。

无名方

方药：薄荷　酒炒白芍药　木香　柴胡　归身　白茯苓　丹皮　桔梗

用法：白水煎服。

痧出紫黑色，闭塞不透，烦乱不宁，最为重症，急用人粪灰，白滚水服二钱，或可救其万一。人粪灰制法，详见痘症方内。

第四编　补遗

痧疹属肺火，肺为五脏华盖，清虚其上，故出痧。现形即没，皮肤不留形迹，不似痘疮灌浆结痂也。所以服药，不可重表，恐攻动脏腑之热，熏蒸于肺，令肺窍闭塞，致痧不现，反增喘胀。今之庸医愚妇，一见痧疹，无论热轻热重，概行燥散，病家亦欢欣而进，彼此皆不知深受其害也。大抵此症，初起时，当以轻清微表，随宜清凉，以解肺热，此治痧之大法也。痧有顺险逆，逆者不可治。医家或逢此症，用清凉药治之而不愈者，此乃逆症，原不可治者也。在病家即云，误用凉药，深为致怨，庸医就俗而清凉竟不敢用矣，可不悲哉。痧后宜戒鱼腥猪肉，过三七后，人事清爽，方可吃之。痧后余热生毒者，看其元气虚实，用药解之，如生地、贝母、银花之类，元气虚者兼以黄芪、当归。

小儿口疮或牙疳，多因痧痘后，或病后元气虚弱，不能运化邪热，毒气停胃之故，当依前方修合搽药，万不可多入冰片、麝香。盖此二味，香气迅烈直达心肺，大伤真气，致令睡卧不宁，饮食不甜，壮实者，幸免其害。倘面色青黄，肌瘦不堪，气弱者，则有性命之忧，况且效不在专此二味，用者不可不慎。

第五编　纂施治痧要方

方药：煅石膏　生黄芩　红花　荆芥　桔梗　地骨皮　葛根　甘草　赤芍药　当归　薄荷　牛蒡子　陈皮　桑白皮　枳壳

用法：石膏煅九两，桑白皮、牛蒡子、当归、生黄芩各三两，陈皮、红花各一两，荆芥、枳壳、葛根各二两，桔梗二两四钱，赤芍药、地骨皮二两五钱，甘草一两二钱，薄荷一两五钱。

上方共为粗末，每次用末五六钱，白水三钟，煎汤滤去渣服。专治小儿并男妇痧疹不拘四时，将见形、已见形者，皆可煎投，痧轻者，用六七服，重者十数服。大能起发透表，解毒清热，不伤元气，功有神效，此系校正良方，经验有年，等分药味，万勿增损。恐致错乱无益，其痧数年流行一次，或传染一方一村。今祈四方善士，照方多合，施济贫苦，所费无几，功德无穷。

痧疹属火胎毒蕴积，独禀肺经，毒气亦能流传诸经脏腑，借感秽气而出，肺象金，上为太白星，是以知病在皮毛也，肺有孔窍，不宜闭塞，有病即喘咳，痧疹用药，不可太表太攻，恐气塞窍闭，则皮毛不开。痧亦不现，药须清润达表，痧始易出易透易净，治痧最忌酸敛、温补、燥热。古云：痧要清凉，痘要温；清凉者，肺热也；温者，温补生浆也。盖肺积热于肠则成痢，毒蕴于胃，则成牙疳。亏损元气则虚弱，盖痧亦有顺逆险，顺者不须服药，险者服药尚可救。逆者百不救一，唯险侯全要药饵相宜，不致后患。治痧贵慎乎初，本方实为专司发痧解毒者。甚有俗医，视方而起谤或云凉或云轻，今表药性于上，了然可见。

石膏味辛，色白达表，淡而利窍，煅用即纯，痧症要药，清凉解毒，用以为君、陈皮、枳壳、桔梗，疏气消肺胀，桑皮润肺止喘，清火化痰。红花、归尾、赤芍药味辛，活肺经血热，血活则毒散，牛蒡子解毒发瘾疹。干葛味辛，发表解渴透肌。薄荷清肺胃间热，通气舒毛孔。地骨皮解肺毒，消热燥。甘草解毒和药。荆芥散血分中之风热，能开毛孔。黄芩清肺热解毒。痧宜戒醋酒鱼腥、甜糖厚味、荤腻椒蒜，饮食只宜清淡蔬菜、薄粥，避风调理。

卷四 诊断辨治

第一编 小儿有病看户口三关

初节寅关为食指第一节，次节卯关为食指第二节，三节辰关为食指第三节。

第二编 经纹歌

左手红生似线形，须知发热有兼惊。右手脉纹如左样，脾伤惊积一齐生。纹头有似三义样，肺气生痰夜作声，色青应有伤寒症，若是空红泻定生。

指脉深青不暂停，微青腹痛粪多青，若兼黑色盘肠吊，眼搐牵抽不得宁。小儿指脉深红色，发热惊时目强直，微红下痢腹中疼，吐泻脾虚多不食。

指上纹生紫气深，惊时啼叫又呻吟，微微紫色肠中痛，若是红弯主恶心。

虎口脉纹多，须知气不和，色青惊积聚，下痢泻如何，青黑慢惊发，入掌内钓多，三关急通过，此症必沉疴。

第三编 小儿初受气论

圣济总录云：小儿在母腹中，受其精气，一月胚；二月胎；三月血脉；四月形体；五月动作；六月筋骨成；七月毛发生；八月脏腑具；九月谷气入胃；十月百神备而生；生后六十日，瞳子成，孩儿能颏笑语识人；百日任脉生，能反覆；一百八十日，尻骨成，能独坐；二百一十日，掌骨成，能匍匐；三百日，髋骨成，能独倚；三百六十日，胫骨成，乃能移步，此是常定之法。至于已及期而不能者，则又禀赋之丰怯，是又不可以一概拘也。

第四编 小儿始生变蒸

三十二日一变，生癸肾脏，属足少阴经。

六十四日二变，一蒸，生壬膀胱腑，属足太阳经。

九十六日三变，生丁心脏，属手少阴经。

一百二十八日四变，二蒸，生丙小肠腑，属手太阳经。

一百六十五日五变，生乙肝脏，属足厥阴经。

一百九十二日六变，三蒸，生甲胆腑，属足少阳经。

二百三十四日七变，生辛肺脏，属手太阴经。

二百五十八日八变，四蒸，生庚大肠腑，属手阳明经。

二百八十五日九变，生己脾脏，属足太阴经。

三百二十二日十变，五蒸，生戊胃腑，属足阳明经。

至于心胞络腑，属手厥阴经；三焦为腑，属手少阳经。

此一脏一腑俱无形状，故不变而不蒸也。然所谓变者，变生五脏也。蒸者，蒸养六腑也。又曰：变者变其情态，蒸者蒸其骨体，故血脉方荣骨骼始长，情性有异于前，当变蒸之时，看儿唇口，如上唇微肿，有如卧蚕，或如珠泡子者，见变蒸症也，即宜少与乳食，不可妄投药饵，切不可用艾火灸，若不依此，多致杀儿。屡遇有此者，故书以告之。

第五编　小儿脉法

小儿之脉，与大人异，九至为伤，平和六至，沉细而知为冷，十至而病困矣。急弦为气之干，沉缓为食之滞，促急必是虚惊，紧着风痫是矣。弦而又急，客忤之气，沉而数者，骨热何疑，脉来乱者，必然难治。弦急主气不和，沉缓主伤食，促急主虚惊，浮主风，沉主冷。

第六编　持脉三要

持脉三要：一曰举，轻手寻之；二曰按，重手取之；三曰寻，不轻不重，委曲求之。上三要，唯寻字是诊家之至诀，即经之所谓三菽、六菽、十二菽之旨也。

第七编　脉象纲领图

浮，举之有余，按之不足，轻手得而，无力则为芤，有力则为洪。沉，举之不足，按之有余，重手得而，细小则为微，无力则为弱，至骨有力则为伏。迟，一息三四至，来去极迟，重手得而，少缓则为缓，无力则为软，短细则为涩。数，一息七八至，来去极疾，轻手得而极数则为紧，流利则为滑，有力则为实。

论浮沉迟数四脉，有力无力主病。伏而有力为风，无力为虚，迟为风寒，数为风热，俱为表症。沉而有力为积，无力为气滞，迟内寒，数内热，俱为里症。迟而有力为痛，无力为冷为寒。数而有力为热，无力为疮为燥。滑者，脉形流利，主气壅滞，主血不和，主痰。涩者，脉形濡滞，主伤精败血，主气不和。俱看在何部，此诊脉之切要也。

第八编 望色

小儿有病，必察色听声。虎口脉纹，病重乃现，是望闻问切之四端，不可缺其一也。故察其面色之神情，即知五脏气血之受病。如面色白者气虚，面色青者气弱，伤肝而有惊；面光泽而急胀者，有火有食；面色暗而急胀者，有毒有热；面色红而唇赤者，有热；弄舌者，心经有热有惊；气凑鼻干无泪者，肺热有惊；哭无转声者，关窍不通为病重；神情倦怠，目睛无神者，慢惊之候，为最重；耳根黄色，眼眶周围淡黄者，伤脾之候；唇青面白者，为吐泻慢惊之候；眉头频蹙者，为腹痛，兼之唇口青色者，腹痛而有虫；凡病后额角及耳后干枯，若无血色，由脏腑有亏，不治之候；面黑色者，乃脾肾有亏，兼之干枯，亦为难治。鼻孔掀露，有涕有泪，则为伤风。无涕无泪，须防成惊作喘，一切病症，声直者，干叫者，迷困者，无涕泪者，皆危候也。凡看小儿之病，必以指甲掐其人中，并眉心间，若易哭易叫，有转声者为轻，无转声者为重。小儿指甲青紫者，有惊有食，面白手尖冷者，初病则为风冷之候，病久则为气虚有惊。小儿凡有病，身体微润者易治，干热者难治，若病后干热，四肢作冷者，乃脾虚成疳，总之必察形望色，以辨其为寒热虚实而治之。以上诸款，举其大端，临证之际，细心审察，自无错乱也。

凡一切病中，囟门下陷，喉中拽锯，痰气不转，鸦声眼暗，牙龈如粉白，两腮似涂朱，现此等证者皆危。

第九编 呕吐

小儿呕吐，皆属于胃。有胃间受风，有伤乳食，有胃间受热而作呕吐，虽云伤胃则吐，伤脾则泻，但症有寒热虚实之不同，吐者有物无声，呕者有物有声，干呕则无物矣。

一种寒吐者，有胃风寒，有乳母过饮冷物，以致小儿受冷乳作呕吐者，或吐乳吐食，或夹清水白痰，或进茶汤，皆吐而不受。宜用平胃散或兼服和中丸。

平胃散

方药：苍术　炒厚朴　陈皮　甘草

用法：上药或加用木香、半夏、砂仁，引用生姜一片，水煎服。

一种胃热作呕吐者，或三焦受热，或伤热物，或受热药，夏月受暑气，即呕吐黄痰，或干哕或烦躁，唇红目赤，作渴，大便不利。宜用竹叶石膏汤，兼服六一散或抱龙丸。

竹叶石膏汤

方药： 竹叶　煅石膏

用法： 竹叶五片，煅石膏三钱，白水煎服。

一种伤食吐，或伤乳吐，或腹痛手足心发热，或作嗳气，或呕酸水，或作渴唇红，宜用加减二陈汤。

加减二陈汤

方药： 陈皮　制半夏　山楂肉　枳壳　柴胡　炒神曲　木香

用法： 上药引加生姜一片，水煎服。

一种虚寒呕吐，或因体弱，面色青白，肢体困倦，眼目少神，或久吐胃虚，不能运化乳食，气脉不通，上焦少气，或生痰沫。宜用四君子汤或兼服健脾丸。

四君子汤或兼服健脾丸

方药： 人参　炒白术　白茯苓　甘草

用法： 生姜一片，大枣一枚，或加半夏、陈皮，即六君子汤亦可。

一种乳孩吐乳，若从口中射出，或顺口角流出，此非病也，盖小儿不知饥饱，随口辄咽以致满而上溢。书云：水多则沼溢，洒满则卮倾，自然之理，非疾病也。若妄服药饵者，必反添病症，不可不慎。

大凡吐症，药引宜用生姜，不宜用葱，姜温胃，葱则达表发汗，吐已伤表，岂可令葱汗之。

小孩一切吐乳必戒乳，以清米汤代之，胃间清疏，即可速愈。

虚寒吐泻，古方加丁香者，或用附子理中汤者，但医家须善用之，投之少许，其效甚速，真有起死回生之功，若用之不善，恐后随生热症，不可不斟酌之。

凡小儿呕吐不止，目上视，头后仰者，不治。

第十编　泄泻

泄泻之症，人皆知其脾胃不调，但症非一端，有风泻，有虚寒泻，有伤食，有大肠热泻之不同，当辨其症而治之。

一种热泻，口干作烦或腹痛，粪出射远，或泻后肛门努胀者，必分利清热，用黄芩汤或兼服六一散。

黄芩汤

方药： 炒黄芩　红花　车前　山楂肉　陈皮　甘草　炒白芍药　泽泻　薄荷　青皮

用法： 白水煎，或加乌梅为引。

一种虚寒作泻，或伤冷乳即作渴，泻青白色，或腹痛，或兼吐乳食，服药宜温脾胃，用调脾散，或兼用参苓散及五苓散治之。

调脾散

方药：炒白术　炒白芍药　白茯苓　陈皮　甘草　木香　砂仁　官桂　麦芽　生姜　大枣

用法：白水煎服。

一种伤食泻，肚痛作渴，或泻糟粕恶臭，宜用加味平胃散，或兼用和中丸。

加味平胃散

方药：苍术　炒厚朴　陈皮　木香　白芍药　山楂肉　槟榔　泽泻

用法：生姜为引，白水煎服。

一种风泻乃大肠受风，或泻沫，或黄白冻，兼腹痛者，宜用防风汤，或兼用五苓散。

防风汤

方药：防风　柴胡　炒白术　木香　木通　炒厚朴　陈皮　甘草

用法：生姜为引，白水煎服。

一种人虚之极，或泻成慢惊，手足逆冷，宜用加味补中汤，或兼用参苓散。

加味补中汤

方药：人参　炒白术　黄芪　当归　肉桂　炒白芍药　木香　升麻　柴胡　陈皮　甘草　煨姜　大枣

用法：白水煎服。

泄泻一症，多因伤食，或伤乳，必戒乳食，以米汤薄粥代之。泄泻多在夏秋时，亦有受暑气者，当审明时候，果有暑者，发热唇红，作渴烦闷，当量入香薷、柴胡、薄荷、白扁豆、乌梅等一二味治之，或兼用六一散。

凡小儿泄泻，用药必审虚实寒热，其药如五苓散、补中汤、平胃散、参苓散、黄芩汤、六一散、香薷饮，仍察四时所感投药，无有不效者。

五苓散

方药：炒白术　白茯苓　官桂　猪苓　泽泻

用法：炒白术、猪苓、泽泻、白茯苓各一两，官桂四钱，共为细末，每服一钱或五分，白开水服。

参苓白术散

方药：人参　炒白术　木香　莲肉　砂仁　白茯苓　甘草　陈皮　山药　黄芪

用法：人参、木香各四钱，炒白术、莲肉去皮心、白茯苓、山药各一两，砂仁五钱去壳，甘草、陈皮各六钱，黄芪一两蜜炙，若缺人参，再加黄芪五钱亦可，共为细末，每服一钱，或五分，陈米汤或生姜汤调下。

第十一编 急惊

急惊者，因受病在内，发于卒然之间，痰涎壅塞，手足抽掣，角弓反张，目睛上视，或斜视，牙关紧急，人事不省，盖心为火，肝为风，风火相搏，抽搐不宁。其症有因过，伤肥甘辛热之物，兼感风热在内，以致伤脾损肝，生风生热生痰，清气不升，浊气不降，关窍闭塞，即发抽搐。症有轻重不同，不可皆泥为急惊可治，而医家即轻忽之也。用药宜清凉行痰之剂，乳孩发惊者，皆受乳母热乳，兼之寒热不调，或受惊吓而成，必戒乳，服牛黄锭子并抱龙丸。

一种急惊，有风、有食、有痰，宜用醒风汤，兼服牛黄镇惊锭子。

醒风汤

方药：天麻 胆南星 薄荷 防风 羌活 枳壳 白僵蚕 钩藤 石菖蒲 红花 甘草 全蝎

用法：生姜为引，白水煎服。

一种热盛烦躁作渴，抽搐等症，宜用凉肝散，兼服牛黄丸。

凉肝散

方药：石膏 贝母 胆南星 天麻 陈皮 甘草 枳壳 桔梗 红花 花粉

用法：姜皮为引，白水煎服。

一种惊搐之症，体气壮实，气凑痰喘，大便闭塞，宜用清气化痰汤，兼服牛黄丸。

清气化痰汤

方药：枳壳 大黄 栀子 花粉 黄芩 薄荷 牛蒡子 天麻 炒杏仁

用法：竹叶为引，白水煎服。

牛黄镇惊锭子

方药：天麻 钩藤 广皮 羌活 枳实 僵蚕 青皮 生黄连 贝母 莪术 独活 生大黄 牛黄 麝香 冰片 飞朱砂 薄荷 桔梗 赤芍药 飞滑石 防风 柴胡 全蝎

用法：天麻、钩藤、广皮、羌活、枳实、炒僵蚕、青皮、独活、生大黄、薄荷、桔梗、滑石、防风、柴胡、全蝎、陈胆南星各二两，赤芍药、飞朱砂、生黄连、贝母、莪术各一两，牛黄一钱，麝香一分，冰片二分，共为细末，用砂器，炼好川白蜜揉末为锭，每锭重一钱五分，晒干听用。每服一锭，或半锭，有外感用生姜汤磨服，余症用白滚水磨服，治病多端，不能尽述。治一切风痰气喘，咳嗽发热，着吓，急惊等症，并肚腹膨胀疼痛，夹风夹食，并大便不通，若慢惊并吐泻，则不可用。

抱龙丸

方药：赤芍药　贝母　僵蚕　防风　天麻　钩藤　薄荷　枳壳　桔梗　胆南星　陈皮

用法：防风、胆南星二两，赤芍药三钱，贝母五钱去心，陈皮、僵蚕、薄荷、钩藤、枳壳、桔梗一两，天麻五钱，共为细末，炼蜜成丸，龙眼核大，朱砂为衣，每服一丸，白滚水化下，有外感即用姜汤化下。治小儿着惊吓，伤心肝二经，即唇青，四肢摇动，起卧不宁，盖抱者保也。龙者，象东方肝木也，故此丸为治惊之要药也。

牛黄丸

方药：羌活　连翘　陈胆南星　甘草　花粉　黄芩　牛蒡子　薄荷　天麻　枳壳　全蝎　僵蚕　牛黄

用法：羌活、陈胆南星各一两，连翘、甘草、花粉、枳壳、全蝎、僵蚕、牛黄各五钱，炒黄芩八钱，牛蒡子、薄荷、天麻各三钱，共为细末，炼蜜成丸，每丸重五分，有风邪用姜汤化下，如内热，用竹叶汤化下。治痰多急惊，肺间郁热，唇红作渴及久伤风，烦咳气喘等证。

第十二编　慢惊

慢惊者，因小孩禀赋先天不足，或因一切病后，亏损元气，神不归经，或过伤药饵，饥饱不一，即成慢惊、慢脾风等症，医治与急惊大相悬远，因虚生风，张口露睛，手足微搐，面白唇青，四肢作冷，盖急惊可治，而慢惊不可治，因真气有亏。俗云：急惊惊病不惊医，慢惊惊医不惊病是也，凡惊症有涕泪则轻，用手指掐人中，哭有转声者，可救其万一，不然，则束手无为矣。

一种似慢惊非慢惊之症，宜用加味逍遥散。

加味逍遥散

方药：白术　白芍药　白茯苓　陈皮　甘草　当归　薄荷　全蝎　僵蚕

用法：生姜为引，白水煎服。

一种面白唇青，吁气常出，微作惊搐，或闭目，或张睛，此真气有损，宜用补中益气汤，兼服四君子汤、六君子汤。

补中益气汤

方药：人参　黄芪　白术　当归　升麻　柴胡　陈皮　甘草　生姜　大枣

用法：白水煎服。

一种慢惊、慢脾风，或因吐泻有伤，或一切病后亏损气血，面白唇青，或吐痰沫，四肢厥冷，宜用附子理中汤。

附子理中汤

方药： 人参　白术　附子　甘草

用法： 大枣一枚为引，白水煎服。

第十三编　五疳

夫疳疾虽有心肝脾肺肾五症之不同，总因气血失调而起，或缺乳进谷，或过伤物腻，即成脾疳，或感热症后，即成肝疳，或禀来心气不足，遇病后作惊悸，即成心疳。或久咳而医药失当成肺疳，或肝脾血少，以致肾水不足，即成肾疳，必察明而施治之，则无过犯矣。

脾疳多因乳食不调，饥饱不一，或一切病后，亏损气血，以致时热时冷，或大便非结即泻，面黄肌瘦，肚大夜热，宜用加味逍遥散，兼报健脾肥儿丸。

加味逍遥散

方药： 白术　白芍药　当归　白茯苓　柴胡　薄荷　陈皮　白扁豆　甘草　神曲　麦芽

用法： 炒白术、炒白芍药、炒麦芽、当归、白茯苓各八分，柴胡、薄荷、陈皮、甘草各六分，炒白扁豆、炒神曲一钱，白水煎服。

肝疳多因病后湿热内蒸，肢体虽瘦，而善能哭叫，毛发稀少，饮食频进，或作烦渴，皮肤多黑，凡疳疾者多无股肉，或便食虫，宜用滋肝散，兼服蚵皮芦荟丸。

滋肝散

方药： 黄连　白芍药　陈皮　甘草　当归　白茯苓　柴胡　山楂肉　白术　神曲　丹皮

用法： 土炒黄连三分，白茯苓、白术、白芍药八分，陈皮、甘草、当归、丹皮各六分，柴胡五分，山楂肉、炒神曲各一钱，白水煎服。

蚵皮芦荟丸

方药： 蚵皮　芦荟　甘草　白术　当归　使君子　白芍药　山药　麦芽　白扁豆　陈皮　黄芪　白茯苓　山楂肉

用法： 炒蚵皮、白术、当归、白芍药、山药、麦芽、白扁豆、黄芪、白茯苓各一两，芦荟三钱，必拌黄土炒过方入药，生用则能作泻，甘草、陈皮、使君子各五钱，山楂肉二两去核净，共为细末，炼蜜成丸，为弹子大，每服一丸，米汤化下，白滚汤下亦可。专治肝经疳疾，并治继抱子疳疾。

肺疳面多青白，因肺经受伤，或久咳后而成者，或泄泻肚痛，或朝凉暮热，或病中服药失序，亏损脾肺，宜用保肺健脾汤，兼服健脾丸、八珍散。

保肺健脾汤

方药：白术　白芍药　薏苡仁　白扁豆　黄芪　沙参　陈皮　甘草　当归　白茯苓

用法：炒白术、炒白芍药、黄芪、白茯苓各七分，薏苡仁、炒白扁豆一钱，沙参八分，陈皮、甘草、当归各六分，白水煎服。

肾疳乃肝脾失调，加之禀来先天肾水不足而成，体多瘦弱，目昏神倦，或凉或热，或时时伤风，宜用保元地黄汤，兼服六味地黄丸。

保元地黄汤

方药：黄芪　白术　白芍药　沙参　当归　丹皮　白茯苓　熟地　车前子

用法：黄芪、炒白术、炒白芍药、沙参、丹皮、车前子、白茯苓各八分，当归六分，熟地二钱，白水煎服。

六味地黄丸

方药：熟地黄　山药　白茯苓　丹皮　山茱萸　泽泻

用法：熟地黄八两，山茱萸、山药各四两，泽泻、白茯苓、丹皮各三两，共为细末，炼蜜成丸，每服二钱，白滚水空腹吞下，不善吞者，调服亦可。

健脾肥儿丸

方药：白术　白茯苓　川黄连　山楂　人参　使君子　当归　广皮　五谷虫　木香　白芍药　白扁豆　青皮　山药　牡丹皮　甘草

用法：白术一两，如鸡腿者土炒，白茯苓八钱，人参、川黄连三钱生用，酒炒白芍药、山药、炒五谷虫、炒白扁豆、山楂净肉各一两，炒使君子肉、广皮、青皮、甘草各四钱，当归六钱，木香二钱，牡丹皮五钱，共为细末，炼蜜成丸，每丸重一钱，每服一丸，年大者服二丸，不拘时候，白滚汤下。治小儿一切疳疾，诸病失调，泻痢后骨瘦如柴，朝凉暮热，夜出盗汗，皮肤干枯，毛发稀落，遍体生疮，精神怠倦，或呕虫食，腹痛常作，面色青浮，四肢虚肿，肚腹胀硬，疳眼羞明，久咳脾虚，虚黄疳等症。

八珍散

方药：锅巴　山药　白茯苓　白扁豆　薏苡仁　莲肉

用法：炒锅巴四两，炒山药、白茯苓、白扁豆、薏苡仁、莲肉各二两，春冬入炒百合二两，夏秋不加，共为细末，每服二三钱，每服量加白糖五分，白滚水不拘时调服。治小儿虚损，泄泻疳疾，一切后失调等症。

第十四编 痞疾

症有痞块痞满，皆因气血不和，或腹如鼓硬，或眼羞明，而成雀朦，乃血脉失调。脏腑湿热熏蒸，故肚腹痛，四肢干瘦而黄，药饵不可克伐磨积，唯养中得保速愈，如春和则冰解也。宜用下方。

无名方

方药： 白术　白芍药　木香　白扁豆　白茯苓　当归　丹皮　使君子肉　陈皮　神曲　甘草

用法： 炒白术、炒白芍药、使君子、丹皮、白茯苓各七分，木香二分，炒白扁豆一钱，当归、陈皮、甘草各六分，炒神曲一钱，白水煎服。

猪肝散

方药： 雄猪肝　谷精草　白僵蚕

用法： 雄猪肝一片，重九钱，谷精草一钱，酒炒白僵蚕七条，共入砂灌内，并水二钟，煨一钟，吃汤并肝，余渣不用，每日一服，用二三十服之后，方可得愈，功有神效。专治一切疳痞，病后失调四肢无力，精神倦怠，骨瘦如柴，并痞眼羞明，雀朦怕亮，痘后目病，翳膜遮睛。

一种小儿喜食泥土杂物，乃脏腑湿热，脾胃不和，宜服蚵皮芦荟丸，脾胃得和，邪自不能胜正矣。

一种食伤脾胃，有似疳痞之症，宜用和中丸。

和中丸

方药： 厚朴　白芍药　苍术　广木香　陈皮　砂仁　青皮　真神曲　甘草

用法： 炒厚朴、酒炒白芍药、土炒苍术、炒真神曲、陈皮各一两，广木香、砂仁各三钱，青皮、甘草五钱，共为细末，炼蜜成丸，如弹子大，每服一丸，淡姜汤化下，此方能治食伤脾胃，腹痛呕吐泄泻，或吐虫食，或受冷气冷物，皆可服之。

第十五编 痢疾

痢之一症乃伏暑于脏腑，兼裹饮食而成，气血不能运化，肠胃不能通利，努胀坠痛，而下红白冻矣。红冻属暑，伤血分；白冻属暑，伤气分。若暑毒攻胃即成噤口尔孩痢症，亦因伤热乳而成，症有轻重之异，体有虚实之分，用药必细心审察，方不至于错误也。

一种痢疾初起体壮滞多者，宜用分利化滞汤。

分利化滞汤

方药：柴胡　薄荷　厚朴　陈皮　甘草　猪苓　枳壳　归尾　红花　黄芩　木香　山楂肉

用法：白水煎服。

一种痢疾，暑气重者，恶心腹痛，涩胀不宁，不知饥饿，兼之烦闷，或发热，作渴，唇干，宜用清热导滞汤。

清热导滞汤

方药：猪苓　泽泻　薄荷　红花　陈皮　甘草　枳实　槟榔　大黄　黄连

用法：白水煎服。

一种痢疾，兼泄泻腹痛唇，红作渴者，宜用加味平胃散，或兼服加味香连散。

加味平胃散

方药：制苍术　炒厚朴　陈皮　甘草　黄芩　车前子　山楂肉　泽泻　炒白芍药炒　木香

用法：白水煎服。

一种痢疾，体虚不便，行利导滞者，宜用加味逍遥散，或兼服加味香连散。

加味逍遥散

方药：炒白术　炒白芍药　薄荷　陈皮　甘草　柴胡　白茯苓　当归　炒白扁豆　砂仁　木香　黄芩

用法：白水煎服。

一种暑伤血分，下纯血者，宜用芩连散，兼服香连丸并六一散。

芩连散

方药：黄连　黄芩　红花　木香　当归　生地黄　泽泻　山楂肉　陈皮　甘草

用法：白水煎服。

一种暑伤气分，下纯白者，或兼青色，或兼泄泻者，宜用加味逍遥散或兼服加味香连散。

加味逍遥散

方药：炒白术　炒白芍药　砂仁　柴胡　薄荷　当归　白茯苓　木香　陈皮　甘草

用法：生姜一片为引，白水煎服。

一种痢疾，便杂色滞冻，兼呕哕不食者，此症必危，乃暑毒深重之故，宜用黄连解毒汤，或兼服香连丸或六一散。

黄连解毒汤

方药：木香　黄连　归尾　炒白芍药　红花　连翘　滑石　枳壳　陈皮　甘草

用法：白水煎服。

一种痢疾日久，元气虚弱，面白唇青，或作呕吐，或为药饵伤胃，大便不遂而自利者，宜用六君子汤，或四君子汤，或参苓白术散，或加味香连散，皆可详察，择而用之。

一种人虚，面青唇白，久痢伤气，四肢作冷，宜用补中益气汤，或六君子汤，引加煨姜、大枣治之。

一种痢症，暑伤血分，坠胀，作渴，体虚，用药不便燥补，不便消导，又不可分利寒凉，宜用加味四物汤。

加味四物汤

方药：当归　川芎　熟地　炒白芍药　丹皮

用法：白水煎服。

一种痢症日久，腰痛，因作坠努，有伤肝肾，宜用加味地黄汤。

加味地黄汤

方药：熟地　山药　白茯苓　山萸肉　泽泻　丹皮　炒白芍药　五味子

用法：白水煎服。

一种痢疾日久，面白作渴，津液枯干，肢体瘦弱，粪门不收，兼无股肉，宜用固真汤。

固真汤

方药：人参　黄芪　炒白术　炒白芍药　陈皮　甘草　归身　丹皮　五味子　山萸肉　补骨脂

用法：大枣一枚为引，白水煎服。

一种痢疾初起，毒气深重，米谷汤水不能进，而成噤口者，宜用加味香连散。

加味香连散

方药：白术　黄连　砂仁　厚朴　黄芩　薄荷　白茯苓　白芍药　木香　陈皮　甘草　山楂　红花　扁豆　柴胡　车前子　当归

用法：白术四两，米汤拌炒，土炒黄连、红花各一两，砂仁二两五钱，炒厚朴、黄芩、白茯苓、酒炒白芍药、炒扁豆、车前子、当归各三两，木香、陈皮、甘草、薄荷、柴胡各二两，山楂净肉四两，隔纸烘干另磨或晒干，恐潮也，共为极细末。男妇大人每服二钱，或三钱。三五岁者，每服一钱，或二钱。乳孩每服五六分。一切痢疾俱用白滚汤化下，水泻用生姜汤化下。此方药味平和，须宜多服，以愈为度。此方治一切红白痢疾。

一种久痢，元气虚弱，暑热在内，唇红作烦，而成噤口，水米不进者，宜用石莲子汤，兼服香连丸。

石莲子汤

方药：石莲肉　陈皮　甘草　炒白术　当归　川木瓜　炒白芍药　白茯苓　炒白扁豆　丹皮

用法：乌梅两枚为引，水煎服。

一种痢疾，或体虚肿满者，四肢厥冷者，气血衰弱不能运化谷气者，古方有用八味地黄汤，或补中益气汤治之，医家必察明投用，真有起死回生之功。

痢疾初起，最忌涩药。若香连丸，乃痢中之圣药也。孕妇痢疾，治法皆同，唯忌用山楂、牛膝、红花等味。

痢疾之药，必斟酌不可苟简。如地僻人贫，缺少黄连，不得已以黄檗、黄芩代之。缺少人参，倍用黄芪亦可。

痢疾有暑热，郁结于小肠，尿管涩痛不利者，药内可加车前子、川牛膝、薄荷、柴胡，或兼以六一散服之。

六一散

方药：白滑石　甘草　黄连　木香

用法：白滑石六两，飞过细末，甘草二两，共为细末，每服一钱，或二钱，白滚水调下。

香连丸

方药：黄连　木香

用法：黄连一斤，吴茱萸泡汤，将汤拌连炒用，木香四两，上药为细末，水叠成丸，量体之大小，服之多寡可也。白滚水吞下，乳孩调化服之。专治一切痢疾，功有神效。

八味地黄汤

方药：熟地　山药　山萸肉　泽泻　白茯苓　丹皮　附子　肉桂

用法：熟地二钱，山药、山萸肉各一钱，泽泻、白茯苓各七分，白水煎服。

痢疾有传云，必先发散，嗟乎。内已受伤，岂可复伤其表。如果兼风邪，方内量加防风、葛根、薄荷、柴胡，升表气分则可。如在盛暑之时，或量服四味香薷饮，一等愚俗。秋尽冬初，仍讲病中有暑，犹加香薷，此愚之甚者也。

有云治痢，必先以大黄、芒硝行利而后可，此说不可执一而误事也。补浅须审轻重虚实，用药治之。

老妪讹传云，撑不死的痢疾，饿不死的伤寒，不知痢疾乃暑气积滞而成，必以饮食清疏，当戒荤腥腻物，服药方望速愈，不然，则有误性命矣。

痢疾单方甚多，而有害者亦复不少，不可儿戏轻试。

第十六编　疟疾

夫夏伤于暑，秋必痎疟。寒时汤火不能温，热时冰雪不能寒。如凌虐人之状，故谓之疟。其症虽有寒有热，莫不由痰食劳暑风湿诸因而成。迨阴阳相胜，上下交争，即寒热相搏矣。邪乘于阳，则作于午前，邪乘于阴，则作于午后。疟久则邪盛气弱，即来无定时矣。初起时，必先取其汗，令邪从汗解。若少有塞闭，即累月累日，难望其愈矣。犹必辨其邪气之浅深，体气之壮弱，活变施治，若泥一定之方药，则谬之甚也。

乳孩之疟，亦受风受暑受湿，或受乳母之热乳而成。初起当升清气，散郁热，而汗自透，然非羌活、独活、白芷、葱头攻发之法也。

疟起于暑风湿热，未有不生痰者。古云：无痰不成疟是也。服药必理气血，分阴阳，则痰自从之而化也。夏月之汗，得之于风于暑，即生湿热于脏腑间矣。故疟疾之初，必善取其汗，不然疟虽愈，而后遂生疮疥于遍体，皆初不曾化其湿也。

疟疾初起，寒热相等，必先汗透而后易截之，邪从汗解也。宜用透肌汤，乳孩兼用抱龙丸。

透肌汤

方药：防风　葛根　陈皮　甘草　山楂肉　薄荷　柴胡　红花　枳壳　熟半夏

用法：生姜一片为引，如服本方三五剂，而汗出不透者，可加麻黄少许服之。

一疟因暑热盛，作渴作烦，汗不透者，宜用加味透肌汤。

加味透肌汤

方药：防风　葛根　当归　薄荷　山楂肉　枳壳　柴胡　陈皮　甘草　川贝母　煅石膏

用法：生姜一片为引，水煎服。

疟在五七次上，体壮有食，面赤唇红，寒热相等，来后汗多，宜用青皮饮，乳孩兼服和中丸、六一散。

青皮饮

方药：青皮　知母　山楂　枳实　熟半夏　当归　柴胡　陈皮　甘草　生姜

用法： 生姜两片为引，水煎服。

若疟在五七次上，汗多人虚，宜用清热逍遥散。

清热逍遥散

方药： 土炒白术　酒炒白芍药　白茯苓　陈皮　甘草　薄荷　柴胡　当归　酒炒黄芩　丹皮

用法： 生姜两片为引，水煎服。

疟在盛暑伏天，唇红烦躁，作渴，有暑有食，宜用加味香薷饮。

加味香薷饮

方药： 香薷　厚朴炒　白扁豆　甘草　柴胡　陈皮　川贝母

用法： 白水煎服。

疟在五七次后，人虽虚而多热，其体势在不可截、不可消、不可补者，宜用加味逍遥散。

加味逍遥散

方药： 炒白术　炒白芍药　白茯苓　陈皮　当归　甘草　薄荷　柴胡

用法： 白水煎，或加生姜一片为引。

疟来过数次，唇红作渴，寒少热多者，宜用清疟饮。

清疟饮

方药： 煅石膏　知母　炒厚朴　贝母　当归　白茯苓　青皮　陈皮　甘草　柴胡

用法： 白水煎服。

疟来数次后，热少寒多者，宜用桂枝汤。

桂枝汤

方药： 桂枝　当归　炒白芍药　白术　白茯苓　柴胡　半夏　陈皮　甘草

用法： 生姜两片、红枣两枚为引，水煎服。

疟在盛暑之时，唇红面赤，烦躁作渴，欲饮冷水者，或热多寒少者，宜用加味石膏汤。

加味石膏汤

方药： 煅石膏　柴胡　陈皮　甘草

用法： 竹叶十片为引，水煎服。

疟在六七次上，虽寒热交战，而后少汗者，元气不能升，邪故难愈也。虽用截药，恐其不能应手，即或愈，亦多反复，不可不慎。

凡治疟必先问来后、初汗多寡，方可截之。如汗少，均不可下手截也。

疟症日久不愈，常多自汗，面青唇白，或四肢作冷，或手足心发热，神倦食少，宜用补中益气汤，如热多寒少者，加酒炒常山。寒多热少者，加煨姜、肉桂。

疟症日久不愈，寒战后，腰脊作痛者，宜用八物汤。热多寒少者，加酒炒常山。寒多热少者，加煨姜、肉桂。如疟久不愈，或为药饵所伤，后来腰痛腿酸者，宜用六味地黄汤。如热多者，加酒炒常山。寒多者，加肉桂。如疟久单寒不热，手足厥冷者，宜用独参汤，或当归养血汤，或补中益气汤，或加肉桂、煨姜等味。

疟疾日久，有用人参五分，或一钱，或三钱。如夹食疟疾，食重人壮，有用山楂、青皮、槟榔者。

热疟方内，或加知母、何首乌、常山、黄芩、石膏、鳖甲等味者。

独参汤

方药：人参

用法：人参或一钱、二钱、三四钱，生姜两片、大枣两枚为引。

当归养血汤

方药：黄芪　当归

用法：黄芪一两，当归二钱，生姜两片，大枣两枚为引。药剂之大小，须看症之轻重，人之大小，以定君臣佐使，所以前方，未定等分。

小孩夏秋之时，忽然惊悸，而后发热，竟成疟疾，乃风兼热相搏，而逼于心经之故。宜用透肌汤，兼牛黄锭子并抱龙丸治之，必戒乳食避风暑。

疟与痢并作者，必先治疟为是。

乳孩疟疾，唯戒乳大半，或照方乳母服药，亦有微效。

治截疟良方

方药：生姜　料豆　乌梅　常山　槟榔　红枣　甘草

用法：大片生姜一钱，料豆四十九粒，乌梅三个，酒炒常山、槟榔、甘草各三钱，红枣三枚，用水两碗，煎一碗。露一夜，次早空腹温服。二服再煎，次早再服。服药后不可吃饮食，戒鲤鱼、鸭蛋、牛肉、羊肉。疟疾来过三次后，方可服此药。

如遇天雨，即露于廊檐下。无论男妇长幼新久，皆可用。

第十七编　中暑

夏月伏天，阳气浮于外，阴气浮于内。炎热腾蒸而成暑，乃六气之一。中暑毒者，其性命损于时日之间，可轻视也哉。

正伏时，中暑者，忽然昏闷如醉，或流痰涎、作喘、面赤、不省人事者，宜遂服竹叶石膏汤，并牛黄锭子、六一散、抱龙丸。

中暑面赤作渴，烦躁呕吐者，宜服四味香薷饮或加黄连。

四味香薷饮或加黄连

方药：香薷　炒厚朴　炒白扁豆　甘草

用法：白水煎服。

中暑兼腹痛，恶心泄泻，有食者，宜服加味香薷饮。

加味香薷饮

方药：香薷　山楂肉　枳实　猪苓　陈皮　甘草　炒白扁豆　炒厚朴

用法：白水煎服。

小儿中暑成暑厥，则人事不省，迷蒙昏沉，痰热阻窍所致，宜服六一散、牛黄锭子、抱龙丸等治之。

中暑而气虚面青，肢体软弱，大小便自利，兼作寒热者，宜服人参竹叶石膏汤，乳孩兼服五苓散。

人参竹叶石膏汤

方药：人参　石膏　竹叶　粳米

用法：白水煎服。

中暑兼感风者，宜服四味香薷饮，盖香薷一味，即大发散之药，不可重加羌活、川芎等味矣。

伏时中暑裹食，而秋后成虐痢泄泻等症，又在各本症详著。

大人中暑者，内虽服药，而外取新荷叶并西瓜，多列于榻旁，亦解暑之一则也。

第十八编　五疸

疸之一症，由四时郁热而成，或脾胃不和，表里不达，以致肝肺火邪湿热熏灼，则眼目皮肤四肢，黄如金色，或生黄衣出黄汗。而人分大小，症有五种：食疸、黄疸、酒疸、谷疸、女劳疸者，必分表里虚实轻重治之。

乳孩此症，多因吃乳母热乳而成，然必戒乳，吃药方效，以米汤薄粥代之。其乳母亦当如方服药，亦有功益也。

黄疸初起者，宜用茵陈汤，幼孩兼服抱龙丸并六一散。

茵陈汤

方药：茵陈　柴胡　薄荷　当归　猪苓　陈皮　车前子　白茯苓　甘草梢

用法：白水煎服。

黄疸脾虚有郁热者，宜用郁金逍遥散。

郁金逍遥散

方药：土炒白术　酒炒白芍药　当归尾　白茯苓　黄芩　红花　柴胡　陈皮　甘草　薄荷　郁金　竹叶

用法：红花少许，郁金如无真者，以丹皮代之，竹叶三片为引。

黄疸神效良方

方药：川芎　乌梅　当归　白茯苓　生藕节　千年矮

用法：川芎、当归、白茯苓各二钱五分，乌梅三个，生藕节七个，千年矮一两一名六月雪。上方用水三碗，露一宿，空腹温服，吃药后，随量饮酒，令得微汗，二三剂可以痊愈。小儿三次服一剂可也。

黄疸而人虚体瘦，兼骨蒸劳热者，宜用加味地黄汤。

加味地黄汤

方药：熟地黄　薄荷　泽泻　山萸肉　白茯苓　柴胡　牡丹皮　山药

用法：熟地黄三钱，泽泻、牡丹皮、白茯苓各一钱，山萸肉、山药各一钱五分，柴胡、薄荷各六分，白水三钟，空腹兼服。

疸症须戒鱼腥、酒面、猪肉、鲤鱼、羊肉、野鸡等物。

卷五　诊断辨治

第一编　伤寒

小儿伤寒，与大人相等，但乳孩感真伤寒者少，而成童子者方有之也。书云：冬月中寒，深入经络至春夏而作，则为正伤寒，余则类其症而已。治小儿伤寒若泥于传经以日期分表里，多舛误矣。唯察症分阴阳表里虚实而治之。

伤寒初起在表，发热头疼，脊强腰痛，宜用羌活汤。

羌活汤

方药：羌活　川芎　陈皮　甘草　葛根　桔梗　枳壳　山楂肉

用法：葱白一寸为引，水煎服。

伤寒发表已过，仍在表里相兼，发热，恶心，作渴，宜用葛根解饥汤。

葛根解饥汤

方药：葛根　陈皮　甘草　柴胡　枳壳　神曲　川芎　红花　山楂肉

用法：葱白一寸为引，水煎服。

伤寒得汗之后身体微热，内症多而外症少，唇红作渴，腹痛，宜服加减柴胡汤。

加减柴胡汤

方药：柴胡　陈皮　甘草　葛根　薄荷　黄芩　枳实　前胡

用法：生姜一片为引，水煎服。

伤寒厥阴，腹痛作泻，或成结胸者，宜服桂枝汤。

桂枝汤

方药：桂枝　炒厚朴　陈皮　甘草　桔梗　红花　柴胡　麦芽　神曲　木香

用法：生姜一片、红枣两枚为引，水煎服。

伤寒传里为热，发热作渴，谵言乱语，血分生热，小便赤黄，兼得微汗，传入少阴之症，宜服黄芩芍药汤，兼服牛黄锭子。

黄芩芍药汤

方药：柴胡　黄芩　芍药　陈皮　甘草　花粉　桃仁　山楂肉　归尾

用法：白水煎服。

伤寒至八九十日之间，传入足厥阴肝经，大便结塞，小便赤色，腹痛昏迷作渴，宜用桃仁石膏汤。

桃仁石膏汤

方药：桃仁　煅石膏　陈皮　枳壳　大黄　归尾　黄芩　甘草

用法：白水煎服。

伤寒表症解，里症作，身有微汗而作渴者，鼻干目红，耳窍不通，兼手足心热，宜用连翘饮。

连翘饮

方药：连翘　生地黄　陈皮　炒白芍药　甘草　当归　花粉　黄芩　柴胡
竹叶

用法：竹叶三片为引，水煎服。

伤寒表里阴阳得分，仍作渴作烦，乃太阴脾经之郁热耳，宜用丹皮逍遥散。

丹皮逍遥散

方药：炒白术　炒白芍药　陈皮　甘草　当归　白茯苓　丹皮　柴胡　薄荷

用法：白水煎服。

伤寒失表传里症而发斑者，宜用化斑汤。

化斑汤

方药：黄芩　生地黄　柴胡　红花　连翘　归尾　陈皮　甘草

用法：白水煎服。

伤寒发热狂言，其证似阳证，而大便泄泻，不渴，乃厥阴症也，宜服官桂逍遥散。

官桂逍遥散

方药：薄荷　陈皮　甘草　官桂　炒白术　炒白芍药　白茯苓　当归　柴胡

用法：生姜一片为引，水煎服。

伤寒八九十朝后，面青，四肢懒动，齿根红紫，或出血，或作渴，大便不通，其证似厥阴，而实伏热在内，宜用黄连解毒汤。

黄连解毒汤

方药：黄连　桔梗　当归　陈皮　甘草　连翘　知母

用法：白水煎服。

伤寒表里失序，汗未通达，遗留积热，或生毒，或手足不利，强痛不伸，宜服生地芍药汤。

生地芍药汤

方药：生地黄　白芍药　当归　连翘　陈皮　甘草　白茯苓　川贝母　薏苡仁　百合

用法：白水煎服。

伤寒之后，表里俱清，身体瘦弱，皮肤干枯，宜服六味地黄汤，兼服肥儿健脾丸，脾肾调和，自然复元矣。

伤寒厥阴，四肢逆冷，多阴，有用附子理中汤者，有用独参汤者，此又在方脉中论，医家临症酌之可耳。

医治伤寒，每以小儿风裹饮食，为伤寒治之，以轻为重，非大表，即大消，常误事于此。俗云：伤寒不药得中医者，乃唯恐其错治也，尔来有见一风食杂病，辄云慢寒，则谬甚矣。

第二编　伤寒咳嗽

小儿伤风，四时皆有，或裹食，或裹热，而冬春亦有寒伏火者。有伤风，又复加伤风，谓之重伤风。有咳嗽作呛声者，有病后表虚而易得伤风者，有风裹热。而初时失表散，即成顿咳者，治法须分轻重虚实，体之大小，用药可耳。初起病在肺胃在表，日久在脾，脾乃肺之母也。

初伤风，或咳嗽，或发热，宜用杏苏饮，幼孩兼服姜汤抱龙丸。

杏苏饮

方药：枳壳　杏仁　紫苏　防风　陈皮　甘草　桔梗　前胡

用法：生姜一片为引，水煎服。

伤风有涕泪咳嗽，眼胞鼻梁，或兼作微浮着，宜服加味杏苏饮，兼服抱龙丸或锭子。

加味杏苏饮

方药：杏仁　枳壳　前胡　川芎　陈皮　甘草　熟半夏　苏子

用法：生姜一片为引，水煎服。

重伤风咳嗽，并寒伏火，宜用羌活汤，小孩兼服锭子。

羌活汤

方药：羌活　红花　陈皮　枳壳　桔梗　甘草　炒苏子　杏仁　葛根　薄荷

用法：生姜一片为引，水煎服。

伤风咳嗽，面青唇白，体弱，或兼大便不实者，宜用加味柴苓汤。

加味柴苓汤

方药：柴胡　白茯苓　甘草　陈皮　防风　炒白芍药　当归身　炒白术

用法：生姜一片、红枣一枚为引，水煎服。

伤风咳嗽，面色青白，或自汗，或病后表虚，时时伤风，体弱或泄泻者，不便重用发散，宜用四君子汤，或六君子汤，或补中益气汤，气壮脾健，自无此患矣。

伤风日久，存热在肺成顿嗽，此症有二三月不愈者，一咳即一气无休，或吐痰食，面目作浮，或眼白作红，或脐内带血块血系者，宜用清肺饮，兼服牛黄丸并锭子。

清肺饮

方药：黄芩　苏子　贝母　归尾　陈皮　甘草　薏苡仁　花粉　连翘　薄荷　桑白

用法：竹叶三片为引，水煎服。

顿咳日久，面色青白，身体瘦弱，或为药饵伤败元气者，宜服保肺健脾汤，兼服健脾肥儿丸。

保肺健脾汤

方药：薏苡仁　白术炒　山药　陈皮　白茯苓　炒白芍药　当归　桑皮

用法：白水煎服。

第三编　腹痛

小儿腹痛，有风痛、积痛、热痛、冷痛、虫痛，治法随症治之。伤食腹痛，或病在一时，而无外证者，宜用加味平胃散，小儿兼服和中丸。

加味平胃散丸

方药：苍术　炒厚朴　陈皮　甘草　木香　酒炒白术

用法： 竹叶一片为引，水煎服。

积滞腹痛，体壮者，宜用化滞汤，兼服和中丸。

化滞汤

方药： 槟榔　炒厚朴　陈皮　甘草　枳壳　归尾　青皮

用法： 生姜一片为引，白水煎服。

腹痛有外证初愈，而积滞未行，元气未亏，大便不通，或结燥，唇红者，宜用导滞汤，兼服牛黄丸。

导滞汤

方药： 大黄　厚朴　槟榔　陈皮　甘草　青皮　归尾　酒炒白芍药

用法： 白水煎服。

腹痛面青，唇口青色，腹内一块或高起，手不可摸者，此证有虫，宜用使君子汤，兼服和中丸。

使君子汤

方药： 当归　厚朴　木香　酒炒白芍药　甘草　陈皮　神曲　使君子肉

用法： 生姜一片为引，水煎服。

腹痛受冷，无病忽然而作，或兼泄泻者，宜用防风汤，兼服和中丸。

防风汤

方药： 防风　木香　炒厚朴　酒炒白芍药　甘草　炒苍术　砂仁　陈皮　麦芽

用法： 生姜一片为引，水煎服。

腹痛而体虚弱，或在病中，不可消导，行滞者，宜用加味逍遥散。

加味逍遥散

方药： 炒白术　炒白芍药　神曲　当归　木香　陈皮　甘草　白茯苓　柴胡　薄荷

用法： 生姜一片、红枣一枚为引，水煎服。

腹痛因热而作者，面赤作渴，此证甚少，若察明此症，宜用栀子饮。

栀子饮

方药： 炒栀子　炒白芍药　炒黄芩　柴胡　陈皮　甘草　炒神曲　炒麦芽　当归

用法： 白水煎服。

第四编　头痛

小儿头痛，种种不一，有感风痛者，用防风、干葛、川芎、柴胡。有热痛者，用黄芩、丹皮、薄荷、柴胡。有误服燥补者，用知母、甘草、花粉、归尾。有痰者，加贝母。虚火上炎，用生地四物汤，或六味地黄汤等类治之，在医家临症细辨之可也。

第五编　霍乱

霍乱之症，因风入胃，阳气不舒作吐，阴气不纳作泻，四时皆有，唯夏秋月因伏暑在内，阴阳之气相逆而作。一种干霍乱，呕而不吐不泻，阳气不升，风热郁而不达，呕哕不宁。今存方数种，详辨择用可也。

霍乱上吐下泻，升气宽中分阴阳，宜用术苓汤，兼服和中丸或五苓散。

术苓汤

方药：制苍术　炒厚朴　山楂　防风　柴胡　木香　陈皮　茯苓

用法：生姜一片为引，水煎服。

霍乱吐泻，面青唇白，四肢逆冷，宜用加减五苓散。

加减五苓散

方药：白术　白茯苓　官桂　木香　防风　熟半夏　陈皮

用法：生姜一片为引，水煎服。

霍乱吐泻，气壮食重者，宜用宽中汤。

宽中汤

方药：山楂　厚朴炒　陈皮　熟半夏　桔梗　麦芽　神曲　木通　木香

用法：生姜一片为引，水煎服。

干霍乱，宜用顺气汤。

顺气汤

方药：柴胡　薄荷　枳壳　山楂　陈皮　桔梗

用法：生姜一片为引，水煎服。

霍乱吐泻，在夏秋时，有伏暑在内，面赤唇红作渴，宜用加减五苓汤，兼服六一散。

加减五苓汤

方药：柴胡　陈皮　甘草　炒厚朴　山楂　白茯苓　炒白芍药　炒麦芽　扁豆　猪苓

用法：白水煎服。

霍乱吐泻，阴阳不分，伏热在内，宜用蜀漆米煎汤服之，亦有神效。

第六编 眼症

小儿病眼，多因感风热而攻上焦，或赤红浮肿，服药先以清风、散热、活血为主，其后方可清凉，凡害眼不宜头痛，头痛多能伤目，小儿目疾，万不可用点洗治之。初起宜用清风散，乳孩兼服抱龙丸。

清风散

方药：川芎 羌活 柴胡 薄荷 红花 归尾 桔梗 枳壳 陈皮 甘草

用法：引用葱白一寸，水煎服。目中有翳，加决明子。

目疾表已过，单有热症，宜用清热饮，兼服犀角丸。

清热饮

方药：黄芩 生地 当归 川芎 桑皮 陈皮 甘草

用法：白水煎服。有翳加决明子，热腾盛者加黄连。

一种瘰眼羞明，或成雀矇者，多因病后失调，或多伤药饵成瘰眼。其身体如疳疾者，宜服猪肝汤，或六味地黄丸，或健脾肥儿丸治之，此又不在风热眼中论之。

一种害白眼，不大红，微羞明，生眵者，亦当疏风清热可愈。

第七编 小儿奶癣疮症

此疮发于百朝，一周内外，系禀胎毒，生连背上，出水作痒，沾衣湿被，头堆厚痂，发而又发，毒气出尽，自然渐愈。万不宜用药搽洗，即如香麻油、柏油、徽子油、烛油并花椒、苦茶、米泔等水，一概不可儿戏轻拭，虽极轻微搽洗之药，亦能受害。犯者，多致伤命，倘疮干入内，即结热生痰作喘，腹胀成惊，或头项红肿结核，或发热迷闷作呕，其证似受外感，实系内毒相搏于外，当用生荸荠去皮，每次以十数枚捣汁，徐徐饮之。但能咳嗽，有涕泪则轻，疮复发为愈。平日用清水温洗无妨。若疮盛者，必常服二圣解毒丸，能清热化痰，消散毒气。

二圣解毒丸

方药：川贝母 金银花

用法：共为极细末，炼蜜成丸，每丸重一钱，每次服一丸，白滚水化下。乳母戒葱、蒜、椒、姜、烧酒、牛、羊、鲤鱼、动火等物。

第八编 疝气

小儿疝气，与大人不同。大人之疝，多因肾虚受冷，若劳碌着急，则举发之。治法多用橘核、茴香、温暖之味。小孩此症，虽因受冷，然多肝气相兼，肾不纳肝之故，不可随例而治。

童子疝气，或右一肾子胀大而痛者，当用加味逍遥散。

加味逍遥散

方药：白术　炒黄白芍药　白茯苓　柴胡　薄荷　陈皮　甘草　木香　醋炒香附　当归

用法：生姜一片为引，水煎服。

乳孩禀赋性急，好哭叫，亦能令肾子偏大，过时随愈，不可用药治之，服抱龙丸，或牛黄锭子和其肝气可耳。

第九编　肿症

肿之为病不一，有脾虚作肿，有湿气作肿，有疮毒入内作肿，有肺气虚作肿，肺主皮毛，受热、受风、受湿，亦能作肿。有湿热流行下部，肾囊小便俱肿大而明亮者，凡肿病兼腹胀硬，或作喘者为重，当分别治之。脾虚作肿无杂症者，宜用健中汤，兼服肥儿丸。

健中汤

方药：炒白术　炒白芍药　薏苡仁　炒扁豆　陈皮　白茯苓　柴胡　炒神曲

用法：白水煎服。

病后失调，元气有亏，脾虚作肿，宜用健脾汤。

健脾汤

方药：广藿香　炒白芍药　炒白术　白茯苓　薏苡仁　陈皮　甘草　车前子

用法：白水煎服。

脾虚伤食作肿，善能饮食，宜用消中分利汤。

消中分利汤

方药：炒厚朴　山楂　炒神曲　炒麦芽　陈皮　猪苓　青皮　泽泻　大腹皮

用法：白水煎服。

疮毒入内作肿，或兼微喘，宜用连翘饮。

连翘饮

方药：连翘　去心贝母　牛蒡子　陈皮　桑皮　桔梗　甘草梢

用法：白水煎服。

一种肿症，元气无亏，不过因湿热蒸肺，药宜微汗即愈，然此症甚少，不可以发汗而当试之，此症宜用解肌汤，兼服抱龙丸。

解肌汤

方药：枳壳　葛根　陈皮　防风　川芎　桔梗　柴胡　薄荷

用法：葱白一寸为引，水煎服。

第十编　胀症

胀症与肿不同，有伤饮食，胸前作饱胀者。有病后失调，以致肚腹肿胀者。有疮毒入内而肿胀者。有元气大亏，内少真气，而肚腹作肿胀者。须临症辨明施治之。

伤饮食胸前作饱者，宜用加减平胃散，小儿兼服和中丸。

加减平胃散

方药：炒厚朴　陈皮　桔梗　炒白芍药　柴胡　山楂　枳壳　炒神曲

用法：生姜一片为引，水煎服。

疮毒入内肚腹肿胀者，宜用银花解毒汤。

银花解毒汤

方药：金银花　牛蒡子　甘草　连翘　柴胡　黄芩　炒扁豆　车前子　炒白芍药　陈皮

用法：白水煎服。

元气亏损真气有伤，肚腹作虚胀，此症必重，宜用加减六君子汤。

加减六君子汤

方药：人参　炒白术　白茯苓　炒白芍药　陈皮　甘草　炒扁豆　薏苡仁　柴胡

用法：生姜一片大枣、一枚为引，水煎服。

四肢干瘦，肚腹肿硬，夜间发热，或出盗汗，宜服天真膏。

天真膏

方药：白术　白芍药　沙参　白茯苓　陈皮　丹皮　当归身

用法：白术一斤去节，炒白芍药四两，沙参、白茯苓、陈皮各四两，丹皮三两，当归身二两，共入沙器内，井水煎。去渣，成珠，再加好蜜一斤，同熬数滚，入瓷器内收用。每服半酒杯，白滚水不拘时调下。

第十一编　出汗

小儿出汗，有湿热出汗，因脾胃不调，有湿有热。内蒸而外出汗者，谓之湿热出汗。面青唇白，禀赋气虚而出汗者，谓之虚汗。有病后面黄瘦弱，夜出汗者，谓之盗汗。有因脾胃不和，内郁风热，外兼发热。必出汗而外热方退者，谓之邪汗，用药不一。必察其元气虚实治之。

湿热出汗，宜用柴胡汤，小儿兼服和中丸或抱龙丸。

柴胡汤

方药：黄芩　柴胡　炒白芍药　丹皮　陈皮　甘草　山楂　神曲

用法：白水煎服。

小儿面青唇白，出虚汗，宜用黄芪汤。

黄芪汤

方药：黄芪　炒扁豆　炒白芍药　当归身　薏苡仁　白茯苓　沙参　地骨皮

用法：浮麦一撮为引，水煎服。

小儿病后，面黄瘦弱，夜出盗汗者，宜用加味建中汤。

加味建中汤

方药：炒白术　炒白芍药　炒扁豆　黄芪　陈皮　甘草　白茯苓　丹皮　枣仁　沙参

用法：大枣一枚为引，水煎服。

小儿身体发热出汗而热方退者，宜服逍遥散。

逍遥散

方药：炒白术　炒白芍药　白茯苓　柴胡　当归　陈皮　甘草　薄荷

用法：生姜一片为引，水煎服。

第十二编　喘症

诸病之中，皆有犯喘者，当随证看表里虚实治之。但喘必重，诸喘皆为恶候，鼻干孔掀腹胀，虽虚扁亦难挽回矣。

小儿伤风咳嗽，有涕泪作喘者，宜用三苏饮，兼服抱龙丸。

三苏饮

方药：苏梗　苏子　苏薄荷　陈皮　杏仁　川芎　防风　枳壳

用法：炒苏子，葱白一寸为引，水煎服。

小儿伤食作喘者，宜用山楂汤，兼服牛黄锭子。

山楂汤

方药：山楂肉　陈皮　桔梗　炒苏子　枳壳　柴胡　炒杏仁

用法：生姜一片为引，水煎服。

小儿唇红面赤，内热作喘者，宜用连翘汤，兼服牛黄锭子。

连翘汤

方药：连翘　花粉　牛蒡子　桔梗　贝母　黄芩　麦冬　枳壳　陈皮

用法：竹叶三片为引，水煎服。

小儿内热盛，食重大便闭结作喘者，宜用大黄汤。

大黄汤

方药：大黄　石膏　桔梗　花粉　苏子　薄荷　归尾

用法：白水煎服。

小儿咳嗽，有惊作喘者，宜用牛黄锭子，或抱龙丸。

喘胀内热，大便不通，一切火毒症，宜用润肠丸。

润肠丸

方药：大黄　归尾　枳壳　牛蒡子　芦荟

用法：大黄四两，归尾、枳壳、牛蒡子各一两，芦荟三钱，共为细末，炼蜜为丸，如弹子大，每服一丸，或半丸白滚水化下。

小儿虚喘，或出汗，面青唇白，或兼泄泻，宜用加减逍遥散。

加减逍遥散

方药：白术　白茯苓　白芍药　陈皮　甘草　柴胡　石斛　生姜　红枣

用法：炒白术，炒白芍药，生姜一片、红枣两枚为引，水煎服。

大人虚喘，出汗泄泻，宜用参芪桂附等类，此又在方脉中论也。

第十三编　童子痨

小儿十岁以内，谓之疳疾。十岁以至十六岁，谓之童子痨。有因胎元不足；有因病后药饵失宜而成者；有因奔走负重，劳伤而成者。其症有咳嗽骨蒸发热，或吐血，或盗汗怔忡，或呕哕作泻，女子或肝郁经闭，病类种种，然皆属真元有亏。如此等症，照方依治，或可救其万一耳。

咳嗽吐痰，面青唇白，骨蒸发热，宜用加味养血汤。

加味养血汤

方药：黄芪　当归　炒白芍药　白茯苓　沙参　薏苡仁　百合　甘草　炒白术　麦冬

用法：莲米五枚去皮心为引，水煎服。

胎元不足，面白心慌，或泄泻盗汗，宜用加减归脾汤。

加减归脾汤

方药：人参　黄芪　枣仁　归身　白茯苓　木香　白芍药　百合

用法：炒枣仁，归身少许，白茯苓、木香少许，炒白芍药，大枣一枚为引，水煎服。

咳嗽虚劳，夜热，咽痛大便干结，或有女子经闭，宜用加味地黄汤。

加味地黄汤

方药： 熟地　山萸　山药　丹皮　泽泻　白茯苓　麦冬　沙苑　蒺藜

用法： 白水煎，宜饿服。

痨症咳嗽咽痛，大便燥结，面赤唇红，虚火上炎，或吐血，宜用滋阴益气汤。

滋阴益气汤

方药： 黄芪　归身　丹皮　薏苡仁　生地　沙参　桑皮　麦冬　白扁豆

用法： 炒白扁豆，藕节一枚为引，水煎服。

第十四编　吐血

小儿吐血症，与大人不同。有肺火者，有途路奔伤者，有久咳成顿嗽者，必究其因而治之。

小儿吐血，面赤唇红，宜用滋肺饮。

滋肺饮

方药： 生地　沙参　麦冬　炒黄芩　归尾　桑皮　丹皮　玄参　枇杷叶　炒白芍药

用法： 枇杷叶去毛，藕节为引，水煎服。

小儿咳嗽，吐血，虚怯者，与前童子痨治法相等。

小儿顿咳吐血者，不在此论，方见咳嗽论中。

痨症阴虚者，应用滋阴之药，如六味地黄汤，沙参、鳖甲等类，受之不添泄泻，则可医也。

痨症阳虚者，应用补中汤，或四君子汤、归脾汤、河车等类，服之咽喉不痛、不烦、不呛，则可望其愈也。

痨症但服对症之药，反增他病，实难愈也。

阴虚者，服滋阴之药，而不见效；阳虚者，服气分之药，而不见效，皆水少火盛，阴阳两亏，在医家亦束手无为矣。

虚劳之症，不究其本，而医病证之标。如头痛用川芎，咽痛用桔梗、栀子，泄泻用木通、泽泻，气胀用香附、木香，发热用苏梗，浮肿用腹皮、葶苈，出汗用浮麦，喘嗽用苏子、半夏，吐血用茜草等类。若如此医治，是谓催命牌也。

第十五编　龟胸龟背

龟胸者，胸前之骨高起而作痛。龟背者，腰中之骨拱起，又名曰龟背痰。皆因禀受胎气不全。借感风湿，风热而生痰入肺，其症胸喘，痰涎、气壅，如是者，作二三月，其病方定。前高后弓，此亦因人家风水坟墓之由来也，治法先宜清痰利气之药，然后养脾固肺。主一身之经络，服药止可救其性命，不能愈其残疾也，发热齁喘，痰壅初起，宜用利肺汤，小儿兼服锭子并抱龙丸。

利肺汤

方药：炒苏子 桔梗 薄荷 前胡 独活 炒杏仁 枳壳 陈皮

用法：生姜一片为引，水煎服。

外证渐减，有痰热者，宜用清肺饮。

清肺饮

方药：天麻 胆南星 贝母 桔梗 陈皮 花粉 桑皮 枳壳 黄芩

用法：白水煎服。

咳嗽气壅，前症已退者，宜用固金汤，兼用健脾肥儿丸。

固金汤

方药：薏苡仁 紫苑 百合 陈皮 甘草 炒白术 炒白芍药 当归 炒僵蚕 白茯苓

用法：白水煎服。

单龟背，痰齁已定者，乃先天肾气不全，宜用加味地黄汤。

加味地黄汤

方药：熟地黄 山萸肉 白茯苓 泽泻 山药 牡丹皮 葳蕤

用法：白水煎，空腹服。

单龟胸，气壅已平，当保肺健脾，宜用加味四物汤，兼服肥儿丸。

加味四物汤

方药：当归 川芎 白芍药 熟地黄 薏苡仁 葳蕤 白茯苓 山药 扁豆

用法：川芎少许，炒白芍药，炒扁豆，白水煎服。

第十六编 中湿

小儿湿症，皆因潮湿，风雨地气，以致腿脚肾囊小便肚腹作肿生疮，亦有因之而作吐泻者，看元气虚实用药，湿热熏蒸，清道不通，沉重不利，故有是症。

受湿，腿腹肿胀，宜用加味术苓汤。

加味术苓汤

方药：炒苍术 炒厚朴 炒木瓜 腹皮 柴胡 陈皮 猪苓

用法：生姜一片为引，水煎服。

中湿，肾囊小便发肿生疮者，宜用车前利湿汤。

车前利湿汤

方药： 炒白术　炒白芍药　白茯苓　薏苡仁　当归　炒白扁豆　炒车前子　神曲　川牛膝

用法： 白水煎服。

中湿生风，满身作痒，疮疥遍身者，宜用防风散。

防风散

方药： 炒白术　炒白芍药　红花　金银花　防风　荆芥　薏苡仁　白茯苓　连翘　陈皮　甘草

用法： 白水煎服。

若脾虚受湿，肿胀，或作泄泻，或兼呕吐，宜用加减逍遥散。

加减逍遥散

方药： 白术　白芍药　白茯苓　陈皮　甘草　柴胡　当归　神曲　熟半夏　石斛

用法： 炒白术，炒白芍药，炒神曲，生姜一片为引，水煎服。

第十七编　吐虫解虫

虫之一症，种种不同，有寒气伤胃而出者，有脾胃郁热而吐者，有饮食内伤。致生湿热便虫者，有热蒸肺胃，鼻内出虫者，有大肠受风，便寸白虫者。小儿面部青色，肝脾不舒，多有虫症，腹内拱痛，手不可近，即虫症也。治法消虫，唯宜调脾胃，清郁热，节饮食，气血和畅，则无是症矣。然各症内出虫者，又在各症中论之。脾胃郁热，作渴唇红，吐虫者，宜用加减平胃散。

加减平胃散

方药： 厚朴　陈皮　甘草　白芍药　丹皮　黄芩　神曲　柴胡　使君子

用法： 炒厚朴，炒白芍药，炒黄芩，炒神曲，使君子肉，生姜一片为引，水煎服。

食伤脾胃，因生湿热，下虫，腹痛者，宜用使君子汤，兼服和中汤。

使君子汤

方药： 使君子　苍术　厚朴　陈皮　白芍药　甘草　柴胡　槟榔　山楂　木瓜

用法： 使君子肉，制苍术，炒厚朴，山楂肉，生姜一片为引，水煎服。

寒气入胃，吐虫，面青手足作冷者，宜用桂枝汤。

桂枝汤

方药： 桂枝　防风　神曲　使君子　厚朴　木香　陈皮　白芍药

用法： 炒白芍药，生姜一片为引，水煎服。

肺胃湿热，鼻内出虫者，宜用加味甘桔汤，兼服抱龙丸。

加味甘桔汤

方药： 甘草　桔梗　桑皮　丹皮　陈皮　白芍药

用法： 炒白芍药，生姜一片为引，水煎服。

小儿脾弱面青，似有惊风，而解虫者，宜用加减逍遥散。

加减逍遥散

方药： 白芍药　白术　当归　白茯苓　柴胡　陈皮　甘草　木香　使君子

用法： 炒白芍药，炒白术，木香少许，使君子肉，生姜一片为引，水煎服。

有老人常便寸白虫，诸药不效，后服补中益气汤，加乌梅、防风、生姜、大枣而愈。

第十八编　鼻衄

鼻衄者，鼻中流血不止，乃肺热也。小孩受热物伤肺，即有此症，或禀阳藏者，常多此患。有跌伤出鼻血者，或常有此症，俗名沙鼻子。大约阳乘于阴，则鼻衄，当察其虚实治之。

肺热鼻流紫血者，宜用竹叶石膏汤，兼服犀角丸。

竹叶石膏汤

方药： 石膏　连翘　黄芩　花粉　甘草　薄荷　柴胡

用法： 竹叶五片为引，水煎服。

肝肺火盛，唇红面赤，鼻衄不止者，宜用犀角地黄汤，兼服六一散。

犀角地黄汤

方药： 生犀角　生地黄　连翘　黄连　白芍药　甘草　玄参　麦冬　陈皮

用法： 藕节一枚为引，水煎服。

脾肺虚弱，虚火上炎，鼻常流血水者，宜用滋肺饮。

滋肺饮

方药： 山药　薏苡仁　茯苓　炒白扁豆　桑皮　丹皮　归尾　甘草　百合　柿蒂

用法： 柿蒂三枚为引，水煎服。

肺肾不交，鼻常流血者，身体干瘦，毛发不润，心慌气弱鼻衄者，宜用加味地黄汤。

加味地黄汤

方药： 熟地黄　山萸　山药　丹皮　泽泻　白茯苓　麦冬　葳蕤　炒黄檗

车前子

用法：白水煎服。

一种大人鼻衄，流血不止，盈盆者，其脉微细不起，有止用六味地黄汤，加龟板、鳖甲而愈者。

一种大人鼻衄，流血盆余者，六脉虚大，乃命门火衰，不纳肺气，有用八味地黄汤，加五味子，煎汤冷服而愈者。此等症候，又在医家临时细察，神而明之可也。鼻中流血不止者，用生白矾二两为末，入热水内将脚浸入盆中。血流不止者用热酒四五斤，将脚入盆内浸之。

第十九编　发热

发热一证，各症中皆有者，当随其表里虚实治之。

潮热者，或凉或热是也，有实有虚，当分别治之。内有食者，气壮唇红作渴，宜用加减平胃散，或兼服和中丸。

加减平胃散

方药：柴胡　炒厚朴　山楂　陈皮　甘草　神曲　青皮

用法：白水煎服。

潮热而唇白神倦怠者，乃体虚也，宜用加味养血汤，兼服健脾丸。

加味养血汤

方药：黄芪　白术　白芍药　丹皮　柴胡　陈皮　甘草　当归

用法：白水煎服。

久热症，或因病后失调，或过伤药饵，体瘦干枯，宜用归术汤，兼服健脾丸。

归术汤

方药：当归　白术　地骨皮　白芍药　丹皮　沙参　黄芪　陈皮　甘草

用法：白水煎服。

伤食发热者，唇红气粗，或夜热尤重，或兼腹痛，宜用山楂汤，兼服和中丸。

山楂汤

方药：山楂　柴胡　麦芽　青皮　陈皮　白芍药　薄荷

用法：白水煎服。

手足心发热如火者，此热必有大病，或有毒，或有惊，或出痧痘，当察症治之，或消导，或解毒，或发表可也。发热将生惊者，面目青色，神气不安，宜用天麻饮，兼服抱龙丸。

天麻饮

方药：天麻　防风　贝母　陈皮　葛根　薄荷　枳壳　桔梗　甘草

用法：生姜一片为引。

久热不退，干枯瘦弱，或误伤药饵，饮食或太饱太饿，以致久热者，宜用六味汤，或兼服六味地黄丸。

六味汤

方药：熟地黄　山萸肉　山药　丹皮　泽泻　白茯苓

用法：白水煎服。

第二十编　口疮

口疮属热，但有虚实不等，有因乳母吃动火热物，小孩感受而生者。有小孩过伤饮食，动湿热而生者，药宜清凉。有病后湿热上蒸而生者，虽系内热，有因虚火上炎者，甚有气虚胃火盛，而成牙疳者，最难于用药，若以清凉治之，又与本病虚怯碍手，必量酌药饵。近有治口疮者，药内又兼消导，此则为害不浅矣，当慎之。

内热生口疮，或牙根舌肿者，宜用连翘汤，兼服犀角丸。

连翘汤

方药：连翘　僵蚕　陈皮　甘草　桔梗　黄芩　丹皮　或加黄连

用法：白水煎服。

病后虚热生口疮者，宜用调中汤。

调中汤

方药：黄芪　白僵蚕　甘草　当归　白茯苓　扁豆　白芍药　薏苡仁　连翘

用法：白水煎服。

第二十一编　垫舌马牙

垫舌者，舌下重厚是也，乃小儿受母腹中积热，多有此症。亦有因胎热而生马牙者，牙根之上如米尖，总属胎热。垫舌宜用银针挑破，少出毒血可愈。但马牙必用新青布，水湿擦去，亦有用银针挑去者。二证俱宜用犀角丸、黄连水、化毒丹治之。气壮能裹乳者易愈，如胎弱而有热，不能裹乳者，虽用药，亦难愈矣。

第二十二编　头晕

小儿头晕，虚实不一，有面白气虚而作晕者，有面红火盛而作晕者，有病后气虚而作晕者，当辨其有余不足治之。

唇白气虚而作晕者，宜用养血健脾汤。

养血健脾汤

方药：白术　白茯苓　当归　沙参　丹皮　黄芩　陈皮　甘草　白扁豆

用法：白水煎服。

气壮面红火盛，而头晕者，宜用生地汤。

生地汤

方药：玄参　当归　生地黄　黄芩　陈皮　甘草　薄荷　柴胡

用法：白水煎服。

病后元气有亏而作晕者，宜用加味四物汤。

加味四物汤

方药：熟地黄　川芎　白芍药　当归　白茯苓　白扁豆

用法：白水煎服。

第二十三编　耳聋

小儿耳聋，最难治之，一种肝肺火盛，以致内生湿热，耳出脓水过多，而成耳聋者。一种着惊吓，有伤心经，有伤肝气，以闭肾气，成耳聋者。一种肝肺火盛，耳中作痒，以致挖伤，成耳聋者。虽对症服药，十愈其二三。若内伤耳底之明瓦，则不可愈矣，此症亦因人家风水使然者，有之耳。

清肝散

方药：柴胡　薄荷　陈皮　甘草　当归　车前子　白茯苓　桔梗

用法：白水煎服。

小儿着惊吓，有伤心经，有伤肝气，以闭肾气，耳聋者，宜用养肝汤。

养肝汤

方药：沙参　石菖蒲　蝉蜕　当归　茯神　生地　枣仁　柴胡　陈皮　甘草

用法：白水煎服。

小儿病中服药不当，以闭肾气，耳聋者，宜用加味地黄汤。

加味地黄汤

方药：熟地黄　山萸肉　丹皮　泽泻　麦冬　白茯苓　山药　沙苑　蒺藜

用法：白水煎，空腹服。

一种肝肺火盛，耳中作痒，以致挖伤耳聋者，宜用玄参汤，兼服犀角丸。

玄参汤

方药： 玄参　黄芩　麦冬　白茯苓　丹皮　桔梗　陈皮　甘草　连翘　薄荷　柴胡　当归

用法： 白水煎服。

第二十四编　齿缝出血

小儿齿缝出血者，皆因肺胃火盛，或食辛热甜糖、厚味之物，治宜清肺胃火邪，而自愈也。齿缝出血，宜服连翘解毒汤。

连翘解毒汤

方药： 玄参　陈皮　甘草　黄连　石膏　薄荷　柴胡　归尾　连翘

用法： 竹叶为引，水煎服。

一种齿缝出血日久，服前方而不愈者，宜用加味地黄汤。

加味地黄汤

方药： 熟地黄　山药　山芋　丹皮　白茯苓　泽泻　黄檗　车前子

用法： 白水煎，空腹服。

第二十五编　丹瘤

丹瘤，又名赤游风。瘤者，流走动也，其症如红云成片，如胭脂色，总属胎热或借烘衣被，或受乳母热乳而发。走入心腹者，作喘作胀，不裹乳食，毒气深入，而胎弱者，即难治之。或肾囊粪门皆红如胭脂色，或出水者，或起干皮者，治宜清热解毒。乳母亦兼服药治之为是。

胎瘤游风，宜用黄连解毒汤，兼服犀角丸。

黄连解毒汤

方药： 黄连　桔梗　连翘　土贝母　丹皮　甘草梢　黄芩　生地　白僵蚕　玄参

用法： 白水煎服。乳母宜服。

银花解毒汤

方药： 金银花　甘草梢　连翘　归尾　丹皮　土贝母　白僵蚕　生地　黄芩　玄参

用法： 白水煎服。

胎瘤红肿处，宜用敷药。生大黄为细末，合生桐油调敷。

又方：生大黄一块，人乳磨敷瘤上。

第二十六编　胃脘疼

胃脘疼者，即心口疼也，乃胞络间痛，非真心痛也。小儿此症，多因风裹饮食，或积冷伤胃，痛不能忍，食与冷气痛者，十居八九。气裹食痛者，亦有二三。积热痛者，十之一耳，必审明分别施治之。而真心痛者，旦发夕死，夕发旦死。此一种不可医治矣。

风裹食，胃气痛者，宜用香砂散，兼服和中丸。

香砂散

方药：苍术　木香　砂仁　陈皮　半夏　甘草　防风

用法：制苍术，熟半夏，生姜为引。

积冷作痛，呕吐痰水者，宜用加味平胃散。

加味平胃散

方药：防风　陈皮　苍术　厚朴　木香　枳壳　白豆蔻　香附　甘草　槟榔

用法：生姜为引，水煎服。

胃气虚寒，身体瘦弱，或遇风冷饮食，胃脘痛者，宜服加味逍遥散。

加味逍遥散

方药：白术　白芍药　当归　柴胡　薄荷　陈皮　甘草　白茯苓　木香　防风

用法：生姜为引，水煎服。

一种热痛者，唇红面赤作渴，热气上攻，而即痛不能忍，宜用栀子汤。

栀子汤

方药：炒栀子　丹皮　薄荷　柴胡　山楂　陈皮　甘草　归尾　红花

用法：白水煎服。

一种胃寒，痛不即止，唇白面青，四肢厥冷，宜用温胃汤。

温胃汤

方药：丁香　木香　陈皮　甘草　当归　白茯苓　炒白术　干姜

用法：白水煎服。

第二十七编　气疼

小儿气疼，此症属肝，或禀性善怒，脾胃失调，面青体瘦，多有此症。或痛于右，或痛于左，痛气或能走动者，药宜疏肝理气而愈。不宜过用发散消导温燥之药，或病后失调，亦有此症。宜多服加味逍遥散。

加味逍遥散

方药：白术　白芍药　白茯苓　当归　薄荷　柴胡　陈皮　甘草　丹皮　石斛　木香

用法：生姜为引，白水煎。

第二十八编　疥疮脓窠疮

小儿生疮，因湿热而生，亦有因病后湿热感出而生者，不宜用药搽洗，并不宜用薰药。犯之者疮毒入内，能作肿作喘生痰，因此而成，不救者有之。药宜清热，疏风，解毒，日久不愈者，即益滋阴养脾，方可得愈。疥疮作痒，乃血分风热所致。宜用荆防解毒散。

荆防解毒散

方药：荆芥　防风　连翘　黄芩　当归　生地　甘草　陈皮

用法：白水煎服。

疥疮兼皮干肉瘦者，宜用薏苡仁汤。

薏苡仁汤

方药：薏苡仁　连翘　黄芩　当归　生地　生黄芪　金银花　甘草　丹皮　沙参

用法：白水煎服。

红根脓窠，乃血热蒸脾，宜用清凉散。

清凉散

方药：黄芩　赤芍药　丹皮　金银花　当归　生地　黄檗　牛蒡子　荆芥

用法：或加黄连，白水煎服。

顽癣疥疮，年久不愈，谓之肾疳，宜用加味地黄汤。

加味地黄汤

方药：熟地　山萸　山药　白茯苓　泽泻　丹皮　黄檗　木瓜

用法：或加黄连，白水煎，饿时服。

第二十九编　风疹疙瘩

小儿此症乃肺郁风热，所感而出，此症极轻，宜疏风清热，万不可煎盐蒲包等水洗浴，宜用连翘散，兼服抱龙丸。

连翘散

方药：连翘　荆芥　薄荷　柴胡　防风　红花　枳壳　陈皮　甘草

用法：白水煎服。

第三十编　便血

便血，一名肠风下血。此症多因病中失调，脾胃虚损，不能裹血而便者。古云：粪前便者，属大肠经来者；粪后便者，属小肠经来者。有以粪之前后，以气血论之者，必皆分虚实治之。小儿此患，或伤食积热，损胃而成者。亦有肺经有热流入大肠而成者，以致血败，则面黄瘦，或因之浮肿者有之。有血裹粪而出者，此属热也。大人便者，又与小儿不同，有伤气怒而成者，有伤色欲而成者，近又有伤于烧酒烟毒而成者，又有粪门生痔疮，出大便时流血者。总要详察人之形体虚实治之，则万无一失矣。

伤脾湿热便血者，宜用凉血散。

凉血散

方药：黄芩　当归　陈皮　甘草　地榆　白茯苓　柴胡　神曲　炒白芍药

用法：白水煎服。

肺经有热，流入大肠而便血者，宜用清肺饮。

清肺饮

方药：连翘　陈皮　甘草　黄芩　薏苡仁　当归　生地

用法：或加黄连，白水煎服。

便血日久，面色萎黄，或作浮肿者，宜用固真汤。

固真汤

方药：黄芪　丹皮　当归　阿胶　陈皮　甘草　白术　白芍药　白扁豆　大枣

用法：炒白芍药，炒白扁豆，或加人参，大枣一枚为引，水煎服。

血裹粪而出者，此大肠热也，宜用加减凉膈散。

加减凉膈散

方药：炒槐花　黄芩　陈皮　甘草　白芍药　当归　连翘　丹皮

用法：白水煎，并治粪门痔疮流血者。

一种大人，伤七情六欲，便血不止，面色萎黄，身体虚浮，或伤于凉药，气血大亏。有用补中益气汤，或加附子服之而愈者。此又在医家宜酌详察治之，此一等又不可不知也。

第三十一编　小便撒血

此症皆因肺热流入小肠，肺与小肠、大肠相连，故有是症。然皆属湿热，药宜清热分利，宜用利金汤。

利金汤

方药：车前子　桑白皮　黄芩　黄连　归尾　川牛膝　甘草　木通　红花

用法：白果肉为引，水煎服。

第三十二编　淋疾

小儿淋疾，亦属肺经湿热，流入下焦，有赤白二色，作痛者名有五种，然皆属于热。一种久淋，面色黄瘦，淋而不痛，或小便后淋浊而不痛者，此脾肺两虚之故，又在调脾固气治之。一种湿热流下，而成白浊，亦当分利其热可也。

小儿赤白淋疾，痛不可忍者，宜用分利饮，或兼用犀角丸。

分利饮

方药：泽泻　猪苓　川牛膝　车前子　归尾　黄芩　黄连　甘草　薄荷

用法：竹叶为引，水煎服。

一种虽淋而不痛者，或久淋而不愈者，宜用加味逍遥散。

加味逍遥散

方药：白术　白芍药　白茯苓　当归　薄荷　柴胡　陈皮　甘草　家芡实　丹皮　白莲

用法：白水煎服。

一种淋疾，肝肾有亏，淋而不痛，月份久而不愈，或为药饵所伤者，宜用加味地黄汤。

加味地黄汤

方药：地黄　山萸　泽泻　白茯苓　山药　丹皮　葳蕤

用法：白水煎，空腹服。

小儿白浊疼痛者，宜用连翘汤，兼服犀角丸。

连翘汤

方药：连翘　白术　车前子　甘草　陈皮　当归　黄芩　丹皮

用法：白水煎服。

淋疾作痛单方

生陈秫米一钟捣碎，以井水泡汤，挤汁去渣用白果肉三四十枚，捣汁去渣，合而服之。如不愈时再服之可也，此汁须隔水烫温饿吃。

第三十三编　胎疾

凡小儿在月内有病者，此胎疾也，并治其母。小儿月内，肠胃甚脆，气血未充，若有微疾，不可妄施补泄，恐伤脏腑，脏腑一伤，将贻患于终身矣，或致夭命，可不戒哉。如不得已，而用汤丸，毋伐天和，中病即止，又不可过剂也。若妊母自乳，则不可乱投汤药。盖产后之妇，虚实不同，有补有泄。倘儿有热，而用凉药，或犯产后之禁，必害其母。如有温补，或反助小儿之热，又害其子。医者，人之司命，偏害之事，而可为乎，必须斟酌谨慎，勿损阴骘也。

凡小儿生下就死者，急看儿口中悬痈中，前腭上必有泡塞住，即以手指摘破其泡，用软绵拭令血净，若血入喉即死。

凡小儿初生，宜用旧衣袄，改作衣衫，真气相滋，令儿无病，切不宜新制拧丝绫罗毯绒之类。

凡出生三五月之内，宜绷缚令卧，勿竖头抱出，免致惊痫。

凡乳与食宜相远，不宜一时混吃，令儿生疳癖痞积，一周岁以内，止可稀粥哺之，不可吃荤腥等物。

凡小儿初出胎时，常常伤风者多，因乳母抱宿，鼻孔之风，吹其囟门，即有此症。乳母不可不留神戒之。

凡小儿生后，或月内，或百日，痰多气喘，目闭眼赤，眵泪神困呵欠，遍身壮热，小便赤涩，大便不通，时复惊烦，此胎热也。因母平日恣食辛热，贪服暖药而致，以犀角丸、黄连解毒汤治之。

凡小儿生后，觉口中冷，腹痛肠鸣泄泻，昏昏多睡，或夜啼，此胎寒也，因母喜啖生冷，或有外感，多服凉药，致伤胎气，以和中丸、匀气散治之。

匀气散

方药： 桔梗　陈皮　砂仁　白芍药　木香　甘草

用法： 桔梗、陈皮各一钱，砂仁五分，炒白芍药二分半，木香三分，粉甘草炙四分，共为细末，每服一匙，枣汤调下。

第三十四编　伤食

小儿伤食，受病皆从此而得，大者伤饮食杂物，小者伤宿乳、热乳，或郁结之乳。体有大小虚实，症有轻重浅深，凡伤食大者必断食，小者必断乳，宜多吃滚水粗茶，伤乳伤食之重者，或全戒其乳食；伤乳食之轻者，或戒其一半，其症亦有饿一七者，有饿二三日者，在医家与病家当细审之。

伤乳食之重者，用药如青皮、枳实、槟榔、厚朴。伤之轻者，如桔梗、神曲、麦芽、山楂、陈皮。伤乳食而内热者，或兼用黄芩、花粉、柴胡、薄荷、石膏、红花。有伤乳食而有外感者，或兼用防风、干葛、前胡。有伤乳食大便闭塞，或兼用大黄、蒌仁。有伤饮食而气凑生痰者，或兼用贝母、杏仁、胆南星。或有脾虚瘦弱而伤乳食不可消导者，当以白术、茯苓、当归、扁豆、神曲、麦芽、山楂肉治之可耳。此论不过大概，必临症察而治之。

小儿之病，有虚有实，有急有缓，有宜攻者，有宜守者，有不必服药者，若认病不真，妄为医治，或表或消，或补或行，不免其有误，损功败德，莫甚于此矣。

医治乳孩全以丸散锭药，随症调摄，医家必照本方虔合，药师必细，等分炮治必如法如数，炼蜜必真正，应症服之，无不见效者也。

小儿之病，误于父母失调者有之，误于过服药饵者有之。若有微病，不可轻易服药，必少用乳食，避风调养，亦可愈也。

小儿有病，衣被随其四时，不可太厚太薄，更不可轻加厚盖取汗，倘孟浪妄加，误事不浅。

第三十五编　附刻孟介石先生庭训

医道盖难言也，一举指间而人之生死系之，苟非学问渊博，探索精深者，未足辨焉。故古人之良医，明其道，不谋其利；行其义，不居其功，如或行坚言伪，欺世盗名，止足供有识者之一哂耳，予也承先人旧业，履薄临深，偶有见长，未尝索报，况学识粗疏，从未授一生徒，即有亲友见托者，往往固辞，非以此矫语鸣高，第恐自误以误人也，汝曹有志上进，当以耕读为事，或不得已而为此，亦唯精其业，虚其心，亲贤远佞，矢志于德行人品之间，其庶几乎，因录果报四则以志警。

第三十六编　果报四则

许叔微少尝以登科为祷，梦神告曰，汝欲登科，须凭阴德，叔微自念家贫无力，乃精意医学，久遂通妙，人无高下，皆急赴之，所治愈多，声名益著，后梦神授以诗曰：药有阴功，陈楼间处，堂上呼庐，喝六作五，是年登第六名进士，其第五姓庐，因上名不录，升第五上则陈祖言，下则楼材，方省前梦不诬。

严用和能医，施药济人，时邻人有死三日后复生，言至一宅第，有穿碑，主者令呕记碑语，传示人间。语云：医生严用和，施药阴功多，自寿添二纪，养子掇高科，诵毕遂瘳，后用和子，少年登第，位至大冢宰。

妇人杨阿剩，自幼贫病，晚亦狼狈，临终自语曰：我前生本一医人，失于详审，有一妇人，自称病蛊，我不能辨其是孕，遂以药下之，妇人与腹中二子俱毙。是我一举而杀三命，阴官罪我，令受诸苦满足，罚变女身，今已三次，世世尝为贱隶，长困饥渴，多病少安，可语世之医者，以我为戒，言讫而死。

目连尊者，日朝出城，见一饿鬼，哭泣告曰：我之此身，有数块肉，被诸禽虫，常时啖食，何罪所致。目连曰：汝之生前行医，不精其术，妄投药耳，使彼病者，不得其愈，是以此报。

卷六　杂症

第一编　败毒良方

治一切大毒，痈疽发背，疔毒鱼口，对嘴无名肿毒，未成形者，服之即消；已成形者，服之易脓易愈，功效不能尽述，服之者，勿令加减。

方药：黄芩　当归　广胶　怀生地黄　枳壳　连翘　怀牛膝　穿山甲

用法：黄芩、当归、广胶、枳壳、连翘、怀牛膝、酒炒穿山甲各二钱，生地黄三钱，上方照等分一剂，水三碗煎一碗服之，吃药后随量饮酒，轻者二三服，重者五七服，无有不愈者。此方药味平和，能愈大症，唯孕妇忌之耳。

第二编　易产药方

方药：川芎　羌活　当归　川贝母　陈皮　甘草　枳壳　丹皮　生地黄 生黄芩

用法：川芎、当归各一钱，羌活五分，甘草六分，川贝母、陈皮、枳壳、丹皮各八分，生地黄、生黄芩各二钱，生姜一片，水二大钟，煎一钟，食远服。孕妇至八九个月，即宜煎三五贴服之，临月时，再服二三贴，服之攻有神效。孕妇忌食兔獐鹿肉，犯者多生缺唇；多食螃蟹，损胎难产；多食生姜，犯者手足指尖生疮；多食鳖肉，生子颈短。怀胎时不可手指天虹日月星象，犯者生子六指。

第三编　蛇丹疮与蜘蛛疮

蛇丹疮多生腰上，蜘蛛疮多生颈上。雄黄末，调熟猪油，多敷疮上，以愈为度。二疮同一方治之，此疮多生于夏秋之间。

第四编　火烫伤患

鸡蛋清，调定粉多敷之即愈。定粉即是妇人搽面者。也可用莲蓬壳烧灰为细末，生麻油调之，敷患处即愈。

第五编　天泡疮

天泡疮多生夏秋之时。井底泥，调滑石末，敷之即愈。

第六编 腿上生血风疮

生大黄末，调生桐油，多搽疮上，外将纸裹，或每日一换，或二三日一洗，以愈为度。此疮能作痒，如伤手，则日久难愈。

第七编 男妇水臌肿胀效方

方药：菟丝子 车前子 大蒜 白蜜

用法：菟丝子洗净，车前子，大蒜去皮，白蜜，每味四两，将药蜜盛入健猪肚内，用河水砂器内煮煎，抖去药，将猪肚再入汤内煮烂吃之，重者服一二肚，可愈，病者戒盐。

第八编 膀胱胀痛方

方药：当归 青皮 枳壳 细甘草 条芩 知母 瞿麦 白滑石 乌药 木通 车前子

用法：每味一钱，白水二碗，煎服即愈。此症遇辛苦受热即发。此方专治大人受热，小肠气膀胱胀痛。

第九编 鼻衄二方

鼻衄方

方药：玄参

用法：男妇鼻血不止，或流盆许者，速用玄参四两，井水四碗，煎至一碗，服之即愈。

吹药方

方药：生栀子

用法：鼻血不止，用生栀子，研为极细末，吹入鼻内可愈。

第十编 乳蛾

咽喉乳蛾，并喉内一切肿痛危症，蓬砂一味，研细三五分，井水调化含漱患处，以愈为度。

第十一编 �施夏秋泡汤正气散

余家泡剂治病，殊多经验，取其气薄达表，而外感不能深入，使邪气易出，正气得扶，以致表里无伤，病有风寒暑湿，斯药无不兼该。四时之病，唯夏秋二季感症最多，故今录方于下，如法合制，勿令增损，取效甚捷。

夏秋方

方药： 柴胡　薄荷　生白扁豆　甘草　陈皮　白茯苓　当归　赤芍药　葛根　红花　煅石膏　生黄芩　独活　生黄芪　紫苏　真青皮　怀牛膝　生桑皮

用法： 柴胡、薄荷、白茯苓、当归晒干各一两，生白扁豆、真青皮、生桑皮各二两，甘草六钱，赤芍药八钱，陈皮、葛根、生黄芪各一两五钱，煅石膏四两，生黄芩三两五钱，晒干怀牛膝、红花、独活各五钱，每料磨为粗末，如期施送，每服用末五钱，入一碗内，将极滚水冲泡，去渣吃汤，其渣再泡，即如冲茶之法。病轻者服三五次可愈，病深者必十数服方瘥，须戒荤腥酒面烟物。治夏间一切风暑，寒热往来、出汗不透、烦躁不安、身体倦怠、胸膈不舒，兼腹痛泻痢，恶心、疟疾、鼻衄等症服之有效。

夏秋无疾人服之，得其肠胃通畅，亦可免生他病。

前方一交夏至，即当修合，至冬至方止。

药料必拣择真正，等分药味，必如法如数，勿妄行增损，恐致无益有害。

前方实利于贫苦之人，而途路舟次，亦最为便当，若照方虔合，施送广济，则功德有归。

或有不知者，见方内有石膏，即畏而谤之，则误事多矣。今将本草所载药性，详开于后，则无疑矣。

石膏，味辛甘，气微寒，气味俱薄，火煅方灵。辛能透汗解肌，上行而理头痛；甘则缓脾益气，生津止渴，故风邪伤阳，寒邪伤阴，总解肌表而愈。

医者意也，善用意者，存乎心；不善用意者，矫以臆。每遇中暑伤风诸症，辄倡为臆说，名曰慢寒。桂附苍藿，热燥纷投，贻戚曷极。吾友介石氏忧且悯之，梓家传泡汤药方以行世。余昔薄游晋豫，夏往秋归，置药盈囊，随处施饵，舆隶厮卒，及旅馆道路之人，应手立愈。存活者，无虑数十百辈，此明验也。或有以石膏为疑者，余常作谐语云：点膏为腐，味淡性和，贵贱均餐，比与菽粟，曾闻有戕生殒命者乎？冤哉石膏，负此奇谤。坐客曰：灵药在此。芦庄庚弟何平舟谨识。

春冬便方

方药： 鲜生姜　陈茶叶　大红枣　干紫苏

用法： 鲜生姜、陈茶叶各一钱，大红枣两枚，干紫苏一钱，水二大钟，煎汤去渣服之。春冬并初夏深秋之时，多有头痛发热作寒，呕吐霍乱，腹痛胀满，胸膈不舒，或伤风咳嗽多痰，或有汗，或无汗等症，今录古传验方，以便通行服之。若途路舟次贫苦者，煨药无具，以此药入碗内，将极滚水泡汤，去渣服之亦可，即如冲茶之法。

寒冬服之，免其来年春夏时疫之患。夏时服之，能免疟痢等病。凡遇微恙，即当多进，寒亦可散，风亦可除，食亦可化，使病不得深入，即有诸病亦能减轻，幸乞四方，修合施济。

四时传染不正之气，照方服之，但不可妄自加减，反令无益。生姜必用鲜者，茶叶无论粗细，隔年者为佳，红枣连核捣破，紫苏梗叶并用，药味须照等分。服药必戒荤物油腻生冷，男妇小儿同一治之。如幼小者，药味须照等分减半服之可也。

江宁逢秋夏受暑者。有发热头痛作呕，四肢或冷等类，多有误认为风寒阴寒者即用发表燥热之剂，如川芎、羌活、苍术、半夏、姜灰、葱头、桂附、砂仁、香附、藿香等味，反令病人或流鼻血，或躁热不宁，仍妄言回阳，此皆是认病不真之害。遇初感者，不若服前方探之，不失其为稳当也，存心者辨之。

第十二编　中风

紫背浮萍，七月十五日采，依法曝之：竹筛摊开，水盆架住，曝向烈日，才得燥干，盆无水，则不燥，研为细末，炼蜜成丸，如弹子大，空腹醇酒化服。按普济大风丹云，东京开河，掘得石碑梵书天篆，无有晓者，林灵素逐字释解，乃是治中风方。歌曰：天生灵草无根干，不在山间不在岸，始因飞絮逐东风，泛梗轻轻飘水上，神仙一味去沉疴，采时须是七月半，怕甚摊风与中风，酒下三丸都汗散。此出自本草。

第十三编　勿药

凡一切久病，服药无效，更医不愈，当以不药得中医为是，以恬愉为务，以自得为功，往往得此法而愈者甚多。

补益并种子，不宜服热药，更不宜热药浸酒，无病不可轻尝，非沉寒痼冷，吐利之症，不可用也。禀来阴脏者服之或可，若阳脏之人，则受害无穷，如海狗、丁香、肉桂、附子、巴戟、料豆、骨脂、川椒、河车等类，虽能助阳，日后受患，多成中风，或失血，或生毒，或病目，或落齿，盖以性热能助相火。相火偏盛，则多欲，多欲则精枯，水少火盛，则热极生风，诸病出矣。保身者可不慎与，至于一切房术方书，有损无益，尤当远之。

膈食病，皆因亏损中气而成，禁投通关破气之药。

老年咳嗽痰火，不可用药消痰利气，若攻尽其痰，其无血养筋，反令挛急偏枯，病目，不宜过点。

生疮，不宜煎烟根水熏洗。

屋檐口雨水，不可以久吃，多因蛇蝎居之，受害则能生毒。

孕妇忌食兔獐鹿肉，犯者生子缺唇；多食螃蟹，损胎难产；多食生姜，生子手足指尖生疮；多食鳖肉，生子颈短。有孕不可手指天虹日月星象，犯者生子六指。小儿有病，不得已用挑惊推法则可。如将滚热水蒸洗，其后附加衣被，小孩哑口难言，反成不救。更不宜轻用艾灸顶门。

小儿皮骨嫩弱，凡洗头面，万不可用滚热水，热气入内，感生疮毒，唯以温和为是。小儿不可吃二三人乳，有等富贵之家，意欲儿女壮大，但不知乳杂即有毒，因各禀气血不合，小儿遇病反重。

核桃一物，俗传能消食，殊不知此种气温兴阳助肾火，动风生痰，小儿有病，当切戒之。

鸡肫皮，乃磨坚之物，能刮肠胃，小儿多服，能成软病，伤于脏腑，则无可救治。

体虚之人，并久病者，不可多服香附、川芎。本草云：过服者，损真气，此二味庸医常犯之。

夏暑之时，发热头疼恶心等症，不可错认风寒，轻用发散燥热之剂。

骤风暴雷之时，不可出户视之。

凡人熟睡之时，不可狂叫吓醒。

凡人卧时，头间不宜置火炉。

三光之下，不宜赤身裸体，多招灾病。

人熟睡时，不可戏图花脸。

冰麝，不可轻入群药，戒之。

蛊胀之症，有用大戟、商陆等药，受害者多，受益者寡。

朝脑，勿令入发熏头。因气烈伤人，多成痨病。

遇梅疮之人，勿与同器。

伤寒一证，用药必看受症浅深，元气虚实。真正伤寒，初期用药，发散固宜。有饮食者，兼用消导，但可用枳壳、山楂之类，若加苍术、厚朴、香附，则不宜也，此等药能厚肠胃，坚积滞，反燥大便生熟之害。

书云：益母草，去瘀血而生新血。若元气虚弱之人，去其瘀血而望生新血迟矣。所以妇女面白气虚者，不可概用。

豨莶丸，乃治壮实之人，而中风者，若虚人类中风，服此搜风之剂，受害不浅，必九蒸九晒用之方妙。荷蒂逐瘀血，虚人并吐血者，不可以多用。

古人药引，不过借此引经，原不足为轻重，玩其引子二字可见，乃今人则多方加入，行术欺愚，可叹也。

灯芯为引，此无益亦无害之物。本草云：熟草只可点灯，不堪入药。

夏枯草，治壮实人生瘰疬甚善，但虚人不可多服，能损胃伤脾故也。

雄黄性热，不可入丸锭，与小儿服之，唯造敷药，用之无碍。

第十四编　痘毒痘疔膏

扁柏叶，麻油熬成膏药，摊帖患处，药内或加黄蜡、黄丹少许。

第十五编　小儿脱肛不收

蒲黄细末，合熟猪油，调搽肛上，以愈为度。

第十六编　滋肾种子丸

方药：熟地　山药　车前子　山萸肉　沙苑蒺藜　枸杞子　牡丹皮　何首乌　白连须　芡实　人参　怀牛膝　川萆薢　五味子　杜仲　菟丝子　鱼鳔

用法：大怀熟地八两，用蒸不用煨煮者，须捣烂另入群药，大怀山药、车前子酒洗晒干、山萸净肉烘干不宜炒、沙苑蒺藜先用水洗去浮者酒洗晒干各四两，枸杞子三两烘干不宜炒，牡丹皮三两粉口者酒洗晒干，九蒸何首乌四两用大黑豆蒸久蒸干，白连须一两五钱，红莲勿用，家芡实二两，人参一两五钱，怀牛膝一两酒洗晒干，川萆薢二两白色者酒洗晒干，五味子一两五钱烘干，菟丝子三两洗去土，酒煮熟晒干，杜仲一两五钱盐水拌炒去丝，鱼鳔二两蛤粉炒，上药共为细末，炼白蜜成丸，如桐子大，每日空腹白滚水吞服三钱。服药后，随宜进饮食将药压入下部，服药须恒，勿令间断。

第十七编　调经养荣种子丸

方药：鱼鳔　牡丹皮　白芍药　沙苑蒺藜　续断　白茯苓　熟地黄　黄芩　菟丝子　山萸肉　杜仲　川萆薢　山药　当归　车前子　阿胶　蛤粉　益母草　香附

用法：鱼鳔二两蛤粉炒，牡丹皮一两五钱酒洗晒干，白芍药一两酒炒，沙苑蒺藜二两酒炒，续断一两酒洗晒干，白茯苓一两五钱，大熟地黄四两另捣，黄芩一两酒炒，菟丝子一两五钱酒煮，山药、山萸肉各二两，杜仲一两盐水炒，川萆薢一两白色者酒洗，当归一两酒洗晒干，车前子二两酒洗，阿胶一两五钱蛤粉炒真者，益母草一两取嫩尖晒干，酒拌饭上蒸过再晒干，香附米一两，童便浸七日后洗净炒，上药共为细末，炼蜜成丸，如桐子大，每早白滚水吞服三钱，空腹服后，随宜进饮食，将药压入下部。

古传种子方极多，无非暖肾助阳之药，服之者，不但无有效验，且受害不浅。本堂考订男妇二方，应验十有六七，且治男妇一切虚损百病。但服药者，必分阴阳二脏。阳脏者，服药必当滋阴生水；阴脏者，必当生火养元，此方乃滋水生精之要药。水足精生，自然生子，此理之晓然者，服之者，必照方炮制，万勿增减，功效若神。

男妇二方，不限定一起并服。

第十八编　白虎痪节疯

大人小儿皆有此症，总因体虚受风故耳。周身骨节疼痛，手不可近，身不能翻，即如虎咬之状，故名为白虎痪节疯，此症有似中风半身不遂者，或大小便不通，或泻稀黄水，用药处宜疏风，随后当以理脾清热为主。

疏风化痰汤

方药： 胆南星　天麻　防风　陈皮　甘草　杏仁　独活　枳壳　山楂　柴胡　薄荷

用法： 胆南星八分，陈皮、甘草、薄荷、柴胡各五分，独活、枳壳、天麻、防风各六分，山楂、炒杏仁各一钱，生姜一小片为引，水煎服。

加味逍遥散

方药： 白芍药　白术　陈皮　甘草　当归　白茯苓　薄荷　黄芩　僵蚕　柴胡

用法： 白芍药、当归、白术、白茯苓各八分，陈皮、甘草、柴胡、薄荷各六分，炒黄芩、炒僵蚕各一钱，白水煎服。

清热止痛汤

方药： 当归　薄荷　陈皮　甘草　白茯苓　白术　白芍药　柴胡　花粉　赤芍药　连翘　牛蒡子　山楂　黄芩

用法： 当归、薄荷、陈皮、甘草、柴胡各六分，赤芍药、连翘各七分，白茯苓、炒白术、炒白芍药、花粉各八分，牛蒡子五分，山楂肉、炒黄芩各一钱。如大便不通，加玄明粉、知母，白水煎服。

清热地黄汤

方药： 熟地　山萸肉　山药　丹皮　白茯苓　泽泻　柴胡　薄荷

用法： 熟地二钱，山萸肉、山药各一钱，丹皮、茯苓、泽泻各八分，柴胡、薄荷各六分，白水煎，空腹服。

六君子汤

方药：人参　白术　白茯苓　甘草　熟半夏　陈皮

用法：人参三分，炒白术、白茯苓各八分，甘草、熟半夏、陈皮各六分，生姜一片、大枣一枚为引，水煎服，治节疯脾虚作泻肿满。

清热理脾汤

方药：白芍药　白术　木通　僵蚕　陈皮　甘草　白扁豆　白茯苓　当归　炒黄芩　柴胡　薄荷

用法：炒白芍药、炒白术、当归、木通、白茯苓各八分，陈皮、甘草、柴胡、薄荷各六分，炒僵蚕、白扁豆、炒黄芩各一钱，水煎服，治节疯作泻或解黄水。

节疯方六首，随症之虚实，酌而用之。

第十九编　痔疮经验良方

马齿苋一味，白水煮吃，并煎汤洗浴患处，多年日久者，皆有神效。久久洗之服之，自然痊愈。马齿苋春夏秋用鲜者，冬月即用安乐菜。

第二十编　治男妇小儿颈上瘰疬良方

方药：全蝎　白芍药　玄参　何首乌　当归身　昆布　土贝母　海藻　黄芩　生黄芪　僵蚕　黄花地丁

用法：全蝎炒去尾尖，酒炒白芍药、何首乌、当归身烘干、昆布阴阳瓦焙干、酒炒白僵蚕、黄花地丁、黄芩、生黄芪、海藻各一两，玄参二两烘干，共为细末，炼蜜成丸，如桐子大，每晚用粗茶吞服三钱。小儿不善吞者，用粗茶调服二钱。

戒用羊肉、野鸡、鲤鱼、鸭蛋、萝卜、葱蒜、烟酒等物。无论已破未破，皆可服之。

第二十一编　治小儿不出痘经验良方

方药：羌活　生地黄　升麻　防风　黄檗　麻黄　甘草　黄连　当归身　川芎　藁本　黄芩　柴胡　葛根　苍术　红花　苏木　陈皮　白术　细辛　吴茱萸　连翘

用法：羌活、生地黄、升麻、防风、黄檗、麻黄、连翘各五分，甘草、当归身各三分，黄连、川芎、藁本、黄芩、柴胡、葛根、苍术各二分，红花、苏木、陈皮、白术、细辛各一分，吴茱萸半分。上药二十二味，合一剂，每逢立春、立夏、立秋、立冬之前一日，取水二钟，煎至八分，露一夜，如遇天阴，即露在房檐下。露时须防蛇蝎之类，次早温服，服后泻则毒去，第二次服则不泻，亦有初服不泻者，胎毒轻也。一年之内，只服四剂，永不出痘。即服一二剂者，出痘亦少。此方神验，不可轻视之。

分数药味，毫不可苟简泡制，药俱生用。

验后当发愿随力放生，或鲤鱼、鲫鱼、鸟兽等类。

第二十二编　治痘风眼经验良方

小孩初生，剪衣胞时，将脐带内血用瓷钟收下，以软鸡毛点入眼边内，如晚间点时，次早洗去，余血或干，即用人乳拌之，点一二次可愈。

其眼不拘新旧皆可治。

第二十三编　治小儿痰核肿硬良方

用地浮萍草，捣取汁，合陈细酒，每服三五茶匙，量儿之大小服之多寡可也。或生头项，耳根旁，或生两胁内，或生周身腿上，服之俱能消减。

第二十四编　发背灸药良方

发背未出脓时，先用清水洗过拭干，取人粪合于毒顶上，外用真陈蕲艾搓丸，如龙眼核大，放于粪上，用火灸之，以知痛为度，屡试屡验。

人粪须用干硬者为是，必灸透知痛痒，方可徐徐去艾。

第二十五编　杂症验方

方药：白茯苓　橘红　鲜枇杷叶　鲜芦根

用法：白茯苓、橘红、鲜枇杷叶去毛剪碎各一两，鲜芦根三两，以上四味，合井水入砂锅内，以炭火先煨，俟熟时，用新白净布滤去渣，取汁再同甘蔗汁一饭碗，白梨汁一茶杯，姜汁一酒杯，人乳一碗，齐煨。将浓，加上好蜜八两，熬成珠，后加柿霜三钱。

此药每次半酒杯，用白滚水调下，不妨勤服，开关之后，止用薄粥，万勿即饭。治中满不受、饮食呃逆、吐痰带白沫或腹胀等症神效方。

第二十六编　治颈项对口毒灸药良方

猪眼骚四枚，和糯米饭半酒杯许，同骚捣烂，敷毒患处，不露头，二日一换，再敷之，如此八日即愈。敷毒须在未出脓时，猪眼骚生猪头眼旁，乃屠人挑去不用之物，猪眼系生捣。

第二十七编　治久痢方

用海味燕窝菜一个，阴阳瓦焙黄为细末，陈细酒下，以愈为度。

又方亦治久痢：陈白萝卜叶，每用一两煎汤，露一宿，温服，以愈为度。

第二十八编　吞黑豆良方

料豆，凡阴脏人，一岁吞一粒。如四十岁者，每日用白滚水生吞四十粒。七十岁者，每日生吞七十粒。久服能治阳气不足，坚筋骨，乌鬓黑发，百病不生。此豆扁而小者即是，阳脏人不可服。

黑大豆即家常煮盐豆者，此豆专补阴分不足，久服坚筋骨，乌鬓黑发，百病不生，又能治诸疮热毒，每日用白滚水生吞二钱。不必拘时，或一日分作二次吞之可也。宜圆而小者为贵，阴脏人不可服。

平日喜食性热之物而无害者，即系阴脏之人也。平日喜食性冷之物，而无伤者，即系阳脏之人也。服豆者务须恒久，勿令间断为妙。

此豆方，极便于途路舟次，更利于贫苦之人，乃养生之妙丹也。

第二十九编　痔疮良方

生杏仁，用热水润去皮，隔纸赶去油，净末五钱，用好冰片五分擂碎，同杏仁拌匀，用鸡蛋清调搽，每搽少许，数日即愈。如内痔，即按痛处，抹在外面，亦愈。倘杏仁油去不净，搽上即疼。

第三十编　壁蟢伤人方

壁蟢，即喜喜，做窝贴在壁上者。性极毒，咬人至死。用桑树柴烧灰，入滚水搅过澄清，调生白矾，搽患处，旋干旋搽即愈。此方载本草内，何省齐先生所经验者，常以此方治人。

第三十一编　治妇人儿风

用各种骨头，与狗食之，即将狗粪内骨头，淘出洗净，阴阳瓦焙焦存性，研为细末，每次一二钱，或滚水或酒，调与病人服之即愈。

第三十二编　治刺良方

凡一切竹木之类，刺入肉内者，用生栗子，嚼碎敷满，即刻止痛，其刺自出，二三日可愈。如遇疯狗咬伤者，亦照此方法治之即愈。

第三十三编　洗浴瘫痪劣药良方

凡遍身肿痛湿痛，忽然瘫痪，手足痿痹，百节风、鹤膝风等症，用臭梧桐煎水洗浴，以愈为度。轻者半月即痊，重者必洗浴至百日外方效。臭梧桐高三尺许，对节生开红花者。

第三十四编　贴颈项瘰疬第一神效膏药方

第一神效膏药方
方药： 槐枝　柳枝　川木鳖　真肉桂　白芷　白蔹　杏仁　黄丹　乳香　没药　血竭　麝香

用法： 槐枝、柳枝各四两均向阳者，川木鳖、真肉桂各五钱，白芷、白蔹、去皮杏仁各六钱，以上诸味切碎，用真麻油四十两浸三日，入锅内文武火熬之，仍用柳枝徐搅，熬至黑色，去渣再熬，俟滴水成珠，加黄丹二十两，先用水飞过，炒干徐徐而入，膏成时，离火片刻，入乳香三钱，没药三钱，血竭一钱五分，麝香五分，俱研细搅匀，用冷水一盆，将膏隔水浸露一宿，听用。摊膏药不宜近火，只宜用热水炖化，摊之为妙。

无论已破未破，俱可贴之，男妇小儿，皆有神验。

第三十五编　便血日久良方

专治男妇小儿肠风下血，日久不愈，面色痿黄，或作浮肿。
方药： 生黄芪　白术　熟地黄　黄芩　牡丹皮　川木瓜　车前子　五味子　晚蚕砂　白芍药

用法： 生黄芪、净晚蚕砂各二两，土炒白术、酒炒黄芩、牡丹皮、车前子酒洗晒干、五味子烘干、生白芍药各一两，川木瓜六钱，另捣熟地黄四两，上药共为细末，炼蜜成丸，如桐子大，白滚水吞三钱。服之者，照方炮制，药味等分，不可增损，吃药必恒心，勿令间断，方得速效。戒色欲、烟、酒、鲤鱼、羊肉、椒蒜、萝卜、芥菜。

第三十六编　用药必分阴脏阳脏说

世人病即服药，而有效有不效者，皆由未探其本原，而混投药饵也。本原者，乃阴阳二脏也。阳脏之人，止可滋阴，万不可妄用大热之药，如桂附、人参、鹿茸、丁香、胡椒、硫黄、仙茅、河车、巴戟等类是也。阴脏之人，方宜温补，万不可过用苦寒之药，如黄檗、苦参、龟板、大戟、葶苈、大黄等类是也。如有半阳半阴者，滋补则用六味丸，或加大黑豆，九蒸何首乌等类。近见有余之家，希图长生，并壮阳种子，不分阴阳二脏，概用温暖补剂，久之百病俱出，受害不浅矣。良医诊视之时，必细心审察，男妇皆然。如平日多服性冷之物，而无碍者，即系阳脏之人。多服性热之物，而相安者即系阴脏之人。体此而用药，自当易于奏效，不务此而徒以脉理寻之，恐其尚有误也。

第三十七编　敷毒验方

凡遇匾壁蟢、蜈蚣、蝎子咬伤，头目发肿，毒气攻内疼痛难忍者，急用靛花半杯，入雄黄末二分，麝香半分，调抹痛处，能止痛消肿。

第三十八编　心口疼方

心口疼，用檀香心内泥一钱，调镡酒温服，即痊。或用苏木心内泥，调镡酒服亦效。

第三十九编　治中风口眼歪斜

用木通十二两，大而黄者，同陈细酒十斤，入砂器内隔水煮一线香时，迟一二日出火气，每日随量温饮，其效如神。此法治中风口眼歪斜，并筋骨抽痛、白虎疬节疯。

第四十编　大麻风癞疾

用苦参一斤，荆芥一斤，同陈细酒浸一宿，取起晒干，为细末，酒叠为丸，每日用滚水早服二钱，晚服二钱。量佳者，酒吞更妙。

第四十一编　膈食病方

膈食早晚用陈细酒合黄牛乳服之，久久自愈。

第四十二编　受蛊毒

粤省妇人，多下蛊毒，受之者，皆有性命之患，唯服食大荸荠，久久其毒自化，服者无论生熟，并汤服之。

第四十三编　华仙人稀痘良方

凡出痧痘初觉时，将好朱砂一味，研为细末，以水蘸遍晒干，用生蜜对滚水调服。量儿大小与服，不论温痘瘀疹，皆可服之。轻者全然无事，重者可保无虞。周岁以下，可服三四分。五岁以下，可服六七分。十岁以下，可服八九分，屡用屡验。

赤砂必用坚固而方整者多良，炼片后，朱色或黝者，多松而易碎，不可不察。

黄河决后，徐成土人起修华仙洞，因得此方于洞中石碑上。

第四十四编　又稀痘方

方药： 生黄芪　黑豆　甘草

用法： 生黄芪、黑豆、甘草各一两，上药三味，共为细末，用蜜糊丸，与出生小儿在杯子内滚水调服，作六日服完，最能稀痘化毒。

第四十五编　跌打刀伤方

燕窝菜，凡跌打损伤，刀伤竹刺伤，燕窝菜用口嚼烂碎，贴上三日即愈。刀伤指落者，仍可接上。

第四十六编　去竹柴鱼刺方

不拘竹柴鱼刺哽咽喉内不下者，用灰条菜油拌食之，自下。

第四十七编　鹅掌风神效方

采城头上青蒿草，春夏秋皆有，不拘多少，将手先用热水洗软后，用此草擦之，擦至十日后，起老皮即愈。

第四十八编　治一切肿毒疼痛难忍者

用密陀僧一味，不拘多少，为细末，生桐油调服患处即愈。

《幼科直言》终

第四部 幼科秘书

（清代江宁 孟河介石甫著）

序一

余儿时随家中宪官金陵弱质善病，就医于起潜孟先生，稍长益与投分为忘年友，先生谓余曰：吾老矣，有第三子明慧诚挚能读父书，异日所造当在老人右。子识之，余臆间有一介石久矣，迨余官，长安归先生已弃，人间世始得交，介石握手道故，相对泫然，自是儿孙辈俱就医于介石，亦若余之于起潜也，起潜如扁鹊入咸阳时，专为小儿医，介石极深研几穷理尽性，所学益备，如邯郸之贵妇人，洛阳之爱老人者，皆托命焉，当为余言治妇人老人易治，小儿难以，神智为问答，以药饵为乳哺，非于心诚求之。四字体认真切鲜克效者，故刊幼科一书并诸症要方，属余序以，传介石洵仁人哉。今人有寸长，有小利，辄矜炫诡嚣，求自异于众而居其奇是以太史公之传，扁鹊曰：女无美恶居宫见妒士，无贤不肖，入朝见疑其叹世慨俗者深矣，宁独为医。言哉，即长桑君奇扁鹊为非常人，犹至出入十余年，忽与私坐，始传以禁方，戒令毋洩介石乃不忍秘其传而公于世，长桑君且不逮，况今之人乎。始读是书者，达义通变，应时而剂用一时之就医者，不独抱子牵孙在，在皆堪图画，即妇女老人之托命者，益无算也。余与介石同生丙寅岁，余衰且病如六七十许人，介石则颜如砂，须如漆，肌肤如冰雪，非本于仁术者能若是耶。传曰，仁者寿，介石有之，吾愿介石之自寿以寿世也。

康熙辛酉春日同里庚弟何采书

序二

金陵孟氏，世家名医，而介石君为最治男女大小症，精善而婴儿为尤，最治婴儿诸症，率应如响虽极难治者，投之七箸而能生，予子侄儿孙辈数，数验也。介石不忍秘其传梓，以公诸世，其论受病之根，与轻重之别，中症之变及治济之方，灿然指掌，诚保赤良书也。昔孙思邈受奇方于水府，持以公世陶隐居，验本草以晓。后人皆以博施济众，举一世熙熙然登春台，而臻寿域也，其利薄哉，介石之意将毋同然耶。予今年六十矣，忽患痧症，与婴儿同因，读是书细微悉验，服之如神。则是书不独为保赤良书亦养老奇方也，以此告天下，其必哂我心之童而信予言之当云。

康熙戊午冬心童弟方亨咸书

序三

医亦难言矣，不念生从所关，则心不仁，探歧黄所著，则理不晰理明矣。心仁矣而后手之所到，无非阳春目之所视，洞见脏腑，医故难言也。吾里孟介石翁世医也。祖以慈幼擅名海内，迄今三百余年矣，而介石翁于此心此理较之，乃祖适符积薪之喻，但介翁门如市橐如洗且倦于酬对敬奉金刚果报及诸佛典籍，暇时即书格言数十条或粘之辟以劝人，或刊诸木以醒世，故笔可经年，粮无隔宿兴，余最善神圣工巧之妙，时讲究焉一日出一编，示余曰此，予所著幼科书也。从未常轻以语人子，四世祖乐静公所称大医王，种种篡刻为世所珍，而子平日持论有本，今幸为我详较焉。余展阅再四，见其于小儿病证，应症诸方，入理甚微，造言复显，至当不易，驾昔贤所著而上之矣，其于痧痘诸论，尤见保赤婆心，余不禁拱手敬服曰：此书一传天下无不可医之病，并无不知医之人，有功斯道非浅识者，应共宝之余，何能替一辞。

时辛酉惊蛰前一日北山范莱又吕氏顿首书

序四

昔唐益之先生，偶集金刚影略一编，介石先生好之且以嘱余曰：择其尤奇特者，以行余唯唯顾其意。余不测也，介公名家，医且三代，而尤以幼幼擅声已而尽，以其所藏秘本，详细授梓，若不知其秘焉而珍之，又若人之私其秘焉，而不啻公之，余然后喟然知介公之用心也。曰：介公其有金刚度世之智也，而姑以是为之影略乎，且宜之先生述之矣。曰：昔人之注是经也，笔无停晷，读至先世罪业应坠恶道，以今世人轻贱故先世罪业则唯消灭，阁笔者久之，一禅师告之曰：是经能摧种子故也，注经者当下了了，从此沛然无复留碍矣。嗟乎，禅师之一言，而先生述之，介公从而用之大哉，善哉，且夫四相之为相也，我相为之种子也，无我相者，摧种子也，功必有所出也。曰：非我莫出也，名必有所成也。曰：非我莫成也，善盖一乡唯我盖之，而善归于我，利尽一国，唯我尽之，而利萃于我也，今介公何如哉，吾有书，而吾白之其于度东方虚空也，无殊于度南西北方上下虚空也，其为影略也，宁有尽哉，吾向也，曾亲见太公矣，手挈一囊以自随。曰：其儿之父母至不信，吾说而信其师说，竟有三五日，而不得一粒食者垂尽矣，吾谬曰：吾适有要药而投之，投之而无不愈也，吾当以干饭度人无虚日噫，孟氏之为金刚影略也，岂自今一日而然哉昔。

时康熙壬戌秋钟山学人钱滙拜手题

论脉直言

脉之理甚微，凡看病须知望、闻、问、切。望者望其颜色，闻着闻其声音，问者问其致病之根由。切者切其脉之表里虚实，但遇病必先明告医家，而后切脉，庶不有误。病犯重症而脉乃现，或雀啄，或虾游，或沸汤，或有或无，皆不治之症。至于寻常病症，恐未必尽准也，必病家详说，始知端的。

病有受暑似寒者，亦有虚弱似实者。用药有宜凉宜温者，且有阴脏阳脏之不同，至于真伤寒，乃冬月受之，而逢春末夏初发者，方为确耳，余月发者，不过头伤寒。今之医家，无论表里虚实，一见发热，即云伤寒慢寒，又云传何经络，或云结胸，或云漏底，用药回阳。况慢寒之说古书从无一慢字，种种谬论，误人不浅。凡遇病症万不可草率，务须用心辨别。

阳脏误用暖药则害，阴脏误用寒凉则损。

症候有宜饿者，有不宜饿者，有当行而不行者，有当补而不补者，有宜清凉者，有宜温补者。有虽病而不须药者，有宜攻伐者，有宜安守者。有一种病家，急欲求好医家又图速效，两家相急，而至于坏者，此等不可不知。

卷一 痘症

第一编 总论

夫小儿禀天地阴阳之气以有生，受父精母血以成形，此一定之理也。然父精母血，皆有形之物，有形即有渣滓，渣滓即毒气也。毒气深入脏腑，出胎之后，感秽气而出痘，痘即渣滓也，渣滓即浊气也，浊气轻者毒亦轻，浊气重者毒亦重。出痘者，乃发出浊气也。因感秽气，运动气血而发，毒气有浅深，而气血有虚实之不等耳，故察痘必在颜色鲜明。桃花色者，毒轻，顺候也。胭脂色者，毒深，险候也。紫黑色者，毒重，逆候也。毒气深入脏腑，激搏而喘促，不能透出者，即闭症也。痘泛常疮毒之可比者哉，痘粒尖耸而稀者为上，顶平者为中，平滔而不起者为逆，成片者为凶，密而分根颗者为险。大约看痘，必看颜色，分根颗，热透三日而出着为吉，热一二日而出者，为夹热，为险。看痘必见症多，用药必传授真。见症多者，始终能辨吉凶。传授真者，用药庶无杂乱。痘可轻视而即妄为医也耶。

第二编 发热

外热三日见点者，为吉。外热一二日见点者，为险为逆。亦有热数日而不出，复又发一二日热而出者，此症尤吉。其热之轻者毒亦轻，热之烈者毒亦烈。

人身有上中下三焦，发热三日，则气血通畅，故云吉。出痘以热退为齐，若外热不退，不可定其为齐。

第三编 见点

一见而即高大，颗粒滚圆者为吉。见而稠密碎小者，为险为逆。

第四编 部位

从唇而出者，为吉，唇属脾，乃进食之关，有生气常存焉，故吉。从额而出者，为险，额属肾，谓之冷脏。皮肉之外，又属心火。头面为诸阳聚会之处，如痘多者，又为朦头，为险候也。从咽喉而出者，乃进水谷关窍之处，谓之锁喉，为大险候也。从两颐而出者，乃气血融化之处，为吉。胸腹稠密者，诸阳受气之地，乃心肺之宫。痘多者，谓之缦胸，为险。从耳骨而出者，属肾，为险候也。先见于手足心四肢者，为吉。先见于下部两胯当内，乃盛血之处，为吉。见于两胯外而密者，亦险。俗云：以脚底心见之，方为出齐。不准之说也。

一说看耳后有红纹，横贯耳边者，男左女右为必出痘之兆。亦不足准信。

第五编 颜色

色如桃花，华彩可爱者，乃毒气轻，而血脉荣和，为吉。色深红而亮者，乃血热之故，亦为吉论。其色鲜明，痘虽多而始终可愈。其色深紫，颗粒大而稀者，亦为可治。若深红紫色，而颜色不暗，且高起者，亦为可治。

一种痘密而平，其色亦如水喷桃花，此气虚毒漫，凶候也。色紫而痘平，平而不圆，且密者，凶候也。色紫黑而暗，兼之不起，凶候也。色如银珠而密，此肺胃毒盛凶候也。面青，指甲皆青，乃毒阴伏于内，重候也。

第六编 神情

痘症前后，神情如旧者，为吉。见苗之时，神情微倦，或时呵欠，身体潮润，或有微汗，此亦吉兆也。如初起时，眼目无神，面皮浑色，神情不安，或时狂叫，肚腹搅痛，为逆症也。

第七编 惊

痘未见形时起惊者，为吉。惊属心，乃热逼心经之故心不染邪，出痘故轻。古云：惊之轻者痘亦轻，惊之重者痘亦重。而惊痘之吉者居多，但痘后即不宜惊。此又毒盛气虚所致，故不吉也。

第八编　恶心作呕

痘见时，恶心作呕，呕之有声者，恶声也，上犯清道之故，险症也。经云：弦败者，声必嘶；木陈者，叶必落；脏败者，声必哕。此之谓也。又有口角流涎，乃毒犯于胃，亦为险症。

灌浆并回时，作干呕者，因灌浆未足，乃余毒复归于脾胃，呕之轻者为险，呕之重者为逆。然呕吐之症，有伤冷物者，有受寒气者，亦有禀赋元气弱者，必分胃寒胃热而施治。有余毒者，用解毒之药，此时大约以痘痂润色为吉。

痘将出时有种大吐大泻而后见点者，不在干呕中论，乃毒气宣畅之故，为顺症也。

第九编　口渴

作渴者，乃热气攻胃，渴之轻重，痘之轻重。灌浆时，或收靥时，或因泄泻而作渴者，或伤乳食而作渴者，或因服燥补药而作渴者，与前作渴又不同也。烦躁作渴，用麦冬、黄芩、花粉之类。饮食作渴，用山楂、桔梗、陈皮之类。泄泻虚寒作渴，用四君子汤等类。

第十编　呛

痘之前后作呛者，皆内毒熏灼于上也，呛之轻重，痘之轻重。有因喉干而呛，有因喉内有痘而呛者，若吃干物而不呛，吃稀物而呛者，喉内有痘也。声哑而作呛者，此症必重。

第十一编　烦躁

痘之烦躁，毒盛也。然亦看燥之轻重，以定痘之轻重。

第十二编　喘凑

痘之前后喘凑者，皆毒逆于肺，大不相宜者也。服解毒药而随愈者，或可医治；仍喘者，坏之甚速。古云：诸喘皆为恶故耳。

第十三编　咬牙

在灌浆之时，乃气虚留毒于胃，故有是症。若在初起见苗之时，当作有惊有热论。

第十四编　寒战

灌浆之时，脏腑精脉，俱逼出于外，空则生风，内不实而外摇动，此虚症也。若在初起见点之时，乃风热激搏而战也，又非虚论。

第十五编　吐虫解虫

初起时吐虫者，热毒上攻，虫随而出，此重症也。解虫乃大肠之热，蒸逼而出者，宜清凉药治之。大约吐者重而解者轻。若在灌浆收面落痂之时，乃脾虚有热，用药以扶脾胃为主，或量加乌梅一二可也。

第十六编　吐血鼻血便血撒血

口鼻出血，乃毒气归于肺胃，前后皆凶候也。元气实者，用竹叶石膏汤。元气虚者，用六味地黄汤。若毒气流于大肠则便血，流于小肠则撒血，用竹叶石膏汤。

第十七编　喷嚏

痘之喷嚏，与痧不同，如过于喷嚏，即头面稠密，此风热行于上，痘欲达于外也。结痂时而喷嚏者，又在感风感热论。

第十八编　腹痛

痘初起时，腹痛，带呕者，毒盛也。痛之轻重，痘之轻重。灌浆时而腹痛者，有伤食与毒气归内之不同。须在临时细辨，随症施治。大约以清毒化气为主。

第十九编　腰痛

痛于痘初起时，乃肾经有毒，凶候也。肾属冷脏，出痘最难现形故耳。

第二十编　身痛

痘将见苗，身痛者，毒盛之故。灌浆时而身痛者，乃痘浆激搏而痛，此症为轻。

第二十一编　肿

痘初起时，头面身体作肿胀，皆凶候也。耳肿腮肿，皆内热也。喉肿者，凶候也。灌浆时，痘肿而皮肤不肿者为顺，痘肉皆肿者为险。皮肤作肿，而痘不肿，则毒盛，凶候矣。结痂后，身体作肿，又系脾虚。余毒漫肿，与前作肿不同。

第二十二编 唇肿

出痘唇肿，或起黄衣，乃毒攻脾胃，为重症。服药随消者，或可得生，灌浆时作肿者，则险候也。

第二十三编 舌

舌红或有黄苔者，热盛也。色照常者为吉，伸缩如常者为吉。舌强而挛者为凶，弄舌者为热，舌如黑墨者为凶。宜用解毒清热之药。

第二十四编 齿

齿痛属胃热。齿缝出血者，毒盛也。即防痘后牙疳等症。宜服竹叶石膏汤。

第二十五编 眼目赤红

毒气熏蒸于肺，则眼目赤红。轻者随药而愈，重者即防痘后生翳。若痘一见眼外胞即作肿者，乃毒盛险候也。药宜清肺解毒。

第二十六编 鼻

鼻孔干黑者为凶，润而有涕者为吉。干黑者，脾经热盛之故。鼻孔掀而气凑者，尤重。用清肺饮。

清肺饮

方药：桑白皮　贝母　桔梗　苏子　柴胡　薄荷　陈皮　甘草

用法：有毒盛而气凑者，加黄连、石膏。

第二十七编 汗

痘初起时，微汗则吉。或见苗时，一汗而外热全退者，亦吉。灌浆时，忽大汗如水，汗多伤表，即损真气，致痘变色，惨白者，此重候也。补中益气汤内，倍加黄芪治之。

第二十八编 胃口

痘初起时，胃口如旧者，为吉。不喜食者，亦无妨，带干呕者即重。灌浆时，即宜甜进饮食，不食者重，带干呕者尤重。一种虽能食，慌张强吞，觉不自然，亦不可言轻。结痂后作呕哕者，毒气反归之故。亦有受冷寒而呕者，当分别治之。

第二十九编　泄泻并结爆

痘前作泄，毒随利减，此吉兆也。泄黄红色者属热，便结者，亦属热盛。灌浆时，泄泻，乃脾虚，或伤于药，或伤饮食汤水。白色者，作脾胃虚寒论。红黄者，作热论。

第三十编　痢疾

痘之前后有红白痢疾者，看其元气虚实量加清热之药。纯红者，单属热论，黄连等味为是。起长与灌浆之时而痢疾者，只可清热，不可分利。分利则痘不长不贯矣。痘后痢疾，乃脾虚余毒流入大肠。宜清热健脾，量加分利一二味可也。

第三十一编　小便

小便赤红色，或涩痛者，皆热胜也。虽频频而出，出而少者，亦属热论。

第三十二编　贼痘

贼痘，乃毒胜所致，痘出三四朝，其痘有先灌黄脓者是。必用银针挑破，以油胭脂涂之，紫草末亦可。但看贼痘，须认真方妙，若将正痘妄行挑破，则误事矣。

第三十三编　聚痘

身原有疮疤，出痘多攻其处，而成攒聚者，此症为轻。一种痘，见点三四日，每三五粒一攒者，形如蜘蛛疮，名为聚痘。若周身皆是，则为毒盛大险。

第三十四编　起泡

有痘成空泡者，有皮肤成泡者，皆毒盛凶候也。亦有灌浆时，其痘发如空泡，而鼓起者，若皮厚而实，亦在可治之例。临症分别，不可尽弃。

第三十五编　报痘

未发热之先，即现一二痘，其粒甚大，一名痘母，过数日后又复热，方现周身。此痘先出唇上者，为吉。出于头上、脊背上者，为险为逆。因内热之极，故先报出，亦必看后出之痘，方可定其吉凶。

第三十六编　封眼

毒之轻者，痘之稀者，自不封眼。毒之重者，痘之密者，肿起者，灌浆时，自是封眼。结痂时，开眼为正。若浆期未足，封而忽开者，此浆不足而虚也。服补剂而复封者，亦为可治。一种毒盛而痘色干紫，不能封眼者，凶症也。大约色干而紫，虽封眼亦为难治也。一种未到长期，眼胞肿而封眼者，此毒盛所致，凶候也。

第三十七编　抓破

灌浆时，有血热而抓破者，若流脓血即无妨，抓破干而无血者，乃毒盛不能化血成浆，此重症也。抓破而脓水烂皮者，以松花粉搽之，或用荞麦粉搽者，或用干牛粪烧灰，为细末搽者，皆妙方也。

一种抓破，而内生蛆虫者，若能进饮食，不勉强，亦可治。

一种自溃，而无臭气，或疮烂破而无生色者，为倒靥，不治之症也。

第三十八编　灌浆

毒轻痘稀，出齐三日，长足三日，第六朝时，乃顺序灌浆之期。九日后，乃收压之期，此顺症也。至于火症，色红而干，必大败毒清凉。待七八朝，方得有浆意，不可以顺症之日期定也。色白气虚者，必服助浆补剂，方得渐生清浆，徐徐成脓，亦不可以顺症之日期定也。临症细察，贵在变通。

一种七焦痘，又名七朝痘，乃长贯收靥，俱在七日之内，此乃毒气最轻。而痘粒最稀者，为大顺症也。

一种痘虽稀，而灌浆亦满，但色如竹叶者，此毒最重盛，不可不知。

一种痘，灌浆如饭色者，吉症也。

第三十九编　停浆不收

痘在十二朝，色如冷粥皮，竟不结痂，乃气虚不能运毒，此症甚重。药宜健脾胃，服四君子，六君子汤，而转动者可治，不然则难愈矣。

第四十编　皮薄痘

痘皮薄而浆清，不应回时而先回者，若能进饮食，不作干呕，则无妨。不然，则为毒气归内论，盖气弱而内毒盛，故有此症。不可以七朝痘论之，又不在倒靥之论，须临症细心辨察。

第四十一编　结痂

痘在九日后，渐渐收靥，其痂如油而润，如苍蜡色者，此顺症也。有抓破而成脓水，复又结痂者，此险中之顺也。

痂色干而皮肤白者，虽回时亦有性命之忧，盖痂干而无润色，为血少；皮肤白，为气不足故耳。

结痂之期，最不宜腹胀气凑，乃余毒入内之故。胀之轻者可治。胀而气凑，不食者，难治。若兼恶心，余毒在胃也，皆为重症。

结痂时，发热者，乃蒸痂热，听其自愈，不必治之。亦看热之轻重，毒之轻重，不可皆泥为蒸痂也。亦有外感发热者，须留神治之。如或鼻流清涕，带微咳，鼻气不利，即外感热也。此时即不可发散，又不可清凉，忌酸辛之物可也。灌浆时发热，亦如是看之，亦如是治之。落痂后而疤凹，其色白如纸者，乃气虚血少，宜服补中益气汤。无杂症者可治，有杂症者难痊。

落痂后，疤色红润而凸者，为气实，正道也。若色太红者，用银花解毒汤。落痂后，精神照旧，饮食如常者，为吉。若精神疲倦，饮食不甜，亦重症也。

第四十二编　夹痧疹

夹痧疹，乃肺经之热。痘初起时，与落痂时，夹之者轻；灌浆时，夹之者重。见而随退吉，久留着凶。盖灌浆时夹之重者，因用温补助浆而不可补，用清凉退痧而不可凉。有碍于必用药之时故耳。

清痧散

方药：连翘　牛蒡子　黄芩　防风　荆芥　桔梗　归尾　陈皮　甘草

用法：白水煎服。痧色红紫者，石膏亦可加入。

第四十三编　夹斑

痘之夹斑，百不救一。有红、有紫、有青、有黑，大小不一，皆毒盛而气血不行，激烈而生。色红者，服药随散，或可医治；久留不退，为凶候也。

化斑汤

方药：石膏　红花　连翘　荆芥　生地　黄芩　陈皮　甘草　归尾

用法：白水煎服，或加黄连、竹叶。

第四十四编 痘后生疮

痘后余毒生脓疥等疮者，服银花解毒汤。脾虚者，服补脾肥儿丸。

第四十五编 痘后生毒

痘落痂后，余毒归内，或生毒者，治法看其元气虚实。痘后余毒，多肿于曲腕之间，有溃者，有消者，用药解毒健脾。宜服解毒固本汤。

解毒固本汤

方药： 生地 丹皮 白芍药 黄芩 连翘 当归 贝母 银花 陈皮 甘草

用法： 酒炒白芍药，酒炒黄芩，白水煎服。

痘毒肿硬，人之面色青白，瘦弱，宜服补元化毒汤。

补元化毒汤

方药： 黄芪 白术 白茯苓 薏苡仁 当归 扁豆 银花 山药 僵蚕 甘草 白芍药 陈皮

用法： 生黄芪，土炒白术，酒炒僵蚕，炒白芍药，白水煎服。

第四十六编 贴痘毒膏药

用扁柏叶、麻油熬，去渣成膏，摊贴患处。药内或加黄蜡、黄丹少许。

第四十七编 痘后作肿

痘后周身作肿者，乃气虚弱，而有余毒。有兼腹胀而喘者，难治，宜服补脾解毒饮。

补脾解毒饮

方药： 薏苡仁 当归 扁豆 僵蚕 黄芩 川贝母 陈皮 白芍药 银花 甘草 牛蒡子

用法： 酒炒白芍药，白水煎服。

第四十八编 痘疔

痘之先有紫色，后因毒攻而成疔。生于喉间、腹间为重，疔之多者亦重。其形似螺蛳盖，必挑破，多贴灵药膏药。此时虽败毒，又须补脾胃，宜服银花解毒汤。

银花解毒汤

方药： 僵蚕 连翘 银花 黄芩 丹皮 黄芪 薏苡仁 白芍药 陈皮

甘草

　　用法：生黄芪，酒炒白芍药，白水煎服。

第四十九编　孕妇出痘

　　孕妇出痘，用药前后与小儿同，唯忌用山楂、紫草、玄明粉、薏苡仁、牛膝、红花等味。至灌浆时，药内酌加阿胶，酒炒续断可也。若因出痘而落胎者，宜用四物汤，或八物汤，调养血气为主。若汗多，即倍加黄芪。

　　四物汤加四君子即八物汤

　　四物汤方药：熟地　白芍药　当归　川芎

　　用法：酒炒白芍药，白水煎服。

第五十编　目翳

　　结痂后，开眼之时，眼白作红，内有翳膜，乃热气熏蒸肝肺而成，宜服兔粪丸，或服清肝退翳散。若痘伤瞳仁，即不易治。

　　兔粪丸

　　方药：兔粪

　　用法：兔粪四两为细末，炼蜜成丸，每丸重一钱。每日午间，白滚水服一丸，以愈为度。

　　清肝退翳散

　　方药：生地　丹皮　桑皮　谷精草　黄芩　陈皮　甘草　车前子　青葙子

　　用法：生地一钱，桑皮、谷精草各八分，陈皮四分，甘草五分，车前子、青葙子、丹皮、黄芩各六分，白水煎服，或加白芍药、当归。

　　若口疮牙疳宜服

　　滋阴解毒汤

　　方药：僵蚕　扁豆　山药　桔梗　陈皮　黄芪　当归　黄连　白芍药　甘草

　　用法：生黄芪，土炒黄连，酒炒白芍药，白水煎服。

　　搽药方

　　方药：人中白　铜绿　枯矾　牛黄　冰片　儿茶

　　用法：人中白火煅五钱，铜绿、枯矾、冰片各半分，牛黄一分，儿茶四分，共为细末，徐徐搽之。

卷二　痘症

第一编　顺症痘方

顺症者，颗粒稀朗，颜色红润，长贯如期。盖先天所感之胎毒轻，而后天之气血和故耳。若此者，可不必服药。后方六首，存而应便可也。

发热，看秽气时行，防其出痘，未见点，疑似之间，用葛根解肌汤。

葛根解肌汤

方药：葛根　防风　桔梗　前胡　薄荷　山楂肉　陈皮　甘草

用法：白水煎服。

见点一朝二朝，用松肌透表汤。

松肌透表汤

方药：羌活　葛根　红花　连翘　山楂　牛蒡子　蝉蜕　陈皮　甘草　荸荠

用法：山楂肉，荸荠为引，白水煎亦可。

见点三朝出齐之日，用活血解毒透肌汤。

活血解毒透肌汤

方药：黄芩　川芎　防风　荆芥　红花　山楂　连翘　牛蒡子　荸荠

用法：山楂肉，荸荠为引，白水煎亦可。

痘见四朝五朝，长足之期，用助长解毒汤。

助长解毒汤

方药：当归　紫草　桔梗　牛蒡子　连翘　黄芩　花粉　陈皮　甘草

用法：白水煎服。

症见六七八九朝，用行血助浆汤。

行血助浆汤

方药：黄芪　防风　丹皮　当归　桔梗　僵蚕　川芎　连翘　陈皮　甘草　糯米

用法：糯米一钱，白水煎服。

症见十朝，十一二三朝，结痂收靥，用固元解毒汤。

固元解毒汤

方药：当归　银花　薏苡仁　白茯苓　丹皮　扁豆　连翘　桔梗　黄芩　陈皮　山楂　甘草

用法：炒扁豆，山楂肉，白水煎服。

第二编　险症痘方

险之一字，可死可生，有中变而为逆，中变而为顺，故耳。用药当者，救其险也。用药不当，则险变为逆矣。初起时，属火症者，灌浆时，或转为虚寒者，变症不一，故名曰险。

险症发热，或一日二日，即见点者，一名夹热，或外热盛而兼作烦，用加味松肌透表汤。

加味松肌透表汤

方药：连翘　牛蒡子　山楂　羌活　葛根　紫草　升麻少许　黄芩　桔梗　陈皮　甘草　荸荠

用法：荸荠为引。

险症见点三朝，出齐之日，色红口干，用加味活血透肌解毒汤。

加味活血透肌解毒汤

方药：玄参　黄芩　川芎　红花　连翘　山楂肉　花粉　石膏　归尾　桔梗　牛蒡子　陈皮　甘草　荸荠

用法：荸荠为引。

险症在四朝五朝长期，用化毒成浆汤。

化毒成浆汤

方药：连翘　紫草　归尾　桔梗　石膏　牛蒡子　黄芩　生地　知母　陈皮　甘草

用法：白水煎服。

险症在六七八九朝，毒气盛而颜色干红者，用加味行血助浆汤。

加味行血助浆汤

方药：黄芪　防风　当归　丹皮　僵蚕　桔梗　连翘　牛蒡子　糯米

用法：糯米二钱，白水煎服。

险症结痂，十朝十一二三朝，用金银解毒汤。

金银解毒汤

方药：金银花　川贝母　黄芩　连翘　僵蚕　薏苡仁　当归　扁豆　陈皮　甘草

用法：白水煎服。

险症结痂收靥后，用健脾解毒汤。

健脾解毒汤

方药：白术　薏苡仁　炒扁豆　银花　连翘　丹皮　当归　陈皮　川贝母

甘草

用法：白水煎服。

险症结痂之时，大便泄泻者，用白术健脾饮。

白术健脾饮

方药：白术　白芍药　扁豆　薏苡仁　白茯苓　神曲　甘草　陈皮　车前子

用法：水煎服。泻黄色者，加炒黄芩。泻红色者，加炒黄连。泻白色，或如水者，加木香莲米、肉桂、黄芪。

前顺险二症之方，不过循其日期，大概之药，其痘必始终看颜色，分轻重，元气虚实，毒气浅深，用药宜表宜凉，宜温宜补，量其轻重加减可也。痘初见一二日内，颜色红紫，浑无彩色，此热盛之极，前险症松肌透表汤内，加紫草、石膏、生地、黄连。若大便不通而烦乱者，即加大黄。

一种痘出齐，三四五日内，颜色干红，大便不通，前险症活血透肌汤内，量加大黄、玄明粉，或入化毒成浆汤内亦可。

一种火症，前曾用凉血解毒之药，毒气少退，颜色少淡，在六七八九朝，当用保元托脓散。

保元托脓散

方药：黄芪　当归　僵蚕　炒白芍药　防风　丹皮　桔梗　陈皮　甘草糯米

用法：白水煎服。

七八九朝，如泄泻，寒战咬牙，浆清，痘壳不鼓，当用补中益气汤。

补中益气汤

方药：人参　黄芪　炒白术　归身　升麻　柴胡　陈皮　甘草

用法：引用煨姜一片，大枣一枚，糯米二钱，白水煎服。

痘或色白浆清，虚寒之甚者，用加味保元汤。

加味保元汤

方药：人参　黄芪　白术　白芍药　肉桂　甘草　糯米

用法：白术炒，白芍药炒，白水煎服。

痘症气弱脾虚，十二三朝无杂症者，当用和中健脾汤。

和中健脾汤

方药：白术　白芍药　白茯苓　归身　薏苡仁　扁豆　神曲　陈皮　甘草

用法：炒白术，炒白芍药，炒扁豆，炒神曲，白水煎服。

痘之险症，见在七八九十朝，前已清凉解毒，在此时又不可重用清凉，又不可行，又不可补，浆又清而血又热，用六味地黄汤。

六味地黄汤

方药：熟地　山药　丹皮　山萸肉　白茯苓　泽泻

用法：熟地三钱，山药、萸肉各一钱五分，丹皮、白茯苓、泽泻各一钱，白水煎服。此方可以化血成浆，最为切当。

一种痘症，至七八九朝，色白气虚，寒战溏泻，若用参芪之药，胃间有火，反致气凑痰喘，当用七味地黄汤。

七味地黄汤

方药：熟地　山药　丹皮　山萸肉　白茯苓　泽泻　肉桂

用法：熟地三钱，山药、萸肉各一钱五分，丹皮、白茯苓、泽泻各一钱，肉桂三分，白水煎服。此方生水固气功有神效。

一种痘症，长浆时，或在结痂，时因中气不足，肺气不固，毒气流入大肠，忽热下血如注，当用固金汤。

固金汤

方药：阿胶　生黄芪　白芍药　甘草　净姜灰　黄芩　归身　白术

用法：蛤粉炒阿胶、生黄芪、炒白芍药、甘草各六分，姜灰、炒黄芩、炒白术各七分，归身五分，白水煎服。

痘至收靥后，仍复以解毒药进之，恐余毒归内故也，当用连翘饮。

连翘饮

方药：连翘　僵蚕　黄芩　桔梗　陈皮　金银花　土贝母　丹皮　甘草

用法：白水煎服。

痘后人虚，必补脾生血，宜服加味养血汤。

加味养血汤

方药：黄芪　当归　丹皮　扁豆　木瓜　薏苡仁　白芍药　白茯苓　陈皮　甘草

用法：炒扁豆，炒白芍药，白水煎服。

第三编　逆症论

一种逆症痘，或唇肿恶心，或烦乱作喘，痘甚稠密，发热不退，盖因先天所受毒热深重，百不活一，当下当凉，医治不过尽心而已。

第四编　闭症论

一种闭症，初起之时，或面色胀而光浮，有微喘之意，眼白微红，或微作干呕，默然无声，形若无病。治之者，必周身细看，有一二痘粒微现，色紫暗而不起者，是也。盖先天毒热深藏脏腑，固结而不能达于外，一二日即死，不可不知。

第五编　痘症用药大概加减

表散，清凉，利下，温补，已在前方详著。

如大便不通，烦躁色红。必用大黄、玄明粉。

热盛者，必用金汁、黄连、石膏、紫草、黄芩、牛蒡子、人粪灰、生地，此数味不可全入，随症量加一二味可也。

补剂，看其症，宜轻补，宜重补，随症量加人参、黄芪、白术、糯米。泄泻者，看其溏泻水泻，如面青唇白，虚寒，酌用木香、肉桂煨诃子、炒莲米、白茯苓、煨姜、蜜水炒粟壳，量加一二味。

生痰，看其虚实，酌用贝母、桔梗、胆南星、熟半夏。

排脓入补剂，用川芎、炒僵蚕、防风、皂刺、白芷、酒炒穿山甲，加一二味，不可用全，其等分，亦不过佐使而已。

第六编　治痘症十六方

十全大补汤

方药：人参　黄芪　白茯苓　白术炒　肉桂　炒白芍药　熟地　当归　川芎　甘草

用法：白水煎服。治痘疮贯浆不满，气虚血少，色无华彩，面青唇白，大便不实，寒战咬牙等症。

四君子汤

方药：人参　白术　茯苓　甘草

用法：白水煎服。治痘色白，虚寒，泄泻，浆不克满，顶陷等症，随症加减用之。

六君子汤

方药：人参　白术　白茯苓　甘草　半夏　陈皮

用法：白水煎服。治痘症脾胃虚寒，生痰作泻，浆色不足，随症加减用之。

独参汤

方药：人参　红枣

用法：人参一钱，红枣两枚。治痘气虚血少，虚寒作泻，面青唇白，不能多进药者，以此汤服之。

当归养血汤

方药： 黄芪　当归

用法： 黄芪五钱，当归一钱，白水煎服，或用糯米二钱。此汤能克实痘疮，浆不足者服之，功有神效。

神功散

方药： 大黄　山楂肉　石膏　甘草梢　紫草　牛蒡子

用法： 白水煎服。专治痘疮大火症，用在见苗以至起长之日。元气壮实，痘色干红而紫，大小便结塞不通，非行利而不能透现者，服一二剂，功有神效。若元气少虚，大便通利，即不可用也。

竹叶石膏汤

方药： 石膏　生地　桔梗　红花　薄荷　竹叶　黄芩　陈皮　甘草

用法： 白水煎服。若大便秘结，加大黄、紫草。治痘疮见苗，以至其长，一切火盛热症。

黄连解毒汤

方药： 黄连　玄参　连翘　栀子　花粉　陈皮　甘草　竹叶

用法： 白水煎服。治痘疮见苗，以至其长，一切烦热火症，或眼目赤红，或腮咽肿痛，或生口疮，或牙痛，或衄血，皆宜速服。

加味逍遥散

方药： 白术　白芍药　白茯苓　丹皮　石斛　当归　柴胡　薄荷　陈皮　甘草

用法： 炒白术，炒白芍药，白水煎服。痘之前后，不可补，不可凉，似虚非虚之症，此方治之为善。能舒和气血，调畅荣卫，令诸症不生。

润肠丸

方药： 大黄　归尾　枳壳　牛蒡子

用法： 大黄四两，归尾、枳壳各一两，牛蒡子二两，共为细末，炼蜜为丸，如弹子大，每服一丸，白滚水化下。治痘症大便结塞不利，烦躁有热，一切火症。

抱龙丸

方药： 陈胆南星　天麻　钩藤　全蝎　僵蚕　陈皮　川贝母

用法： 陈胆南星　二两，全蝎三钱去尾尖及子洗净，天麻、钩藤、僵蚕微炒、陈皮、川贝母去心各五钱，共为细末，炼蜜成丸，每丸重五分，朱砂为衣，每服一丸，白滚汤下。有表证，伤风咳嗽者，淡姜汤化下。治痘症前后咳嗽，有惊有痰。

犀角解毒丸

方药：生犀角 黄芩 贝母 连翘 生地 甘草 栀子 薄荷 陈皮 黄连

用法：生犀角五钱，犀杯不用，黄芩、生地各一两，贝母去心、连翘各六钱，炒栀子八钱，薄荷、甘草各四钱，陈皮五钱，或加黄连三钱，共为细末，炼蜜成丸，每丸重一钱，朱砂为衣，每次一丸，白滚水化下。有表症，伤风咳嗽者，淡姜汤化下。治痘前后内热，眼白赤红，烦躁作渴，弄舌等症。

补脾肥儿丸

方药：人参 黄芪 白术 五谷虫 扁豆 黄连 陈皮 白芍药 甘草 当归 麦芽 神曲 白茯苓 丹皮

用法：人参三钱，黄芪、酒炒白芍药、炒麦芽、神曲炒黄、土炒白术、炒五谷虫、炒扁豆各一两，炒黄连四钱，甘草五钱，当归、丹皮各六钱，白茯苓、陈皮各八钱，共为细末，炼蜜成丸，每丸一钱，每服一丸，白滚汤下。如无力之家，去人参亦可。治痘后脾虚，元气亏损，或唇白面青，大便不实，或发热等症。

参苓白术散

方药：人参 黄芪 白茯苓 官桂 白术 甘草 木香 白芍药 陈皮

用法：人参三钱，黄芪、炒白术、酒炒白芍药、白茯苓各六钱，官桂一钱五分，甘草五钱，木香二钱，陈皮四钱，共为细末，每服五分，或一钱，米汤调下。治痘症泄泻，或恶心，或寒战，服之皆有奇效。

六一散

方药：白滑石 甘草

用法：白滑石六两，为细末飞过用，甘草一两，共为细末，每用一钱或二钱，竹叶汤下，滚水亦可。治痘症湿热作渴，小便不利，或赤红涩痛。

猪肝散

方药：谷精草 大黑豆 蛤蜊壳 雄猪肝

用法：谷精草三钱，大黑豆五钱，蛤蜊壳一两擂碎，用雄猪肝一片，重一两，以竹刀花破，同药入砂礶内，井水煮熟，令儿食肝，或饮汤少许，药渣勿用，以愈为度。治痘后翳膜遮睛。

护眼方

方药：黄檗 紫草

用法：黄檗一两，紫草一两，共为细末，麻油调成膏，凡痘一见苗，即涂眼眶，周围上下，痘之毒气，既不能入眼矣，干再涂之。

第七编　金汁

多年无臭气者多可用。专治火症毒盛痘疮，颜色干红不起，或恶心烦渴，或夹瘀夹斑，或唇肿不食，燥闷不宁，杂言梦语，大便结实或不通利，此物不宜见火，隔水汤服，量其体之大小，服之多寡可也。若气血虚寒，并泄泻者及颜色鲜明者，皆不宜服此。

第八编　人粪灰

治痘疮不起，颜色惨暗，或夹斑疹，烦乱作渴，一切热证，每服一钱，白滚水下。

此物宜干硬者，用阴阳互煅存性，以腊月者为佳，必预先制成，临时研用，乃痘中救人之要品也。如无腊月者，即见园地上，干硬而露过数夜者亦可，厕坑者勿用。

痘落痂后洗浴方

方药：当归　苦参　甘草

用法：当归、苦参、甘草各五钱，共煎汤，温温浴之。浴后不可见风，如地僻无药，以豆壳煎浴亦可，不拘何豆壳，皆可用。

第九编　稀痘说

俗传稀痘之方，有用脐带朱砂者，有用瓜蒂散着，有除夕日，用乌鱼水浴者，种种不一，皆毫无应验，即有见效者，亦是偶中者耳。平日宜常服三痘汤，乃败毒稀豆之古方，有益无损，为正道也。

三豆汤

方药：绿豆　大黑豆　赤小豆　甘草节

用法：绿豆、大黑豆各五钱，赤小豆三钱，即挤砂豆，非云南豆也，甘草节一钱，井水煎服。

第十编　水痘辩

水痘乃风热所致，皮肤小疾，不经脏腑。一出即灌，如水之明，亮而皮薄，多有破者。一现即回，色如粉红，赤有灌稀脓者。亦有如胭脂红者，但不圆实，形多歪斜，此一种不可不细辩也。有等医者，妄言水痘内，带过真痘，不知水痘，乃毒之轻者，真痘乃毒之重者，重病兼轻病，容或有之，岂有轻病带过重病之理。高明之家，切勿为其所言。

水痘不可发表，恐攻破痘皮，后成疮患也，其乳食亦宜清淡，服犀角丸或连翘饮。

连翘饮

方药：连翘 荆芥 赤芍药 黄芩 桔梗 陈皮 甘草

用法：白水煎服。

第十一编 总论

凡病有外症相同，而内症实不相同者，一定之方，有效于此。而不效于彼者，临症时，必虚必审察。古云：医者意也，不可言传，正此是也。

治病有汗吐下三法，唯痘不可用药令其吐，不可用药另其汗，若下之一法，随症施之可也。

一种痘初起时，四肢作冷者，不可用温热之药，多有热伏于内，而作冷者，乃火极似水之故，必细察之。痘至灌浆时，有云必固塞大便，泄者固之可也，不泄者，听其自便如常为是。

痘之险症，如寒战咬牙，泄泻不食，烦躁作渴，颜色干红，作痒，弄舌，唇肿面肿，此种原系险症中之应现者，用药应手而愈者可治，用药不应手者，则为逆矣。此数症，亦有轻有重，有可治可不治者，俱在临时对症施治耳。

治痘有首尾当补者，有首尾不宜补者，必细察斟酌之。痘之火毒盛者，十有八九，用药有首尾当清凉者，有凉之宜轻者，有凉之宜重者，若拘一定之方，及一定之日期，则大害事矣。

一种一见苗，即当行利大便者，须察其虚实。热之轻重，毒之浅深，不可因循有误，养邪成后患也。

一种痘疮，大便不通，若用大黄芒硝，又恐太过者，药剂内，倍加紫草、归尾、牛蒡子，润下之可也。

虚寒泄泻，寒战，咬牙，恶心者，用人参肉桂，必须临时看其面色青白，体之大小，斟酌量用，万勿以偏热偏寒，误人性命也。

出痘多在子午卯酉之年，盖子午君火司天，卯酉君火在泉，诸疮皆属心火故也。然亦有不准者。

江右多出神，痘者，轻便易妙，药剂医方，竟觉无用矣。有儿女之家。不可不访其善者。

犀角、紫草茸，虽系凉血解毒，不过此为菜内之交头可耳，焉得如石膏、黄连、紫草、人粪灰，实为济事也。人牙、鸡冠血、桑虫，虽为助药之补，焉得如人参、黄芪、白术、当归，实为救急也。

老妪俗传，茱萸痘，菀痘，珍珠痘，乃相行以命名耳。至云蛇皮痘，必安土地上之说，此不可通俗之事。有种火症，未经清凉烦躁不安，或一经土地而愈者，此千中之一二也，岂可尝试也哉。

小儿未出痘之前，光皮俊脸，数日之后，焦头烂额，喘胀不堪，如离水之鳅鳝，性命反掌，悲哉何故。古传云：乃前生杀业之报，此论实耶虚耶。

小儿体幼，不能服药者，乳母照方服之，亦有一二分之功。

第十二编　发表药说

痧痘本来属火毒，借感秽气而出，非寒疫病也。初见点时，古人用羌活者，必同入清凉入内，乃借羌活解肌透表，或兼以荆芥、防风、前胡，皆相助达外之意，庸医不悟，重用发散，岂不谬哉。

痘至灌浆时，用白芷、川芎，或皂刺、穿山甲者，乃排黄芪、当归、糯米，成脓起顶之故。若无参芪，此发散之物、不可用也。

灌浆时作痒，乃气弱浆清，不能化毒成浆，用药保元可也。俗人止痒，多用蝉蜕、皂刺、白芷、川芎等味，不知此发散之物也，保元汤内唯加一二味，以佐参芪成功。若专言白芷等味，能止痒起顶，冤哉，反盗其真气，不但不能止痒，而更令其作痒矣。未灌浆之期作痒，并回时作痒，此非病也，不过疮热之所致耳。

李濒湖云：出痧痘，戒吃笋汤，并忌为药引，此物能发汗，伤真气，原夫痧痘不宜发汗，故戒之也。以生荸荠去皮代之，荸荠能发而不发汗，所以为善。

第十三编　论医

俗传医家，神而明者，一见能定生死。遇逆症全现，一见而知其死；遇顺症全现，一见而知其生，盖有之矣。若险症，必三日出齐，观其颜色，见其稀密，方可定之。及灌浆时，犹有变症，或险而变逆，或重而变轻，此一种，医家未必一见而了然也。故传其神者，不免过褒，传其庸者，未免过贬，此皆习俗之愚传愚耳。总之看痘，须细详险逆，用药要对症温凉，泄补得宜，药勿杂乱，勿炫奇惑愚，勿偏寒偏热，为正道也。

有等医家，看痘之症候了然，而用药即杂乱不一，乃无师之学故耳。

痧痘乃现形之症，现形即不诊脉，若泥以脉理推详，反误事矣。

出痘有不药而愈者，有赖药之力而愈者，亦有误在医药而坏者。一种逆症，医家即束手无为，药饵亦觉为废物，即神传其术，至此亦无可奈何也。

第十四编　忌触犯

凡出痘，月经妇人，师尼僧道，不可进房。生母月经无碍。

痘初见苗时，宜烧芜荽红枣。

因生人秽物触犯，以至痘变颜色者，屋内宜烧檀香乳香，能驱邪气，扶正气也。

收靥时，烧茵陈，或茶叶。

以上所烧诸品，皆宜远远焚之，不可切近小儿身体。

第十五编　用灯看痘

用之照影则可，看颜色，分轻重，则不可也。必在窗前亮处，方能定其险顺。如夜晚医家到达，不过从权而已。此习气，多误在富贵之家。

夜晚用纸撚点灯照痘，不可用红纸作撚，此纸有矾能炸，且光亦不亮，宜用草纸作撚为是。倘用红纸，非徒无益，而反误事矣。

第十六编　芜荽观音柳洗浴

痘将出未出时，微微煎洗则可，如见形，即不当浴矣。

第十七编　食物类

痘见苗时，宜饮淡薄粥，清虚为是。若吃发物，如菠菜、芜荽、蘑菇汤、荸荠汤、芹菜汤可也。次后用荤发物，白鱼白、切面。灌浆时，煮辉枣肉，糯米晚米粥饭，莲米，皆生浆健脾之物，俱可用也。

结痂时，如陈火腿，山药扁豆，亦可以渐而进，但忌发物，起长与灌浆之时，盐酱酒醋椒姜葱蒜，并诸碱物，皆当切禁。

小孩不善吃者，母乳亦如是进之。

第十八编　药引说

药内用引子，不可杂乱，治痘犹所当慎，庸医泛加，多致误事，即笋尖一物，为害不浅。

初见苗，药内宜用去皮荸荠，或观音柳。

补剂内，宜用红枣，或辉枣。

清凉药内，宜用竹叶。

止泻药内，宜用莲米，或加生姜。

卷三 痧症

第一编 总论

　　痧症属肺，属火，系禀胎毒，蕴积本经，亦因感秽气而出，发热五七日，方得见形。初时咳嗽涕泪，目如含水之状，身体微汗潮润，则出最轻。若气喘鼻干，作呕，惊狂者，最重。初见如芥子，如米尖，再后成片。红色者轻，紫色者险，黑色者逆，不可视为泛常。死生虽由天命，岂可用药失序，致令夭亡，务宜辨寒热虚实，察毒气浅深，庶人事始尽也。大抵初发热时，必当微表，见形即宜清凉。一种初起，眼白赤红，声哑唇肿，作渴，腰痛腹胀，人事不清，口鼻出血，烦乱狂叫不安，闭塞不出，即大凶候也。服大清凉解毒药后，若能现出者，或可得生。鼻内流血者，毒重。口内流血者，毒尤重。又一种初时，失于清解，过于发散，以致后来元气虚弱，毒气停内，口鼻出血腥臭，骨瘦不堪，或生牙疳，身热不退，终成坏症，不可不慎。此症日出三次，三日九次为顺，总宜出透，毒气得净，即无他患。一种奶痧风疹，此类感风热而出，乃皮肤小疾，服疏风清热之药即愈，不在此痧症中论也。

　　痧症与痘疮不同，未见形，并出见形时，微表或可，如太过，则胃气受伤，反令停毒攻肺，生痰作喘，以致闭塞难现。若服发表药而不出者，此热结在内，速宜清凉行利，则肺窍清而毛孔易开，痧疹乃现。今之愚夫愚妇，表痧痘，多用樱桃，荔枝核，葱头等物，不知此数种性热，大不相宜，轻者服之转重，重者变逆。唯发表时，只宜羌活、荆芥，少加一二味，兼佐以连翘、牛蒡子、观音柳、紫草、石膏，此种实为专司发痧之药，其性虽凉而能通肺达表，故不可少。

　　一种痧痘初起，手足心如火热非常者，出之必重。

　　一种痧毒盛，多有发热，躁乱不安，必用大黄、玄明粉。行利后，方能现出，大肠通利肺热清减，方能透达于外。大抵痧症正出之时，用药最忌酸饮，如五味子、生白芍药是也。其白芍药必用酒炒黄色，痧疹前后皆可加入，能舒肝气通血脉故耳。

　　一种痧疹初起，四肢逆冷，乃火极似水之故，不可妄投热药，宜当利下清凉，痧现自然渐和也。

　　痧疹吐出解虫，皆系热盛，大约吐者重而解者轻，用药以轻热为主，如黄芩、栀子、丹皮。若吐虫、解虫，在出痧之后者，可加乌梅一二，痧前则忌。

　　痧疹前后泻痢，不宜用药速止，如泻黄红色，乃内有伏热，加黄连、黄芩、车前子可也。

痧疹所畏者，燥热之药，如苍术、丁香、肉桂、砂仁等味，万不可妄投，受害不浅。

未出痘，先出痧者，不算正痧。出痘后，随出痧者，乃痘之余热所发，亦不算正痧。必出痘后，离月份远者，方为正痧也。江宁多见如此，不知别省京地何如耳。

痧疹后，眼目赤红者，当用生地、菊花、决明子、蒺藜、归尾、柴胡、红花等味。一种痧后面色青白，骨瘦不堪，元气损伤，肝脾血少，成痞眼懒睡，畏明似害非害，宜服健脾肥儿丸，或服六味地黄丸，庶可渐愈。一切疏风治眼之药，万不可妄投，不但痧后当如此，凡小儿病后失调，成痞疾痞眼者，俱当如此医治。养血健脾为主。倘大便泄泻，稀白水者，归脾汤、补中益气汤，皆对症要药也。若泻黄水者，则又在热论，即不宜服此。

痧疹用药，男妇小儿皆同，唯孕妇方，内去红花、山楂。痧疹初起时，总宜清疏薄粥调养，万不可多伤厚味，忌食葱蒜酒醋、面食、羊肉、鱼腥等物。

第二编　痧症方

痧症发热，二三日，或四五日，未见形，疑似之间，用防风发表汤。

防风发表汤

方药：防风　葛根　红花　枳壳　山楂　桔梗　苏梗　川芎　荆芥　杏仁　当归　陈皮　甘草

用法：防风、川芎、甘草各五分，葛根、桔梗各八分，红花三分，枳壳七分炒，苏梗、荆芥、当归、陈皮各六分，炒杏仁一钱，山楂肉二钱，白水煎服。

痧症见形二三日内，服解毒快斑汤。

解毒快斑汤

方药：连翘　牛蒡子　荆芥　防风　山楂肉　生地　蝉蜕　归尾　桔梗　黄芩　川芎　葛根　紫草

用法：连翘七分，牛蒡子、荆芥、防风、归尾各六分，川芎五分，山楂肉、生地各二钱，蝉蜕三枚，桔梗、酒炒黄芩、葛根、紫草各八分，白水煎或加观音柳五分，托表凉解，活血化毒。

痧症见形，二三日内，色红烦躁，出不透快，宜服竹叶石膏汤。

竹叶石膏汤

方药：煅石膏　竹叶　红花　生地　黄连　花粉　陈皮　甘草　僵蚕　牛蒡子　连翘　玄参　桑皮

用法：煅石膏三钱，竹叶三片，红花三分，生地、玄参各二钱，黄连微炒、陈皮、甘草各五分，僵蚕五条，牛蒡子、连翘各六分，花粉八分，桑皮一钱，如大便不解，加生大黄二钱，再不解，即加玄明粉二钱，唯热毒重盛者方可。

如泻红水，或作烦渴，亦加大黄。

痧症四五六日回时，尚有余毒，留于肺胃，咳嗽气粗，外热不退者，服清肺饮。

清肺饮

方药：石膏　生地　柴胡　麦冬　玄参　桔梗　僵蚕　甘草　陈皮　黄芩　归尾　知母　竹叶

用法：石膏、生地各二钱，麦冬、玄参各一钱，僵蚕五条，甘草五分，陈皮、柴胡各六分，黄芩、归尾、知母、桔梗各八分，竹叶三片，白水煎服。

痧后面色青白，唇淡气弱，宜服调元健脾保肺汤。

调元健脾保肺汤

方药：黄芪　白茯苓　丹皮　陈皮　沙参　白芍药　甘草　当归　百合　麦冬

用法：酒炒白芍药，如大便不实，泻白色者，加木香、白术。如泻黄色，加酒炒黄芩、车前子、黄连，白水煎服。

痧后痢疾，下红白，乃肺经余热，流入大肠，或饮食失调，宜服健脾解热汤。

健脾解热汤

方药：黄连　泽泻　山药　甘草　扁豆　白芍药　白茯苓　木香　丹皮　白术　陈皮　山楂

用法：炒黄连、丹皮、炒白术各七分，泽泻、山药、白茯苓各八分，甘草、陈皮各五分，炒扁豆一钱五分，酒炒白芍药六分，木香一分，山楂肉一钱，如无黄连，加蜜水炒黄檗亦可，身体虚弱，面青唇白，加沙参三分，晚米二钱，白水煎服。

痧后口疮、牙疳等患，宜服清胃败毒汤。

清胃败毒汤

方药：僵蚕　丹皮　甘草　生地　连翘　桑皮　沙参　白茯苓　银花　黄檗

用法：黄檗蜜水炒，如体虚加白术，白水煎服。

痧后口疮、牙疳，宜擦救苦散。

救苦散

方药：人中白　飞青黛　冰片　僵蚕　寒水石

用法：煅人中白五钱，飞青黛二分，冰片一分，僵蚕一钱，寒水石三钱，并水飞细，共为细末，先以苦茶拭口，随擦此药。富贵之家，加牛黄二分研入，其效更速。

痧疹咽喉肿痛，不拘初起回后，用二圣散。

二圣散

方药：苦参 白僵蚕

用法：苦参三钱，白僵蚕二钱，共为细末吹入。

有一种痧痘，大吐大泻而后见者甚轻，与作恶心干呕者不同，用药微表，和平安胃为主，宜服和中汤。

和中汤

方药：白术 当归 陈皮 甘草 白芍药 柴胡 防风 白茯苓 葛根 丹皮 桔梗

用法：炒白术、葛根各八分，陈皮、丹皮、甘草各五分，酒炒白芍药、柴胡、防风各六分，白茯苓、归身、桔梗各七分，白水煎服。

有种病后瘦弱，唇白气虚，感时气出痧疹者，或体弱气虚，痧出白色，少红活者，宜服加味逍遥散。

加味逍遥散服

方药：白术 白芍药 薄荷 白茯苓 归身 丹皮 陈皮 柴胡 麦冬 甘草 葛根

用法：炒白术，炒白芍药，白水煎服。

痧症不拘前后，痰多咳嗽，有风有热，俱宜服抱龙丸。

抱龙丸

方药：陈胆南星 钩藤 桔梗 天麻 升麻 陈皮 薄荷 僵蚕 川贝母

用法：陈胆南星 四两，川贝母去心、陈皮、薄荷、钩藤各一两，桔梗、天麻各二两，升麻、僵蚕各五钱，共为极细末，炼蜜成丸，如弹子大，朱砂为衣，乳孩每服半丸，大者每服一丸，白滚水下。若外感风邪，用防风五分，煎汤调下。若内热，用竹叶汤调下。

痧症咳嗽气喘，唇红，结热在内，烦躁不安，口鼻出血，不拘前后，宜服犀角散。

犀角散

方药：生犀角 当归 连翘 赤芍药 生地 丹皮 紫草 牛蒡子 花粉 黄连 薄荷 川贝母 甘草

用法：生犀角、丹皮一两，甘草梢、川贝母去心、花粉、紫草、薄荷、连翘各一两，归尾八钱，赤芍药六钱，生地二两，牛蒡子、黄连各三钱，共为细末，炼蜜成丸，如弹子大，每服一丸，竹叶汤化下。犀杯不入药。

痧后失调，体瘦气弱，或成疳疾，或泄泻等症，宜服健脾肥儿丸。

健脾肥儿丸

方药： 人参 黄芪 神曲 扁豆 山楂肉 甘草 黄连 白水 白芍药 橘红 当归身 陈皮 白茯苓 山药 地骨皮 百合

用法： 人参、生黄连各三钱，蜜炙黄芪、炒白水、白茯苓、山药各一两，神曲、炒扁豆、山楂肉各二两，甘草、地骨皮、炒白芍药各六钱，橘红、陈皮各五钱，当归身、百合各八钱，共为细末，炼蜜成丸，如弹子大，每食远白滚水下一丸，不用人参亦可。

痧后咳嗽，热不清，心神慌乱，夜卧不安，脾虚或生疮疖，宜服天真膏。

天真膏

方药： 生地 麦冬 玄参 白茯苓 黄芪 沙参 茯神 当归 炒枣仁 丹皮 紫苑 桑皮 橘红 生薏苡仁

用法： 生地、麦冬去心、玄参、桑皮、生黄芪、沙参、生薏苡仁各四两，白茯苓、茯神、当归、炒枣仁、丹皮、紫苑、橘红各二两，取长流水，用砂锅桑柴文武火，熬成珠，上好白蜜收成，盛瓷器内，每服三五茶匙，白滚水调服。

观音柳，一名西河柳，乃痧疹之圣药也。冬月用枝梗，春夏用苗叶，每用一钱，煎汤服。年力大者，多服一二次更妙。能清肺，解毒，发表。

第三编　痧症用药大概加减

发热初起，或在疑似之间，用：

方药： 防风 葛根 红花 山楂 羌活 荆芥 前胡

用法： 白水煎服。

咳嗽有涕泪，用：

方药： 杏仁 桔梗 苏子 枳壳 贝母 薄荷 升麻

用法： 白水煎服。

唇红有热，用：

方药： 花粉 连翘 桑皮 牛蒡子

用法： 白水煎服。

腹痛有食，用：

方药： 枳壳 山楂 神曲 青皮 白芍药

用法： 山楂肉，酒炒白芍药，白水煎服。

见形鼻干唇红，烦躁作渴，用：

方药：石膏　栀子　桔梗　牛蒡子　连翘　玄参　黄芩

用法：白水煎服。

见苗影，出发不快，兼之大便秘塞，或溃黄水，或烦乱不宁，当速加：

方药：石膏　大黄　归尾　紫草　牛蒡子

用法：白水煎服。

小便不通，用：

方药：车前子　薄荷　木通　柴胡

用法：白水煎服。

散风热，用：

方药：薄荷　赤芍药　桔梗　荆芥　柴胡　红花

用法：白水煎服。

痧子夹斑，用：

方药：红花　丹皮　石膏　赤芍药　紫草　生地

用法：白水煎服。

痧毒盛，色红紫，烦躁作渴，目赤，用：

方药：石膏　玄参　红花　生地　紫草　花粉

用法：白水煎服。

口疮，用：

方药：桔梗　甘草　僵蚕　生地

用法：白水煎服。

大便泻白色，用：

方药：木香　白茯苓　白术　神曲

用法：白水煎服。

大便泻黄色，用：

方药：车前子　丹皮　木通　黄芩

用法：白水煎服。

大便泻，带红色，用：

方药：丹皮　黄芩　赤芍药　木通

用法：白水煎服。

红白痢疾，用：

方药：木香　白茯苓　黄檗　黄连　神曲

用法：白水煎服。

痧后脾虚，用：

方药：白术　薏苡仁　山药　白茯苓　沙参　人参　百合　丹皮　归身　甘草　白芍药　石斛　扁豆

用法：炒白芍药，炒扁豆，白水煎服。

痧后余热等症，用：

方药：生地　银花　地骨皮　玄参　黄檗

用法：白水煎服。

痧后咳嗽不止，用：

方药：桑皮　紫苑　贝母　麦冬　玄参　苏子

用法：白水煎服。

痧疹前后鼻血，用：

方药：知母　丹皮　犀角　花粉　生地　玄参　连翘　紫草

用法：白水煎服。

痧症两胁作胀，气疼，用：

方药：薄荷　白芍药　木香　柴胡　归身　白茯苓　丹皮　桔梗

用法：酒炒白芍药，白水煎服。

痧出紫黑色，闭塞不透，烦乱不宁，最为重症。急用人粪灰，白滚水服二钱，或可救其万一。人粪灰制法，详见痘症方内。

第四编　补遗二则

痧疹属肺火，肺为五脏华盖，清虚其上，故出痧。现形即没，皮肤不留形迹。不似痘疮灌浆结痂也。所以服药不可重表，恐攻动脏腑之热，熏蒸于肺，令肺窍闭塞，致痧不现，反增喘胀。今之庸医愚妇，一见痧疹，无论热轻热重，概行燥散，病家亦欢欣而进，彼此皆不知深受其害也。大抵此症，初起时，当以轻清微表，随宜清凉，以解肺热，此治痧之大法也。痧有顺险逆，逆者不可治，医家或逢此症，用清凉药治之而不愈者，此乃逆症。原不可治者也，在病家即云：误用凉药，深为致怨，庸医就俗，而清凉竟不敢用矣，可不悲哉。痧后宜戒鱼腥猪肉，过三七后，人事清爽，方可吃之。痧后余热生毒者，看其元气虚实，用药解之，如生地、贝母、银花之类。元气虚者，兼以黄芪、当归。

小儿口疮，或牙疳，多因痧痘后，或病后元气虚弱，不能运化邪热，毒气停胃之故。当依前方，修合擦药，万不可多入冰片、麝香。盖此二味，香气迅烈，直达心肺，大伤真气，致令睡卧不宁，饮食不甜。壮实者，幸免其害，倘面色青黄，饥瘦不堪，气弱者，则有性命之忧。况见效不专在此二味，用者不可不慎。

第五编　綦施治痧要方

方药： 石膏　川贝母　红花　荆芥　桔梗　地骨皮　葛根　甘草　赤芍药　当归　薄荷　牛蒡子　陈皮　桑白皮　枳壳

用法： 煅石膏九两，川贝母、甘草各一两二钱，红花一两，枳壳、葛根、陈皮、荆芥各二两，桔梗二两四钱，地骨皮二两五钱，薄荷、赤芍药各一两五钱，当归尾、牛蒡子生用、桑白皮各三两，共为粗末。每次用末五六钱，白水三钟，煎汤滤去渣服，腹痛加贯众用之始效。专治小儿并男妇痧疹，不拘四时。将见形、已经见形者，皆可煎投。痧轻者，用六七服，重者十数服，大能起发透表，解毒清热，不伤元气，功有神效。此系较正良方，经验有年等分药味，万勿增损，恐致错乱无益。其症数年流行一次，或传染一方一村。今祈四方善友，照方多合，施济贫苦，所费无几，功德无穷。

痧症属火，胎毒蕴积，独禀肺经，毒气亦能流传诸经脏腑，借感秽气而出。肺象金，上为太白星，是以知病之在皮毛也，有孔窍，不宜闭塞。有病即喘咳，痧疹用药不可太表太攻，恐气塞窍闭，则皮毛不开，痧亦不现，药须清润达表，痧始易出，毒始易净。治痧最忌酸饮温补燥热，古云：痧要清凉，痘要温清凉者，清肺热也。温者，温补生浆也，若余热流入大肠，则成痢。毒蕴于胃，则成牙疳，亏损元气则成疳疾。其症有顺逆险，顺者不须服药，逆者毒重为闭症，此等百不救一。唯险候全要药饵相宜，不致后患。治痧贵慎乎初，本方实为专司发痧解毒者，甚有俗医，视方而起谤，或云凉，或云轻。今表药性于下，了然可见：

石膏味辛，色白达表，淡而利窍，煅用即纯，痧症要药，清凉解毒，用以为君。陈皮、枳壳、桔梗，疏气消肺胀，桑皮润肺止喘，清火化痰。红花、归尾、赤芍药味辛，活肺经血热，血活则毒散。牛蒡子解毒发瘾疹，葛根味辛，发表解渴透肌。薄荷清肺胃间热，通气疏毛孔。地骨皮解肺毒消热躁。甘草解毒和药。荆芥散血分中之风热，能开毛孔。贝母味辛，化痰解毒。痧宜戒酒醋鱼腥、甜糖厚味、荤腻椒蒜，饮食只宜清淡，蔬菜薄粥，避风调理。

卷四　杂病症治

第一编　小儿有病看虎口三关

初节寅关，食指第一节；次节卯关，食指第二节；三节辰关，食指第三节。

第二编　经纹歌

左手红生似线形，须知发热又兼惊，右手脉纹如左样，脾伤惊积一齐生，纹头有似三人样，肺气生痰夜作声，色青应有伤寒症，若是空红泻定生。

指脉深青不暂停，微青腹痛粪多青，若兼黑色盘肠吊，眼揣牵抽不得宁。小儿指脉深红色，发热惊时目强直，微红下痢腹中疼，吐泻脾虚多不食。

指上纹生紫气深，惊时啼叫又呻吟，微微紫色肠中痛，若是红弯主恶心。

虎口脉纹多，须知气不和，色青惊积聚，下痢如何。青黑慢惊，发入掌内钩多，三关急通过，此症必深疴。

第三编　小儿初受气论

圣济总录云：小儿在母腹中，受其精气，一月胚，二月胎，三月血脉，四月形体，五月动作，六月筋骨成，七月毛发生，八月脏腑具，九月谷气入胃，十月百神备而生。生后六十日，瞳子成，孩儿能颏笑语识人；百日任脉生，能反覆；一百八十日尻骨成，能独坐；二百一十日掌骨成能匍匐；三百日，髋骨成，能独倚；三百六十日，胫骨成，乃能移步。此是常定之法，至于已及期而不能者，则又禀赋之丰怯，是又不可以一概拘也。

第四编　小儿蛤生变蒸

三十二日一变，生癸肾脏，属足少阴经。

六十四日二变，一蒸，生壬膀胱腑，属足太阳经。

九十六日三变，生丁心脏，属手少阴经。

一百二十八日四变，二蒸，生丙小肠腑，属手太阳经。

一百六十五日五变，生乙肝脏，属足厥阴经。

一百九十二日六变，三蒸，生甲胆腑，属足少阳经。

二百二十四日七变，生辛肺脏，属手太阴经。

二百五十八日八变，四蒸，生庚大肠腑，属手阳明经。

二百八十五日九变，生巳脾脏，属足太阴经。

三百二十二日十变，五蒸，生戊胃腑，属足阳明经。

至于心胞络脏，属手厥阴经。三焦为腑，属手少阳经。此一脏一腑，俱无形状，故不变而不蒸也。然所谓变者，变生五脏也。蒸者，蒸养六腑也。又曰，变者，变其情态；蒸者，蒸其骨体，故血脉方荣，骨骼始长，情性有异于前。当变蒸之时，看儿唇口，如上唇微肿，有如卧蚕，或如珠泡子者，见变蒸症也。即宜少与乳食，不可妄投药饵，切不可用艾火灸。若不依此，多致杀儿，屡见有此者，故书以告之。

第五编　小儿脉法

小儿之脉，与大人异，九至为伤，平和六至，沉细知其为冷，十至而病困矣。急弦为气之干，沉缓为食之滞，促急必是虚惊，紧者风痫是矣。弦而又急，客忤之气，沉而数者，骨热何议，脉来乱者，必然难治。

弦急，主气不和；沉缓，主伤食；促急，主虚惊；浮主风；沉主冷。

第六编　持脉三要

一曰举，轻手寻之；二曰按，重于取之；三曰寻，不轻不重，委曲求之。

上三要，唯寻字是诊家之至诀，即经之所谓三菽六菽十二菽之旨也。

第七编　脉象纲领图

此将七表八里之脉，融会，至为切要。浮，举之有余，按之不足，轻手得而，无力则为芤，有力则为洪。

沉，举之不足，按之有余，重手得而，细小则为微，无力则为弱，至骨有力则为伏。

迟，一息三四至来去极迟，重手得而，少缓则为缓，无力则为软，短细则为涩。

数，一息七八至来去极疾，轻手得而，急数则为紧，流利则为滑，有力则为实。

论浮沉迟数四脉有力无力主病：

浮而有力为风，无力为迟为风寒，数为风热，俱为表症。

沉而有力为迟内寒，沉而无力为滞，数内热，俱为里症。

迟而有力为痛，无力为冷为寒。

数而有力为热，无力为疮为燥。

滑者脉形流利，主气雍滞，主血不和，主痰。

涩者脉形濡滞，主伤精败血，主气不和。

俱看在何部，此诊脉之切要也。

第八编　望色

小儿有病，必察色听声，虎口脉纹，病重乃现，是望闻问切四端，不可缺其一也。故察其面色之神情，即知五脏气血之受病。如面色白者气虚，面色青者气弱伤肝而有惊。面光泽而急胀者，有火有食。面色暗而急胀者，有毒有热。面色红而唇赤者，有热。弄舌者，心经有热有惊。气凑鼻干、无泪者，肺热有惊。哭无转声者，关窍不通为病重。神情倦怠，目睛无神者，慢惊将至而最重。耳根黄色，眼眶周围淡黄者，伤脾之候。唇青面白者，为吐泻慢惊之候。眉头频蹙者，为腹痛，兼之唇口青色者，肚痛而有虫。儿病后额角及耳后干枯，若无血色，由脏腑有亏，不治之候。面黑色者，乃脾肾有亏，兼之干枯，亦为难治。鼻孔掀露，有涕有泪，则为伤风。无涕无泪，须防成惊作喘。一切病症，声直者，干叫者，迷困者，无涕泪者，皆危候也。凡看小儿之病，必以指甲掐其人中，并眉心间，若易哭易叫，有转声者为轻，无转声者为重。小儿指甲青紫者，有惊有食，面白手尖冷者，初病则为风冷之候。病久则为气虚有惊，小儿凡有病，身体微润者易治，干热者难治。若病后干热，四肢作冷者，乃脾虚成疳。总之必察形望色，以辨其为寒热虚实而治之。以上诸矣，举其大端，临症之际，细心审察，自无错乱也。

凡一切病中囟门下陷，喉中拽锯，痰气不转，鸦声眼翻，牙龈如粉白，两腮似涂朱，现此等症者必危。

第九编　呕吐

小儿呕吐者，皆属于胃。有胃间受风，有伤乳食，有胃间受热而做呕吐。虽云伤胃则吐，伤脾则泻，但症有寒热虚实之不同。吐者有物无声，呕者有物有声，干呕则无物矣。

一种寒吐者，有冒风寒，有乳母过饮冷物，以致小儿受冷乳作呕吐者，或吐乳吐食，或夹清水白痰，或进茶汤皆吐而不受。宜用平胃散，或兼服和中丸。

平胃散

方药： 苍术　厚朴　陈皮　甘草　木香　砂仁

用法： 炒厚朴，或加用木香，砂仁，引用生姜一片。

一种胃热作呕吐者，或三焦受热，或伤热物，或受热药。夏月受暑气，即呕吐黄痰，或干哕，或烦躁，唇红，面赤，作渴，大便不利。宜用竹叶石膏汤，兼六一散或者抱龙丸。

竹叶石膏汤

方药： 竹叶　石膏

用法： 竹叶五片，煅石膏三钱，白水煎服。

一种伤食吐，或伤乳吐，或腹痛，手足心发热，或作暧气，或呕酸水，或作渴唇红，宜用加减二陈汤。

加减二陈汤

方药：陈皮 半夏 山楂 枳壳 柴胡 神曲 木香

用法：引加生姜一片。

一种虚寒呕吐，或因体弱，面色青白，肢体困倦，眼目少神，或久吐胃虚，不能运化乳食，气脉不通，上焦少气，或生痰沫。宜用四君子汤，或兼服健脾丸。

四君子汤

方药：人参 白术 白茯苓 甘草

用法：生姜一片，大枣一枚，或加半夏、陈皮，即六君子汤亦可。

一种乳孩吐乳，若从口中射出，或顺口角流出，此非病也。盖小儿不知饥饱，随口辄咽，以致满而上溢。书云：水多则沼溢，酒满则卮倾，自然之理，非疾病也。若妄服药饵者，必反添病症，不可不慎。

大凡吐症，药引宜用生姜，不可宜用葱。姜温胃，葱则达表发汗，吐已伤表，岂可令葱汗之。

小孩一切吐乳必戒乳，以清米汤代之，胃间清疏，即不可速愈。

虚寒吐泻，古方加丁香者，或用附子理中汤者，但医家须善用之投之少许，其效甚速，真有起死回生之功。若用之不善，恐后随生热症，不可不斟酌之。

凡小儿呕吐不止目上视头后仰者不治。

第十编　泄泻

泄泻之症，人皆知脾胃不调，但症非一端，有风泻，有虚寒泻，有伤食，有大肠热泻之不同，当辨其症而治之。

一种热泻，口干作烦，或肚痛，粪出射远，或泻后肛门努胀者，必分利清热，用黄芩汤，或兼服六一散。

黄芩汤

方药：黄芩 红花 车前 山楂肉 陈皮 甘草 炒白芍药 泽泻 薄荷 青皮 乌梅

用法：炒黄芩，白水煎或加乌梅为引。

一种虚寒作泻，或伤冷乳即，作渴，泻青白色，或腹痛，或兼吐乳食，服药宜温脾胃，用调胃散，或兼服参苓散、五苓散治之。

调胃散

方药：白术 白芍药 白茯苓 陈皮 甘草 木香 砂仁 官桂 麦芽

用法：炒白术，炒白芍药，生姜一片，大枣一枚。

一种伤食泻，肚痛作渴，或泻糟粕恶臭。宜用加味平胃散，或兼服和中丸。

加味平胃散

方药：苍术　厚朴　陈皮　木香　白芍药　山楂　槟榔　泽泻

用法：制苍术，炒厚朴，山楂肉，槟榔、大枣为引。

一种风泻，乃大肠受风，或泻沫，或黄白冻，兼肚痛者，宜用防风汤，或兼用五苓散。

防风汤

方药：防风　柴胡　白术　木香　木通　炒厚朴　陈皮　甘草

用法：炒白术，生姜一片为引。

一种虚之极，或泻成慢惊，手足逆冷。宜用加味补中汤，或兼服用参苓散。

加味补中汤

方药：人参　白术　黄芪　当归　肉桂　白芍药　木香　升麻　柴胡　陈皮　甘草

用法：炒白术，炒白芍药，煨姜一片，大枣一枚。

泄泻一症，多因伤食，或伤乳，必戒乳食以米汤薄粥代之。泄泻多在夏秋时，亦有受暑气者当审明时候，果有暑者，发热、唇红、作渴、烦闷，当量入香茹、柴胡、薄荷、白扁豆、乌梅等一二味治之，或兼用六一散。

凡小儿泄泻。用药必审虚实寒热。其药如五苓散、补中平胃散、参苓散、黄芩汤、六一散、香茹饮，仍察四时所感投药，无有不效者。

五苓散

方药：白术　白茯苓　官桂　猪苓　泽泻

用法：炒白术、白茯苓、猪苓、泽泻各一两，官桂四钱，共为细末，每服一钱或五分，白滚水下。

参苓白术散

方药：人参　白术　木香　莲肉　砂仁　白茯苓　甘草　陈皮　山药　黄芪

用法：人参、木香各四钱，炒白术、山药、莲肉去皮心、白茯苓、蜜炙黄芪各一两，砂仁去壳五钱，甘草、陈皮各六钱，若缺人参，再加芪五钱亦可，共为细末，每服一钱，或五分，陈米汤或生姜汤调下。

第十一编　急惊

急惊者，因受病在内，发于卒然之间，痰涎壅塞，手足抽掣，角弓反张，目睛上视，或斜视，牙关紧急，人事不省。盖心为火，肝为风，风火相搏，抽搐不宁。其症有因，过伤肥甘辛热之物，兼感风热在内以致伤脾损肝，生风生热生痰，清气不升，浊气不降，关窍闭塞，即发抽搐。症有轻重不同，不可皆泥为急惊可治，而医家即轻忽之也。用药宜清凉行痰之剂，乳孩发惊者，皆受乳母热乳，兼之寒热不调，或受惊吓而成，必戒乳，服牛黄锭子并抱龙丸。

一种急惊，有风，有食，有痰，宜用醒风汤，兼服牛黄镇惊锭子。

醒风汤

方药： 天麻　胆南星　薄荷　防风　羌活　枳壳　白僵蚕　钩藤　石菖蒲　红花　甘草　全蝎

用法： 全蝎洗净去尾尖，生姜为引。

一种热盛烦躁作渴，抽搐等症，宜用凉肝散，兼服牛黄丸。

凉肝散

方药： 石膏　贝母　胆南星　天麻　陈皮　甘草　枳壳　桔梗　红花　天花粉

用法： 姜皮为引。

一种惊搐之症，体气壮实，气凑痰喘，大便闭塞。宜用清气化痰汤，兼服牛黄丸。

清气化痰汤

方药： 枳壳　大黄　栀子　天花粉　黄芩　薄荷　牛蒡子　天麻　杏仁

用法： 炒杏仁去皮尖，竹叶为引。

牛黄镇惊锭子

治一切风痰气喘，咳嗽发热，着吓，急惊等症，并肚腹膨胀疼痛，夹风夹食，并大便不通，若慢惊并吐泻，则不可用。

方药： 天麻　钩藤　广皮　羌活　枳实　僵蚕　青皮　生黄连　贝母　莪术　独活　生大黄　牛黄　麝香　冰片　飞朱砂　全蝎　陈胆南星

用法： 天麻、钩藤、广皮、枳实、炒僵蚕、生大黄、薄全蝎去尾尖子并洗净腹内、陈胆南星、青皮各二两，生黄连、羌活、贝母去心、飞朱砂、莪术、独活各一两，牛黄、麝香、冰片各二分，共为细末，甘草煎水，打陈飞麦，稀糊为锭，每锭重一钱五分，晒干听用，每服一锭，或半锭，有外感用生姜汤磨服，余症用白滚水磨服，治病多端，不能尽述。

抱龙丸

治小儿着惊吓，伤心肝二经即唇青，四肢摇动，起卧不宁，盖抱者，保也。龙者，象东方肝木也，故此丸为治惊之要药也。

方药： 天竺黄　贝母　僵蚕　防风　天麻　钩藤　薄荷　枳壳　桔梗　胆南

星　陈皮

　　用法：天竺黄三钱，贝母去心、天麻各五钱，僵蚕、钩藤、薄荷、枳壳、陈皮、桔梗各一两，胆南星、防风各二两，共为细末，炼蜜成丸，龙眼核大，朱砂为衣，每服一丸，白滚水化下。有外感，即用姜汤化下。

　　牛黄丸

　　治痰多急惊，肺间潮热，唇红作渴，及久伤风，顿咳气喘等症。

　　方药：羌活　连翘　陈胆南星　甘草　花粉　黄芩　牛蒡子　薄荷　天麻　枳壳　全蝎　僵蚕　牛黄

　　用法：羌活、陈胆南星各一两，甘草、花粉、连翘、枳壳、全蝎去尖及子、僵蚕各五钱，牛黄五分，黄芩八钱炒，牛蒡子、薄荷、天麻各三钱，共为细末，炼蜜成丸，重五分，有风邪，用生姜汤化下。如内热，用竹叶汤化下。

第十二编　慢惊

　　慢惊者，因小孩禀赋先天不足，或因一切病后，亏损元气，神不归经，或过伤药饵，饥饱不一，即成慢惊。慢痫风等症，医治与急惊，大相悬远，因虚生风，张口露睛，手足微抽，面白唇青，四肢作冷，盖急惊可治，而慢不可治，因真气有亏。俗云：急惊惊病不惊医，慢惊惊医不惊病者是也。凡惊症有涕泪则轻，用手指掐人中，哭有转声者，可救其万一，不然，则束手无为矣。

　　一种似慢惊非慢惊之症，宜用加味逍遥散。

　　加味逍遥散

　　方药：白术　白芍药　白茯苓　陈皮　甘草　当归　薄荷　全蝎　僵蚕

　　用法：炒白术，炒白芍药，炒僵蚕，全蝎洗净，生姜为引。

　　一种面白唇青，吁气常出，微作惊搐，或闭目，或张睛，此真气有损，宜用补中益气汤，兼服四君子汤、六君子汤。

　　补中益气汤

　　方药：人参　黄芪　白术　当归　升麻　柴胡　陈皮　甘草　生姜　大枣

　　用法：炒白术，水煎服。

　　一种慢惊，慢脾疯，或因吐泻有伤，或一切病后亏损元气，面白唇青，或吐痰沫，四肢厥冷。宜用附子理中汤。

　　附子理中汤

　　方药：人参　白术　附子　甘草

　　用法：炒白术，水煎服，大枣一枚为引。

第十三编 五疳

夫疳疾虽有心肝脾肺肾，五症之不同，总因气血失调而起。或缺乳进谷，或过伤物腻，即成脾疳。或感热症后，即成肝疳。或禀来心气不足，遇病后作惊悸，即成心疳。或久咳而医药失当，即成肺疳。或肝脾血少，以致肾水不足，即成肾疳。必察明而施治之，则无过犯矣。

脾疳多因乳食不调，饥饱不一，或一切病后亏损气血，以致时热时冷，或大便非结即泄，面黄肌瘦，肚大夜热。宜用加味逍遥散，兼服健脾肥儿丸。

加味逍遥散

方药：白术 白芍药 白茯苓 柴胡 薄荷 陈皮 白扁豆 甘草 神曲 麦芽

用法：炒白术、炒白芍药、麦芽、白茯苓各八分，柴胡、薄荷各五分，陈皮、甘草各六分，炒白扁豆、炒神曲各一钱，白水煎服。

肝疳多因病后湿热内蒸，肢体虽瘦，而善能哭叫，毛发稀少，饮食频进，或作烦渴，皮肤多黑。凡疳疾者，多无股肉，或便食虫。宜用滋肝散，兼服蚵皮芦荟丸。

滋肝散

方药：黄连 白芍药 陈皮 甘草 当归 白茯苓 柴胡 山楂 白术 神曲 丹皮

用法：黄连三分土炒，白芍药、炒白术、白茯苓各八分，陈皮、甘草、当归、丹皮各六分，柴胡五分，山楂肉、炒神曲各一钱，白水煎服。

蚵皮芦荟丸

专治肝经疳疾，并治继抱子疳疾。

方药：蚵皮 芦荟 黄土 甘草 白术 当归 使君子 白芍药 山药 麦芽 白扁豆 陈皮 黄芪 白茯苓 山楂

用法：芦荟三钱，必拌黄土炒过方可入药，生用则能作泄，甘草、陈皮、使君子肉各五钱，炒白术、炒蚵皮、当归、炒白芍药、山药、炒麦芽、炒白扁豆、黄芪、白茯苓各一两，山楂肉二两去核净，共为细末，炼蜜成丸，如弹子大，每服一丸，米汤化下，白滚汤下亦可。

蚵皮一名蟾蜍，一名癞蛤蟆，蟾酥即经此物身上取出，戟眉注。

心疳一症，体虚神弱而多惊悸，面色乍红乍白，瘦弱畏人，宜用神枣汤，兼服健脾丸。

神枣汤

方药： 伏神　枣仁　白术　当归　黄芪　沙参　百合　白芍药　陈皮　甘草

用法： 伏神、炒白术、黄芪、沙参、炒百合、炒白芍药各七分，陈皮五分，炒枣仁、甘草、当归各六分，白水煎服。

肺疳面多青白，因肺经受伤，或久咳后而成者，或泄泻肚痛，或朝凉暮热，或病中服药失序，虚损脾肺。宜用保肺健脾汤，兼服健脾丸、八珍散。

保肺健脾汤

方药： 白术　白芍药　薏仁　白扁豆　黄芪　沙参　陈皮　甘草　当归　白茯苓

用法： 炒白术、炒白芍药、黄芪、白茯苓各七分，薏苡仁、炒白扁豆各一钱，沙参八分，陈皮、甘草当归各六分，白水煎服。

肾疳乃肝脾失调，加之禀来先天肾水不足而成。体多瘦弱，目昏神倦，或凉或热，或时时伤风。宜用保元地黄汤，兼服六味地黄丸。

保元地黄汤

方药： 黄芪　白术　白芍药　沙参　当归　丹皮　白茯苓　熟地　车前子

用法： 黄芪、炒白术、炒白芍药、沙参、丹皮、白茯苓、车前各八分，当归六分，熟地二钱，白水煎服。

六味地黄丸

方药： 熟地黄　山药　白茯苓　丹皮　山茱萸　泽泻

用法： 熟地黄八两，山药、山茱萸各四两，白茯苓、丹皮、泽泻各三两，共为细末，炼蜜成丸，每服二钱，白滚水空腹吞下。不善吞者，调服亦可。

健脾肥儿丸

治小儿一切疳疾，诸病失调，泻痢后骨瘦如柴，朝凉暮热，夜出盗汗，皮肤干枯，毛发稀落，遍体生疮，精神倦怠，或呕虫食，腹痛常作，面色青浮，四肢虚肿，肚腹胀硬，痞眼羞明，久咳脾虚，黄瘄等症。痞眼二字难解，查说文痞痛也，痞眼或是眼痛也，戬眉注。

方药： 白术　白茯　黄连　山楂　人参　使君子　当归　广皮　五谷虫　木香　白芍药　白扁豆　青皮　山药　牡丹皮　甘草

用法： 白术如鸡腿者土炒、山楂净肉、炒五谷虫、酒炒白芍药、山药、炒白扁豆各一两，白茯苓八钱，川黄连、人参各三钱，炒使君子、青皮、广皮、甘草各四钱，当归六钱，木香二钱，牡丹皮五钱，共为细末，炼蜜成丸，每丸重一钱，每服一丸，年大者服两丸，不拘时白滚汤下。

八珍散

治小儿虚损，泄泻疳疾，一切病后失调等症。

方药： 锅巴　山药　白茯苓　白扁豆　薏苡仁　莲肉　百合

用法： 锅巴炒四两，炒山药、白茯苓、炒白扁豆、薏苡仁、炒莲肉去皮心、百合（春冬入炒夏秋不加）各二两，共为细末，每服二三钱，每服量加白糖五分，白滚水不拘时调服。

第十四编　疳疾

疳症有疳块疳满，皆因气血不和，或腹如鼓硬，或眼目羞明，而成雀矇。乃血脉失调，脏腑湿热熏蒸，故肚腹胀大，四肢干瘦，面黄。药饵不可克伐磨积，唯养中健脾，得保速愈，如春和则冰解也。宜用：

方药： 白术　白芍药　木香　白扁豆　白茯苓　当归　丹皮　使君子　陈皮　神曲　甘草

用法： 炒白术、炒白芍药、白茯苓、丹皮、使君子肉各七分，陈皮、当归、甘草各六分，炒木香、白扁豆、炒神曲各一钱，白水煎服。

猪肝散

专治一切疳痨，病后失调，四肢无力，精神倦怠，骨瘦如柴，并疳眼羞明，雀矇怕亮，痘后目病，翳膜遮睛。疳眼恐是疳胀之误，此注亦误，戢眉更正。

方药： 雄猪肝　谷精草　白僵蚕

用法： 雄猪肝一片重五钱，谷精草一钱，白僵蚕七条酒炒，共入砂罐内，井水二钟，煨一钟，吃汤并肝，余渣不用，每日一服。用二三十服之后，方可得愈，功有神效。

一种小儿喜食泥土杂物，乃脏腑湿热，脾胃不和，宜服蚵皮芦荟丸，脾胃得和，邪自不能胜正矣。

一种食伤脾胃，有似疳痨之症。宜用和中丸。

和中丸

方药： 厚朴　白芍药　苍术　木香　陈皮　砂仁　青皮　神曲　甘草

用法： 炒厚朴、酒炒白芍药、土炒苍术、陈皮、炒真神曲各一两，广木香、砂仁去壳各三钱，青皮、甘草各五钱，共为细末，炼蜜成丸，如弹子大，每服一丸，淡姜汤化下。此方能治食伤脾胃，腹痛，呕吐泄泻或吐虫食，或受冷气冷物，皆可服之。

第十五编　痢疾

痢之一症，乃伏暑于脏腑，兼裹饮食而成。气血不能运化，肠胃不能通利，努胀坠痛，而下红白冻矣。红冻属暑伤血分，白冻属伤气分，若暑毒攻胃，即成噤口，奶孩痢症，亦因伤热乳而成。症有轻重之异，体有虚实之分，用药必细心审察，方不至于错误也。

一种痢疾初起体壮滞多者，宜用分利化滞汤。

分利化滞汤

方药：柴胡　薄荷　厚朴　陈皮　甘草　猪苓　枳壳　归尾　红花　黄芩　木香　山楂

用法：白水煎服。

一种痢疾，暑气重者，恶心腹痛，涩胀不宁，不知饥饿，兼之烦闷，或发热，作渴唇干。宜用清热导滞汤。

清热导滞汤

方药：猪苓　泽泻　薄荷　红花　陈皮　甘草　枳实　槟榔　大黄　黄连

用法：白水煎服。

一种痢疾，兼泄泻腹痛，唇红作渴者，益用加味平胃散，或兼服加味香连散。

加味平胃散

方药：苍术　厚朴　陈皮　甘草　黄芩　车前子　山楂　泽泻　炒　白芍药　木香

用法：白水煎服。

一种痢疾，体虚不便，行利导滞者，宜用加味逍遥散，或兼服加味香连散。

加味逍遥散

方药：炒白术　炒白芍药　薄荷　陈皮　甘草　柴胡　白茯苓　当归　白扁豆　砂仁　木香　黄芩

用法：白水煎服。

一种暑伤血分，下纯血者，宜用芩连散，兼服香连丸并六一散。

芩连散

方药：黄连　黄芩　红花　木香　当归　生地黄　泽泻　山楂　陈皮　甘草

用法：白水煎服。

一种暑伤气分，下纯白者，或兼青色，或兼泄泻者，宜用加味逍遥散，或兼服加味香连散。

加味逍遥散

方药： 炒白术　炒白芍药　砂仁　柴胡　薄荷　当归　白茯苓　木香　陈皮　甘草

用法： 生姜一片为引，白水煎服。

一种痢疾，便杂色滞冻，兼呕哕不食者，此症必危，乃暑毒深重之故。宜用黄连解毒汤，或兼服香连丸或六一散。

黄连解毒汤

方药： 木香　黄连　当归　白芍药　红花　连翘　滑石　枳壳　陈皮　甘草

用法： 白水煎服。

一种痢疾日久，元气虚弱，面白唇青，或作呕吐，或为药饵伤胃，大便不坠而自利者，宜用六君子汤，或四君子汤，或参苓白术散，或加味香连散。皆可详察，择而用之。

一种人虚，面青唇白久痢伤气，四肢作冷。宜用补中益气汤，或六君子汤，引加煨姜大枣治之。

一种痢症，暑伤血分，坠胀作渴，体虚，用药不便燥补，不便消导，又不可分利寒凉。宜用加味四物汤。

加味四物汤

方药： 当归　川芎　熟地　白芍药　丹皮

用法： 白水煎服。

一种痢症日久，腰痛，因作坠努，有伤肝肾。宜用加味地黄汤。

加味地黄汤

方药： 熟地　山药　白茯苓　山萸肉　泽泻　丹皮　炒白芍药　五味子

用法： 白水煎服。

一种痢疾日久，面白作渴，津液枯干，肢体瘦弱，粪门不收兼无股肉。宜用固真汤。

固真汤

方药： 人参　黄芪　炒白术　炒白芍药　陈皮　甘草　归身　丹皮　五味子　山萸肉　补骨纸

用法： 补骨纸盐水炒少许，大枣一枚为引，白水煎服。

一种痢疾初起，毒气深重，米谷汤水不能进，而成噤口者，宜用加味香连散。

加味香连散

此方治一切红白痢疾。

方药： 白术　黄连　砂仁　厚朴　黄芩　薄荷　白茯苓　白芍药　木香　陈皮　甘草　山楂　红花　扁豆　柴胡　车前子　当归

用法： 米汤拌炒白术四两，土炒黄连、红花各一两，砂仁二两五钱，炒厚朴、炒扁豆、黄芩、车前子、白芍药酒炒黄色、白茯苓各三两，当归三两，隔纸烘干另磨，或晒干恐回潮也，木香、薄荷、陈皮、甘草、柴胡各二两，山楂净肉四两，共为极细末，男妇大人每服二钱，或三钱；三五岁者，每服一钱，或二钱；乳孩每服五六分，一切痢疾，俱用白滚汤化下。水泻用生姜汤化下。此方药味平和，须宜多服，以愈为度。

一种久痢，元气虚弱，暑热在内，唇红作烦，而成噤口，水米不进者，宜用石莲子汤，兼服香莲丸。

石莲子汤

方药： 石莲肉　陈皮　甘草　白术　当归　川木瓜　炒白芍药　白茯苓　炒白扁豆　丹皮

用法： 乌梅两枚为引，白水煎服。

一种痢疾，或体虚肿满者，四肢厥冷者，气血衰弱，不能运化谷气者，古方有用八味地黄汤，或补中益气汤治之。医家必察明投用，真有起死回生之功。

痢疾初起，最忌涩药，若香莲丸，乃痢中之圣药也。孕妇痢疾，治法皆同，唯忌用山楂、牛膝、红花等味。

痢疾之药，必斟酌不可苟简。如地僻人贫，缺少黄连，不得已以黄檗、黄芩代之；缺少人参，倍用黄芪亦可。痢疾有暑热郁结于小肠，尿管涩痛不利者，药内可加车前子、川牛膝、薄荷、柴胡或兼以六一散服之。

六一散

方药： 白滑石　甘草

用法： 白滑石飞过细末六两，甘草一两，共为细末，每服一钱或二钱，白滚水调下。

香连丸

方药： 黄连　木香

用法： 黄连一斤吴茱萸泡水，将水拌连炒用，木香四两，共为细末，水叠成丸，量体之大小，服之多寡可也，白滚水吞下。乳孩调化服之。专治一切痢疾，功有神效。

八味地黄汤

方药： 熟地　山药　山茱萸　泽泻　白茯苓　丹皮　附子　肉桂

用法： 熟地二钱，山药、山茱萸肉各一钱，泽泻、白茯苓、丹皮各七分，附子、肉桂各二分，白水煎服。孕妇忌用。

痢疾有传云，必先发散，嗟乎内已受伤，岂可复伤于表。如果兼风邪，方内量加防风、葛根、薄荷、柴胡、升表气分则可。如在盛暑之时，或量服四味香茹饮，一等愚俗。秋尽冬初，仍让病中有暑，犹加香茹，此愚之甚者也。

有云治痢，必先以大黄、芒硝行利而后可，此说不可执一而误事也。补浅须审轻重虚实，用药治之。

老妪讹传云：撑不死的痢疾，饿不死的伤寒。不知痢疾乃暑气积滞而成。必以饮食清疏，当戒荤腥腻物。服药方望速愈，不然则有误性命矣。

痢疾单方甚多，而有害者亦复不少，不可儿戏轻试。

第十六编　疟疾

夫夏伤于暑，秋必痎疟。寒时汤火不能温，热时冰雪不能寒，如凌疟人之状，故谓之疟。其症虽有寒、有热之不同，大约多得之于暑风湿相郁而成。阴阳不能发越，即寒热相搏矣。邪乘于阳，则作于午前；邪乘于阴，则作于午后。疟久则邪盛气弱，即来无定时矣。初起时，必先取其汗，令邪从汗解，若少有闭塞，即累日累月难望其愈矣。犹必辨其邪气之浅深，体气之壮弱，活变施治。若泥一定之方药，则谬之甚也。

乳孩之疟，亦受风受暑受湿，或受母乳之热而成。初起当升清气，散郁热，而汗自透，然非羌活、独活、白芷、葱头攻发之法也。

疟起于暑风湿热，未有不生痰者，古云无痰不成疟是也。服药必理气血，分阴阳，则痰自从之而化也。

夏月之汗，得之于风于暑，即生湿热于脏腑间矣。故疟疾之初，必善取其汗，不然疟难愈。而后随生疮疖于遍体，皆初不曾化其湿也。

疟疾初起，寒热相等，必先汗透而后易截之，邪从汗解也。宜用透肌汤，乳孩兼用抱龙丸。

透肌汤

方药：防风　葛根　陈皮　甘草　山楂　薄荷　柴胡　红花　枳壳　半夏

用法：熟半夏，生姜一片为引。如服本方三五剂，而汗出不透者，可煮麻黄少许服之。

一疟因暑热盛，作烦作渴，汗不透者，宜用加味透肌汤。

加味透肌汤

方药：防风　葛根　当归　薄荷　山楂　枳壳　柴胡　陈皮　甘草　川贝母　煅石膏

用法：生姜一片为引，白水煎服。

疟在五七次上，体壮有食，面赤唇红，寒热相等，来后汗多。宜用青皮饮，乳孩兼服和中丸、六一散。

青皮饮

方药：青皮　知母　枳实　熟半夏　当归　柴胡　陈皮　甘草

用法：生姜两片为引，白水煎服。

在五七次上，汗多人虚，宜清热逍遥散。

清热逍遥散

方药：白术　白芍药　白茯苓　陈皮　甘草　薄荷　柴胡　当归　黄芩　丹皮

用法：土炒白术，白芍药酒炒黄色，黄芩酒炒，生姜两片为引，白水煎服。

疟在盛暑伏天，唇红烦躁，作渴，有暑有食。宜用加味香薷饮。

加味香薷饮

方药：香薷　炒厚朴　炒白扁豆　甘草　柴胡　陈皮　猪苓　川贝母

用法：白水煎服。

疟在五七次后，人虽虚而多热，其体势在不可截，不可消，不可补者。宜用加味逍遥散。

加味逍遥散

方药：炒白术　炒白芍药　白茯苓　当归　甘草　薄荷　柴胡　煅石膏

用法：白水煎或加生姜一片为引。

疟来过数次，唇红作渴，寒少热多者，宜用清疟饮。

清疟饮

方药：煅石膏　知母　炒厚朴　贝母　当归　白茯苓　青皮　陈皮　甘草　柴胡

用法：白水煎服。

疟来数次后，热少寒多者，宜用桂枝汤。

桂枝汤

方药：桂枝　当归　炒白芍药　炒白术　白茯苓　柴胡　半夏　陈皮　甘草

用法：熟半夏，生姜两片、红枣两枚为引。

疟在盛暑之时，唇红面赤，烦躁作渴，欲饮冷水者，或热多寒少者，宜用加味石膏汤。

加味石膏汤

方药：煅石膏　柴胡　陈皮　甘草　竹叶

用法：竹叶十片为引，白水煎服。

疟在六七次上，虽寒热交战，而后少汗者，元气不能升邪，故难愈也。虽用截药，恐其不能应手，即或愈而多反复，不可不慎。

凡治疟，必先问来后出汗多寡，方可截之，如汗少，则不可下手截也。

疟症日久不愈，常多自汗面青唇白，或四肢作冷，或手足心发热，神倦食少，宜用补中益气汤。如热多寒少者，加酒炒常山；寒多热少者。加煨姜肉桂。

疟症日久不愈，寒战后腰痛脊作痛者，宜用八物汤。热多寒少者，加酒炒常山；寒多热少者，加煨姜肉桂。

疟久不愈，或为药饵所伤，后来腰痛腿酸者，宜六味地黄汤。如热多者，加酒炒常山；寒多者加肉桂。疟久单寒不热，手足厥冷者，宜用独参汤，或当归养血汤，或补中益气，或加肉桂煨姜等味者。

疟疾日久，有用人参，或五分，或一钱或五钱者。

疟疾食重人壮，有用山楂、青皮、槟榔者。

热疟方内或加知母、何首乌、常山、黄芩、石膏、鳖甲等味者。

独参汤

方药：人参

用法：人参或一钱二钱三四钱，生姜两片、大枣两枚为引，白水煎服。

当归养血汤

方药：黄芪　当归

用法：黄芪一两，当归二钱，生姜两片、大枣两枚为引，白水煎服。

药剂之大小，须看症之轻重；人之大小，以定君臣佐使。所以前方，未定等分。

小孩夏秋之时，忽然惊悸，而后发热，竟成疟疾，乃风暑热相搏而逼于心经之故，宜用透肌汤，兼牛黄锭子，并抱龙丸治之。必戒乳食，避风暑。

如疟与痢并作者，必先治疟为是。

乳孩疟疾唯戒乳大半，或照方乳母服药，亦有微效。

第十七编　中暑

夏月伏天，阳气浮于外，阴气伏于内，炎热腾蒸而成暑，乃六气之一。中暑毒者，其性命损于时日之间，可轻视也哉。

正伏时，中暑者，忽然昏闷如醉，或流痰涎，作喘，面赤，不省人事者，宜随服竹叶石膏汤，并牛黄锭子、六一散、抱龙丸。

中暑面赤作渴，烦躁呕吐者，宜服四味香薷饮。

四味香薷饮

方药：黄连　香薷　炒厚朴　炒白扁豆　甘草

用法：白水煎服。

中暑兼腹痛，恶心泄泻，有食者，宜用加味香薷饮。

加味香薷饮

方药：香薷　山楂　枳实　猪苓　陈皮　甘草　炒白扁豆　炒厚朴

用法：白水煎服。

小儿中暑，成暑惊者，人事不省、迷闷面赤，此症十不救一，宜服六一散、牛黄锭子、抱龙丸等治之。

中暑而气虚面青，肢体软弱，大小便自利，兼作烦渴者，宜服人参竹叶石膏汤，乳孩兼服五苓散。

人参竹叶石膏汤

方药：人参　石膏　竹叶　粳米

用法：白水煎服。

中暑兼感风者，宜服四味香薷饮。盖香薷一味，即大发散之药，不可重加羌活、川芎等味矣。

伏时中暑畏食，而秋后成疟痢泄泻等症，又在各本症详著。

大人中暑者内虽服药，而外取新荷叶，并西瓜，多列于榻旁，亦解暑之一则也。

第十八编　五疸

疸之一症，由四时郁热而成，或脾胃不和，表里不达，以致肝肺火邪，湿热熏灼，则眼目皮肤四肢，黄如金色或生黄衣、出黄汗。而人分大小，症有五种：黄汗、黄疸、酒疸、谷疸、女痨疸者，必分表里虚实轻重治之。

乳孩此症，多因吃乳母热乳而成，然必戒乳吃药方效，以米汤薄粥代之。其乳母亦当如方服药，亦有功益也。

黄疸初起者，宜用茵陈汤，幼孩兼服抱龙丸并六一散。

茵陈汤

方药：茵陈　柴胡　薄荷　当归　猪苓　陈皮　车前子　白茯苓　甘草梢

用法：白水煎服。

黄疸脾虚有郁热者，宜用郁金逍遥散。

郁金逍遥散

方药：白术 炒白芍药 当归尾 白茯苓 薄荷 红花 柴胡 陈皮 甘草 猪苓 郁金

用法：白术土炒，红花少许，郁金如无真者，以牡丹皮代之，竹叶三片为引，白水煎服。

黄疸神效良方

方药：川芎 乌梅 当归 白茯苓 生藕 千年矮

用法：川芎、当归、白茯苓各二钱五分，乌梅三个，生藕节七个，千年矮二两（一名六月雪）。上方用水三碗，露一宿，空腹温服。吃药后，随量饮酒，令得微汗，二三剂可以痊愈。小儿三次服一剂可也。

黄疸而人虚体瘦，兼骨蒸劳热者，宜用加味地黄汤。

加味地黄汤

方药：熟地黄 薄荷 泽泻 山萸 白茯苓 柴胡 牡丹皮 山药

用法：熟地黄三钱，泽泻、白茯苓、牡丹皮各一钱，山萸肉、山药各一钱五分，薄荷、柴胡各六分，白水三钟，空腹煎服。

疸症须戒鱼腥、酒面、猪肉、鲤鱼、羊肉、野鸡等物。

卷五

第一编 伤寒

小儿伤寒，与大人相等，但乳孩感真伤寒者少，而成童子者方有之也。书云：冬月中寒，深入经络，至春夏而作，则为正伤寒，余则数其症而已。治小儿伤寒，若泥于传经，以日期分表里，多舛误矣，唯查证分阴阳表里虚实而治之。

伤寒初起在表，发热头疼，脊强腰痛，宜用羌活汤。

羌活汤

方药：羌活 川芎 陈皮 甘草 葛根 桔梗 枳壳 山楂

用法：葱白一寸为引，白水煎服。

伤寒发表已过，仍在表里相兼，发热，恶心，作渴，宜用葛根解肌汤。

葛根解肌汤

方药：葛根 陈皮 甘草 柴胡 枳壳 神曲 川芎 红花 山楂

用法：葱白一寸为引，白水煎服。

伤寒得汗之后，身体微热，内症多而外症少，唇红作渴，腹痛，宜服加减柴胡汤。

加减柴胡汤

方药： 柴胡　陈皮　甘草　葛根　薄荷　黄芩　枳实　前胡

用法： 生姜一片为引，白水煎服。

伤寒厥阴，腹痛作泻，或成结胸者，宜服桂枝汤。

桂枝汤

方药： 桂枝　厚朴　陈皮　甘草　桔梗　红花　柴胡　麦芽　神曲　木香

用法： 炒厚朴，生姜一片、红枣一枚为引，白水煎服。

伤寒传里为热，发热作渴，谵言乱语，血分生热，小便赤黄，兼得微汗，传入少阴之症，宜服黄芩芍药汤，兼服牛黄锭子。

黄芩芍药汤

方药： 柴胡　黄芩　赤芍药　陈皮　甘草　花粉　桃仁　山楂肉　归尾

用法： 白水煎服。

伤寒至八九十日之间，传入足厥阴肝经，大便结塞，小便赤色，腹痛昏迷作渴，宜用桃仁石膏汤。

桃仁石膏汤

方药： 桃仁　煅石膏　陈皮　枳壳　大黄　归尾　黄芩　甘草

用法： 桃仁去皮尖，白水煎服。

伤寒表症解，里症作，身有微汗而作渴者，干鼻目红，耳窍不通，兼手足心热，宜用连翘饮。

连翘饮

方药： 连翘　生地黄　陈皮　炒白芍药　甘草　当归　花粉　黄芩　柴胡

用法： 竹叶三片为引，白水煎服。

伤寒表里阴阳得分，仍作渴作烦，乃太阴脾经之郁热耳，宜用丹皮逍遥散。

丹皮逍遥散

方药： 白术　白芍药　陈皮　甘草　当归　白茯苓　丹皮　柴胡　薄荷

用法： 炒白术，炒白芍药，白水煎服。

伤寒失表，传里症而发癍者，宜用化癍汤。

化癍汤

方药： 黄芩　生地黄　柴胡　红花　连翘　归尾　陈皮　甘草

用法： 白水煎服。

伤寒发热狂热言，其证似阳证，而大便泄泻不渴，乃厥阴症也，宜服官桂逍遥散。

官桂逍遥散

方药：白术　白芍药　白茯苓　当归　柴胡　薄荷　陈皮　甘草　官桂

用法：炒白术，炒白芍药，生姜一片为引，白水煎服。

伤寒八九十朝后，面青，四肢懒动，齿根红紫，或出血，或作渴大便不通，其症似厥阴，而实伏热在内，宜用黄连解毒汤。

黄连解毒汤

方药：黄连　石膏　桔梗　当归　陈皮　甘草　连翘　知母

用法：白水煎服。

伤寒表里失序，汗未通达，遗留积热，或生毒，或手足不利，强痛不伸，宜服生地芍药汤。

生地芍药汤

方药：生地黄　白芍药　当归　连翘　陈皮　甘草　白茯苓　川贝母　薏苡仁　百合

用法：白水煎服。

伤寒之后，表里俱清，身体瘦弱，皮肤干枯，宜服六位地黄汤，兼服肥儿健脾丸，脾肾调和，自然复元矣。

伤寒厥阴，四肢逆冷多阴，有用附子理中汤者，有用独参汤者，此又在方脉中论，医家临症酌之可耳。

医治伤寒，每以小儿风里饮食为伤寒治之，以轻为重，非大表，即大消，常快事于此。俗云：伤寒不药得中医者，乃唯恐其错治也。遇来有见一风食杂病，趣云慢寒，则谬甚矣。

第二编　伤风咳嗽

小儿伤风，四时皆有，或裹食，或裹热，而冬春亦有寒。伏火者，有伤风，又复加伤风，谓之重伤风，有咳嗽作苍声者，有病后表虚而易得伤风者，有风裹热，而初时失表散即成顿咳者，治法须分轻重虚实，体之大小，用药可耳，初起在肺胃，在表，日久在脾，脾乃肺之母也。

初伤风，或咳嗽，或发热，宜用杏苏饮，幼孩兼姜汤服抱龙丸。

杏苏饮

方药：枳壳　杏仁　紫苏　防风　陈皮　甘草　桔梗　前胡

用法：生姜一片为引。

伤风有涕泪，咳嗽，眼胞鼻梁，或兼作微浮者，宜服加味杏苏饮，兼服抱龙丸或锭子。

加味杏苏饮

方药： 杏仁　枳壳　前胡　川芎　陈皮　甘草　熟半夏　炒苏子

用法： 生姜一片为引。

重伤风咳嗽者，并寒伏火，宜用羌活汤，小孩兼服锭子。

羌活汤

方药： 羌活　红花　陈皮　枳壳　桔梗　甘草　炒苏子　杏仁　葛根　薄荷

用法： 炒苏子，生姜一片为引。

伤风咳嗽，面青唇白，体弱，或兼大便不实者，宜用加味柴苓汤。

加味柴苓汤

方药： 柴胡　白茯苓　甘草　陈皮　防风　白芍药　当归　白术

用法： 炒白芍药，炒白术，生姜一片、红枣一枚为引。

伤风咳嗽，面色青白，或自汗，或病后表虚，时时伤风，体弱或泄泻者，不便重用发散，宜用四君子汤，或六君子汤，或补中益气汤，气壮脾健，自无此患矣。

伤风日久，存热在肺，成顿咳，此症有二三月不愈者，一咳即一气无休，或吐痰食，面目作浮，或眼白作红，或痰内带血块血系者，宜用清肺饮，兼服牛黄丸并锭子。

清肺饮

方药： 黄芩　苏子　花粉　贝母　归尾　陈皮　甘草　薏苡仁　连翘　薄荷　桑白皮

用法： 竹叶三片为引。

顿咳日久，面色青白，身体瘦弱，或为药饵伤败元气者，宜服保肺健脾汤，兼服健脾肥儿丸。

保肺健脾汤

方药： 薏苡仁　炒白术　山药　陈皮　白茯苓　白芍药　当归　桑皮

用法： 炒白芍药，白水煎服。

第三编　腹痛

小儿腹痛，有风痛，积痛，热痛，冷痛，虫痛，治法随症治之。

伤食腹痛，或病在一时，而无外证者，宜用加味平胃散，小儿兼服和中丸。

加味平胃散

方药： 苍术　厚朴　陈皮　甘草　木香　白芍药

用法： 制苍术，炒厚朴，酒炒白芍药，生姜一片为引。

积滞腹痛，体壮者，宜用化滞汤，兼服和中丸。

化滞汤

方药：槟榔　厚朴　陈皮　甘草　枳壳　归尾　青皮

用法：炒厚朴，生姜一片为引。

腹痛有外证初愈，而积滞未行，元气未亏，大便不通，或结燥，唇红者，宜用导滞汤，兼服牛黄丸。

导滞汤

方药：大黄　厚朴　槟榔　陈皮　甘草　青皮　归尾　白芍药

用法：酒炒白芍药，白水煎服。

腹痛，面青，唇口青色，腹内一块或高起，手不可摸者，此证有虫，宜用使君子汤，兼服和中丸。

方药：当归　厚朴　木香　白芍药　甘草　陈皮　神曲　使君子

用法：炒厚朴，酒炒白芍药，使君子肉，生姜一片为引。

腹痛受冷，无病忽然而作，或兼泄泻者，宜用防风汤，兼服和中丸。

防风汤

方药：防风　木香　厚朴　白芍药　甘草　苍术　砂仁　陈皮　麦芽

用法：炒厚朴，酒炒白芍药，炒苍术，生姜一片为引。

腹痛而体虚弱，或在病中，不可消导行滞者，宜用加味逍遥散。

加味逍遥散

方药：白术　白芍药　神曲　当归　木香　陈皮　甘草　白茯苓　柴胡　薄荷

用法：炒白术，炒白芍药，生姜一片、红枣一枚为引。

腹痛因热而作者，面赤作渴，此证甚少，若察明此症，宜用栀子饮。

栀子饮

方药：栀子　白芍药　黄芩　柴胡　陈皮　甘草　神曲　麦芽　当归

用法：栀子炒黑，炒白芍药，炒黄芩，炒神曲、炒麦芽，白水煎服。

第四编　头痛

小儿头痛种种不一，有感风痛者，用防风、葛根、川芎、柴胡。有热痛者，用黄芩、丹皮、薄荷、柴胡。有误服燥补者，用知母、甘草、花粉、归尾。有痰者，加贝母。虚火上炎，用生地四物汤，或六味地黄汤，等数治之。在医家临症细辨之可也。

第五编 霍乱

霍乱之症，因风入胃，阳气不舒作吐，阴气不纳作泻，四时皆有，唯夏秋月因伏暑在内，阴阳之气相逆而作。一种干霍乱，呕而不吐不泻，阳气不升，风热郁而不达，呕哕不宁，今存方数种，详辨择用可也。

霍乱上吐下泻，升气宽中，分阴阳，宜用术苓汤，兼服和中丸或五苓散。

术苓汤

方药：苍术　厚朴　山楂　防风　柴胡　木香　陈皮　茯苓

用法：制苍术，炒厚朴，生姜一片为引。

霍乱吐泻，面青唇白，四肢逆冷，宜用加减五苓散。

加减五苓散

方药：白术　白茯苓　官桂　木香　防风　熟半夏　陈皮

用法：熟半夏，生姜一片为引。

霍乱吐泻，气壮食重者，宜用宽中汤。

宽中汤

方药：山楂　厚朴　陈皮　半夏　桔梗　麦芽　神曲　木通　木香

用法：炒厚朴，熟半夏，生姜一片为引。

干霍乱，宜用顺气汤。

顺气汤

方药：柴胡　薄荷　枳壳　山楂　陈皮　桔梗

用法：生姜一片为引。

霍乱吐泻，在夏秋时，有伏暑在内，面赤唇红作渴，宜用加减五苓汤，兼服六一散。

加减五苓汤

方药：柴胡　陈皮　甘草　厚朴　山楂　白茯苓　白芍药　麦芽　扁豆　猪苓

用法：炒厚朴，炒白芍药，炒麦芽，炒扁豆，白水煎服。

霍乱吐泻阴阳不分，伏热在内，宜用蜀黍米煎汤服之，亦有神效。

第六编 眼症

小儿病眼，多因感风热而攻上焦或赤红浮肿，服药先以清风散热活血为主，其后方可清凉。凡害眼不宜头痛，头痛多能伤目。小儿目疾，万不可点洗治之，初起宜用清风散，乳孩兼服抱龙丸。

清风散

方药：川芎　羌活　柴胡　薄荷　红花　归尾　桔梗　枳壳　陈皮　甘草

用法：引用葱白一寸，目中有翳加决明子。

目疾发表已过，单有热症，宜用清热饮，兼服犀角丸。

清热饮

方药：黄芩　生地　当归　川芎　桑皮　连翘　麦门冬　丹皮　陈皮　甘草

用法：白水煎服，有翳加决明子，热腾盛者加黄连。

一种痞眼羞明，或成雀朦者，多因病后失调，或多伤药饵成痞眼。其身体如疳疾者，宜服猪肝汤，或六味地黄丸，或健脾肥儿丸治之。此又不在风热眼中论之。

一种害白眼，不大红，微羞明，生眵者，亦当疏风清热可愈。

第七编　小儿奶癣疮证

此疮发于百朝，一周内外，系禀胎毒，生连背上，出水作痒，沾衣湿被，头堆厚痂，发而又发，毒气出尽，自然渐愈。万不宜用药搽洗，即如香麻油、柏油、徽子油、烛油，并花椒、苦茶、米泔等水，一概不可儿戏轻试。虽极轻微搽洗之药，亦能受害，犯者多致伤命。倘疮干入内，即结热生痰作喘，腹胀成惊，或颈项红肿结核，或发热迷闷作呕。其证似受外感，实系内毒相搏于外。当用生荸荠去皮，每次以十数枚捣汁，徐徐饮之。但能咳嗽，有涕泪则轻，疮复发为愈。平日用清水温洗无妨。若疮盛者，必常服二圣解毒丸，能清热化痰，消散毒气。

二圣解毒丸

方药：川贝母　金银花

用法：川贝母、金银花各二两，共为极细末，炼蜜成丸，每丸重一钱，每次服一丸，白滚水服下。

乳母戒葱蒜椒姜、烧酒、牛羊、鲫鱼，动火等物。

第八编　疝气

小儿疝气与大人不同，大人之疝，多因肾虚受冷，若劳碌着急，则举发之。治法多用橘核、茴香、温暖之味。小孩此症，虽因受冷，然多肝气相兼，肾不纳肝之故。不可随例而治。

童子疝气，或有一肾子胀大而痛者，当用加味逍遥散。

加味逍遥散

方药：白术　白芍药　白茯苓　柴胡　薄荷　陈皮　甘草　木香　香附
当归

用法：白芍药炒黄，醋炒香附，生姜一片为引。

乳孩禀赋性急好哭叫，亦能令肾子偏大，过时随愈，不可用药治之。服抱龙丸，或牛黄锭子，何其肝气可耳。

第九编　肿症

肿之为病不一，有脾虚作肿，有湿气作肿，有疮毒入内作肿，有肺气虚作肿。肺主皮毛，受热、受风、受湿，亦能作肿。有湿热流行下部，肾囊小便，俱肿大而明亮者。凡肿病兼腹胀硬，或作喘者为重，当分别治之。

脾虚作肿无杂症者，宜用健中汤，兼服肥儿丸。

健中汤

方药：白术　白芍药　薏苡仁　扁豆　陈皮　白茯苓　柴胡　神曲

用法：炒白术，炒白芍药，炒扁豆，炒神曲，白水煎服。

病后失调，元气有亏，脾虚作肿，宜用固真汤。

固真汤

方药：生黄芪　白术　白芍药　白茯苓　木香　陈皮　甘草　车前子

用法：炒白术，炒白芍药，白水煎服。

脾虚伤食作肿，善能饮食，宜用和中分利汤。

和中分利汤

方药：厚朴　山楂　神曲　麦芽　陈皮　猪苓　青皮　泽泻　大腹皮

用法：炒厚朴，炒神曲，炒麦芽，白水煎服。

疮毒入内作肿，或兼微喘，宜用连翘饮。

连翘饮

方药：连翘　贝母　牛蒡子　陈皮　桑皮　桔梗　甘草

用法：贝母去心，甘草梢，白水煎服。

一种肿症，元气无亏，不过因湿热蒸肺，药宜微汗即愈，然此症甚少，不可以发汗而常试之。此症宜用解肌汤，兼服抱龙丸。

解肌汤

方药：枳壳　葛根　陈皮　防风　川芎　桔梗　柴胡　薄荷

用法：葱白一寸为引。

第十编　胀症

胀症与肿不同。有伤饮食，胸前作饱胀者；有病后失调，以致肚腹肿胀者；有疮毒入内而肿胀者；有元气大亏，内少真气，而肚腹作肿胀者。须临症辨明施治之。

伤饮食胸前作饱者，宜用加减平胃散，小儿兼服和中丸。

加减平胃散

方药：厚朴　陈皮　桔梗　白芍药　柴胡　山楂　枳壳　神曲

用法：炒厚朴，炒白芍药，生姜一片为引。

疮毒入内，肚腹肿胀者，宜用银花解毒汤。

银花解毒汤

方药：金银花　牛蒡子　甘草　连翘　柴胡　黄芩　扁豆　车前子　白芍药　陈皮

用法：炒扁豆，炒白芍药，白水煎服。

元气亏损，真气有伤，肚腹作虚胀，此症必重，宜用加减六君子汤。

加减六君子汤

方药：人参　白术　白茯苓　白芍药　陈皮　甘草　扁豆　薏苡仁　柴胡

用法：炒白术，炒扁豆，生姜一片，大枣一枚为引。

四肢干瘦，肚腹肿硬，夜间发热，或出盗汗，宜服天真膏。

天真膏

方药：白术　白芍药　沙参　白茯苓　陈皮　丹皮　当归身

用法：白术一斤去皮，炒白芍药、沙参、白茯苓、陈皮各四两，丹皮三两，当归身二两，共入砂器内，井水熬，去渣，成珠，再加好蜜一斤。同熬数滚，入瓷器内收用，每服半酒杯，白滚水不拘时调下。

第十一编　出汗

小儿出汗，有湿热出汗，因脾胃不调有湿，有热，内蒸，而外出汗者，谓之湿热出汗。面青唇白，禀赋气虚而出汗者，谓之虚汗。有病后面黄瘦弱，夜出汗者，谓之盗汗。有因脾胃不和，内郁风热，外兼发热，必出汗而外热方退者，谓之邪汗。用药不一，必察其元气虚实治之。

湿热出汗，宜用柴胡汤，小儿兼服和中丸或抱龙丸。

柴胡汤

方药：黄芩　柴胡　白芍药　丹皮　陈皮　甘草　山楂　神曲

用法：炒白芍药，白水煎服。

小儿面青唇白，出虚汗者，宜用黄芪汤。

黄芪汤

方药：黄芪　扁豆　白芍药　当归身　薏苡仁　白茯苓　沙参　地骨皮

用法：炒扁豆，炒白芍药，浮麦一撮为引。

小儿病后，面黄瘦弱，夜出盗汗者，宜用加味健中汤。

加味健中汤

方药：白术　白芍药　扁豆　黄芪　陈皮　甘草　白茯苓　丹皮　枣仁　沙参

用法：炒白术，炒白芍药，炒扁豆，炒枣仁，大枣一枚为引。

小儿身体发热，出汗而热方退者，宜服逍遥散。

逍遥散

方药：白术　白芍药　白茯苓　柴胡　当归　陈皮　甘草　薄荷

用法：炒白术，炒白芍药，生姜一片为引。

第十二编　喘症

诸病之中皆有犯喘者，当随证看表里虚实治之。但喘必重，诸喘皆为恶候，鼻干孔掀，腹胀，虽虚扁亦难挽回矣。

小儿伤风咳嗽，有涕泪作喘者，宜用三苏饮，兼服抱龙丸。

三苏饮

方药：苏梗　苏子　苏薄荷　陈皮　杏仁　川芎　防风　枳壳

用法：炒苏子，葱白一寸为引，水煎服。

小儿伤食作喘者，宜用山楂汤，兼服牛黄锭子。

山楂汤

方药：山楂肉　陈皮　桔梗　炒苏子　枳壳　柴胡　炒杏仁　生姜

用法：生姜一片为引，水煎服。

小儿唇红面赤，内热作喘者，宜用连翘汤，兼服牛黄锭子。

连翘汤

方药：连翘　花粉　牛蒡子　桔梗　贝母　黄芩　麦冬　枳壳　陈皮

用法：竹叶三片为引，水煎服。

小儿内热盛，食重大便闭结作喘者，宜用大黄汤。

大黄汤

方药：大黄　石膏　桔梗　花粉　苏子　薄荷　归尾

用法：白水煎服。

小儿咳嗽，有惊作喘者，宜用牛黄锭子或抱龙丸。

喘胀内热，大便不通，一切火毒症，宜用润肠丸。

润肠丸

方药：大黄　归尾　枳壳　牛蒡子　芦荟

用法：大黄四两，归尾、枳壳、牛蒡子各一两，芦荟三钱，共为细末，炼蜜为丸，如弹子大，每服一丸，或半丸，白滚水化下。

小儿虚喘，或出汗，面青唇白，或兼泄泻，宜用加减逍遥散。

加减逍遥散

方药：白术　白茯苓　白芍药　陈皮　甘草　柴胡　石斛

用法：炒白术，炒白芍药，生姜一片、红枣两枚为引，水煎服。

大人虚喘，出汗泄泻，宜用参芪桂附等类，此又在方脉中论也。

第十三编　童子痨

小儿十岁以内，谓之疳疾。十岁以致十六岁，谓之童子痨。有因胎元不足；有因病后药饵失宜而成者；有因奔走负重，劳伤而成者。其症有咳嗽骨蒸发热，或吐血，或盗汗怔忡，或呕哕作泻，女子或肝郁经闭。病类种种，然皆属真元有亏。如此等症，照方依治，或可救其万一耳。

咳嗽吐痰，面青唇白，骨蒸发热，宜用加味养血汤。

加味养血汤

方药：黄芪　当归　炒白芍药　白茯苓　沙参　薏苡仁　百合　甘草　炒白术　麦冬

用法：莲米五枚去皮心为引，水煎服。

胎元不足，面白心慌，或泄泻盗汗，宜用加减归脾汤。

加减归脾汤

方药：人参　黄芪　枣仁　归身　白茯苓　木香　白芍药　百合

用法：炒枣仁，归身少许，白茯苓木香少许，炒白芍药，大枣一枚为引，水煎服。

咳嗽虚劳，夜热，咽痛大便干结，或有女子经闭，宜用加味地黄汤。

加味地黄汤

方药：熟地　山萸　山药　丹皮　泽泻　白茯苓　麦冬　沙苑　蒺藜

用法：白水煎，宜饿服。

痨症咳嗽咽痛，大便燥结，面赤唇红，虚火上炎，或吐血，宜用滋阴益气汤。

滋阴益气汤

方药：黄芪　归身　丹皮　薏苡仁　生地　沙参　桑皮　麦冬　白扁豆

用法：炒白扁豆，藕节一枚为引，水煎服。

第十四编　吐血

小儿吐血症，与大人不同。有肺火者，有途路奔伤者，有久咳成顿嗽者，必究其因而治之。

小儿吐血，面赤唇红，宜用滋肺饮。

滋肺饮

方药：生地　沙参　麦冬　炒黄芩　归尾　桑皮　丹皮　玄参　枇杷叶　炒白芍药

用法：枇杷叶去毛，藕节为引，水煎服。

小儿咳嗽，吐血，虚怯者，与前童子痨治法相等。

小儿顿咳吐血者，不在此论方见咳嗽论中。

痨症阴虚者，应用滋阴之药，如六味地黄汤，沙参鳖甲等类，受之不添泄泻，则可医也。

痨症阳虚者，应用补中汤，或四君子汤，归脾汤，河车等类，服之咽喉不痛，不烦不呛，则可望其愈也。

痨症但服对症之药，反增他病，实难愈也。

阴虚者，服滋阴之药而不见效，阳虚者服气分之药而不见效，皆水少火盛，阴阳两亏，在医家亦束手无为矣。

虚劳之症，不究其本，而医病证之标。如头痛用川芎，咽痛用桔梗、栀子，泄泻用木通、泽泻，气胀用香附、木香，发热用苏梗，浮肿用腹皮、葶苈，出汗用浮麦，喘嗽用苏子、半夏，吐血用茜草等类。若如此医治，是谓催命牌也。

第十五编　龟胸龟背

龟胸者，胸前之骨高起而作痛。龟背者，腰中之骨拱起，又名曰龟背痰。皆因禀受胎气不全，借感风湿风热而生痰入肺，其症𫛭喘，痰涎气壅，如是者，作二三月，其病方定。前高后弓，此亦因人家风水坟墓之由来也，治法先宜清痰利气之药，然后养脾固肺，主一身之经络。服药止可救其性命，不能愈其残疾也。

发热𫛭喘痰壅，初起，宜用利肺汤，小儿兼服锭子并抱龙丸。

利肺汤

方药：炒苏子　桔梗　薄荷　前胡　独活　炒杏仁　枳壳　陈皮

用法：生姜一片为引，水煎服。

外证渐减，有痰热者，宜用清肺饮。

清肺饮

方药：天麻　胆南星　贝母　桔梗　陈皮　花粉　桑皮　枳壳　黄芩

用法：白水煎服。

咳嗽气壅，前症已退者，宜用固金汤，兼用健脾肥儿丸。

固金汤

方药：薏苡仁　紫苑　百合　陈皮　甘草　炒白术　炒白芍药　当归　炒僵蚕　白茯苓

用法：白水煎服。

单龟背痰朐已定者，乃先天肾气不全，宜用加味地黄汤。

加味地黄汤

方药：熟地黄　山萸肉　白茯苓　泽泻　山药　牡丹皮　葳蕤

用法：白水煎，空腹服。

单龟胸气壅已平，当保肺健脾，宜用加味四物汤，兼服肥儿丸。

加味四物汤

方药：当归　川芎　白芍药　熟地黄　薏苡仁　葳蕤　白茯苓　山药　扁豆

用法：川芎少许，炒白芍药，炒扁豆，白水煎服。

第十六编　中湿

小儿湿症，皆因潮湿，风雨地气，以致腿脚肾囊小便肚腹作肿，生疮，亦有因之而作吐泻者，看元气虚实用药，湿热熏蒸，清道不通，沉重不利，故有是症。

受湿，腿腹肿胀，宜用加味术苓汤。

加味术苓汤

方药：炒苍术　炒厚朴　炒木瓜　腹皮　柴胡　陈皮　猪苓

用法：生姜一片为引，水煎服。

中湿肾囊小便发肿生疮者，宜用车前利湿汤。

车前利湿汤

方药：炒白术　炒白芍药　白茯苓　薏苡仁　当归　炒白扁豆　炒车前子　神曲　川牛膝

用法：白水煎服。

中湿生风，满身作痒，疮疥遍身者，宜用防风散。

防风散

方药：炒白术　炒白芍药　红花　金银花　防风　荆芥　薏苡仁　白茯苓　连翘　陈皮　甘草

用法：白水煎服。

脾虚受湿，肿胀，或作泄泻，或兼呕吐，宜用加减逍遥散。

加减逍遥散

方药：白术　白芍药　白茯苓　陈皮　甘草　柴胡　当归　神曲　熟半夏　石斛

用法：炒白术，炒白芍药，炒神曲，生姜一片为引，水煎服。

第十七编　吐虫解虫

虫之一症种种不同，有寒气伤胃而出者；有脾胃郁热而吐者；有饮食内伤，致生湿热便虫者；有热蒸肺胃，鼻内出虫者；有大肠受风，便寸白虫者。小儿面部青色，肝脾不舒，多有虫症，腹内拱痛，手不可近，即虫症也。治法消虫，唯宜调脾胃，清郁热，节饮食，气血和畅，则无是症矣。然各症内出虫者，又在各症中论之。

脾胃郁热，作渴唇红，吐虫者，宜用加减平胃散。

加减平胃散

方药：厚朴　陈皮　甘草　白芍药　丹皮　黄芩　神曲　柴胡　使君子

用法：炒厚朴，炒白芍药，炒黄芩　炒神曲，使君子肉，生姜一片为引，水煎服。

食伤脾胃，因生湿热，下虫，腹痛者，宜用使君子汤，兼服和中汤。

使君子汤

方药：使君子　苍术　厚朴　陈皮　白芍药　甘草　柴胡　槟榔　山楂　木瓜

用法：使君子肉，制苍术，炒厚朴，山楂肉，生姜一片为引，水煎服。

寒气入胃，吐虫，面青，手足作冷者，宜用桂枝汤。

桂枝汤

方药：桂枝　防风　神曲　使君子　厚朴　木香　陈皮　白芍药

用法：炒白芍药，生姜一片为引，水煎服。

肺胃湿热，鼻内出虫者，宜用加味甘桔汤，兼服抱龙丸。

加味甘桔汤

方药： 甘草　桔梗　桑皮　丹皮　陈皮　白芍药

用法： 炒白芍药，生姜一片为引，水煎服。

小儿脾弱面青，似有惊风，而解虫者，宜用加减逍遥散。

加减逍遥散

方药： 白芍药　白术　当归　白茯苓　柴胡　陈皮　甘草　木香　使君子　生姜

用法： 炒白芍药，炒白术，木香少许，使君子肉，生姜一片为引，水煎服。

有老人常便寸白虫，诸药不效后，服补中益气汤加乌梅、防风、生姜、大枣而愈。

第十八编　鼻衄

鼻衄者，鼻中流血不止，乃肺热也。小孩受热物伤肺，即有此症。或禀阳脏者，常多此患。有跌伤出鼻血者，或常有此症，俗名沙鼻子，大约阳乘于阴则鼻衄，当察其虚实治之。

肺热鼻流紫血者，宜用竹叶石膏汤，兼服犀角丸。

竹叶石膏汤

方药： 石膏　连翘　黄芩　花粉　甘草　薄荷　柴胡

用法： 竹叶五片为引，水煎服。

肝肺火盛唇红面赤，鼻衄不止者，宜用犀角地黄汤，兼服六一散。

犀角地黄汤

方药： 生犀角　生地黄　连翘　黄连　白芍药　甘草　玄参　麦冬　陈皮

用法： 藕节一枚为引，水煎服。

脾肺虚弱，虚火上炎，鼻常流血水者，宜用滋肺饮。

滋肺饮

方药： 山药　薏苡仁　茯苓　炒白扁豆　桑皮　丹皮　归尾　甘草　百合

用法： 柿蒂三枚为引，水煎服。

肺肾不交，鼻常流血者，身体干瘦，毛发不润，心慌气弱鼻衄者，宜用加味地黄汤。

加味地黄汤

方药： 熟地黄　山萸　山药　丹皮　泽泻　白茯苓　麦冬　葳蕤　炒黄檗　车前子

用法： 白水煎服。

一种大人鼻衄，流血不止，盈盆者，其脉微细不起，有止用六味地黄汤，加龟板、鳖甲而愈者。

一种大人鼻衄，流血盆余者，六脉虚大，乃命门火衰，不纳肺气，有用八味地黄汤，加五味子煎汤冷服而愈者。此等症候，又在医家临时细察，神而明之可也。鼻中流血不止者，用生白矾二两为末，入热水内将脚浸入盆中。

血流不止者用热酒四五斤将脚入盆内浸之。

第十九编　发热

发热一症，各症中皆有者，当随其表里虚实治之。

潮热者，或凉或热是也，有实有虚，当分别治之。内有食者，气壮唇红作渴，宜用加减平胃散，或兼服和中丸。

加减平胃散

方药：柴胡　炒厚朴　山楂　陈皮　甘草　神曲　青皮

用法：白水煎服。

潮热而唇白神倦怠者，乃体虚也，宜用加味养血汤，兼服健脾丸。

加味养血汤

方药：黄芪　白术　白芍药　丹皮　柴胡　陈皮　甘草　当归

用法：白水煎服。

久热症，或因病后失调，或过伤药饵，体瘦干枯，宜用归术汤，兼服健脾丸。

归术汤

方药：当归　白术　地骨皮　白芍药　丹皮　沙参　黄芪　陈皮　甘草

用法：白水煎服。

伤食发热者，唇红气粗，或夜热尤重，或兼腹痛，宜用山楂汤，兼服和中丸。

山楂汤

方药：山楂　柴胡　麦芽　青皮　陈皮　白芍药　薄荷

用法：白水煎服。

手足心发热如火者，此热必有大病，或有毒，或有惊，或出痧痘，当察症治之，或消导，或解毒，或发表可也。发热将生惊者，面目青色，神气不安，宜用天麻饮，兼服抱龙丸。

天麻饮

方药：天麻　防风　贝母　陈皮　葛根　薄荷　枳壳　桔梗　甘草

用法：生姜一片为引。

久热不退，干枯瘦弱，或误伤药饵，饮食或太饱太饿，以致久热者，宜用六味汤，或兼服六味地黄丸。

六味汤

方药：熟地黄　山萸肉　山药　丹皮　泽泻　白茯苓

用法：白水煎服。

第二十编　口疮

口疮属热，但有虚实不等，有因乳母吃动火热物，小孩感受而生者；有小孩过伤饮食，动湿热而生者，药宜清凉。有病后湿热上蒸而生者，虽系内热，有因虚火上炎者，甚有气虚胃火盛而成牙疳者，最难于用药。若以清凉治之，又与本病虚怯碍手，必量酌药饵。近有治口疮者，药内又兼消导，此则为害不浅矣，当慎之。

内热生口疮，或牙根舌肿者，宜用连翘汤，兼服犀角丸。

连翘汤

方药：连翘　僵蚕　陈皮　甘草　桔梗　黄芩　丹皮　或加黄连

用法：白水煎服。

病后虚热，生口疮者，宜用调中汤。

调中汤

方药：黄芪　白僵蚕　甘草　当归　白茯苓　扁豆　白芍药　薏苡仁　连翘

用法：白水煎服。

第二十一编　垫舌马牙

垫舌者，舌下重厚是也，乃小儿受母腹中积热，多有此症。亦有因胎热而生马牙者，牙根之上如米尖，总属胎热。垫舌宜用银针挑破少出毒血可愈，但马牙必用新青布，水湿擦去，亦有用银针挑去者。二证俱宜用犀角丸、黄连水、化毒丹治之。气壮能裹乳者易愈，如胎弱而有热，不能裹乳者，虽用药亦难愈矣。

第二十二编　头晕

小儿头晕虚实不一，有面白气虚而作晕者，有面红火盛而作晕者，有病后气虚而作晕者，当辨其有余不足治之。

唇白气虚而作晕者，宜用养血健脾汤。

养血健脾汤

方药：白术　白茯苓　当归　沙参　丹皮　黄芩　陈皮　甘草　白扁豆

用法：白水煎服。

气壮面红火盛，而头晕者，宜用生地汤。

生地汤

方药：玄参　当归　生地黄　黄芩　陈皮　甘草　薄荷　柴胡

用法：白水煎服。

病后元气有亏，而作晕者，宜用加味四物汤。

加味四物汤

方药：熟地黄　川芎　白芍药　当归　白茯苓　白扁豆

用法：白水煎服。

第二十三编　耳聋

小儿耳聋最难治之，一种肝肺火盛，以致内生湿热，耳出脓水过多，而成耳聋者；一种着惊吓，有伤心经，有伤肝气，以闭肾气，成耳聋者；一种肝肺火盛，耳中作痒以致挖伤，成耳聋者。虽对症服药，十愈其二三，若内伤耳底之明瓦，则不可愈矣，此症亦因人家风水，使然者，有之耳。

清肝散

方药：柴胡　薄荷　陈皮　甘草　当归　车前子　白茯苓　桔梗

用法：白水煎服。

小儿着惊吓，有伤心经，有伤肝气，以闭肾气，耳聋者，宜用养肝汤。

养肝汤

方药：沙参　石菖蒲　蝉蜕　当归　茯神　生地　枣仁　柴胡　陈皮　甘草

用法：白水煎服。

小儿病中服药不当，以闭肾气，耳聋者，宜用加味地黄汤。

加味地黄汤

方药：熟地黄　山萸肉　丹皮　泽泻　麦冬　白茯苓　山药　沙苑　蒺藜

用法：白水煎，空腹服。

一种肝肺火盛耳中作痒，以致挖伤耳聋者，宜用玄参汤，兼服犀角丸。

玄参汤

方药：玄参　黄芩　麦冬　白茯苓　丹皮　桔梗　陈皮　甘草　连翘　薄荷　柴胡　当归

用法：白水煎服。

第二十四编 齿缝出血

小儿齿缝出血者，皆因肺胃火盛，或食辛热甜糖厚味之物，治宜清肺胃火邪，而自愈也。

齿缝出血，宜服连翘解毒汤。

连翘解毒汤

方药：玄参 陈皮 甘草 黄连 石膏 薄荷 柴胡 归尾 连翘

用法：竹叶为引，水煎服。

一种齿缝出血日久，服前方而不愈者，宜用加味地黄汤。

加味地黄汤

方药：熟地黄 山药 山芋 丹皮 白茯苓 泽泻 黄檗 车前子

用法：白水煎，空腹服。

第二十五编 丹瘤

丹瘤，又名赤游风。瘤者，流走动也。其症如红云成片，如胭脂色，总属胎热或借烘衣被，或受乳母热乳而发。走入心腹者，作喘作胀，不裹乳食。毒气深入，而胎弱者，即难治之，或肾囊粪门皆红如胭脂色，或出水者，或起干皮者，治宜清热解毒。乳母亦兼服药治之为是。

胎瘤游风，宜用黄连解毒汤，兼服犀角丸。

黄连解毒汤

方药：黄连 桔梗 连翘 土贝母 丹皮 甘草梢 黄芩 生地 白僵蚕 玄参

用法：白水煎服。乳母宜服。

银花解毒汤

方药：金银花 甘草梢 连翘 归尾 丹皮 土贝母 白僵蚕 生地 黄芩 玄参

用法：白水煎服。

胎瘤红肿处，宜用敷药。

方药及用法：生大黄为细末，合生桐油调服。

又方：生大黄一块，人乳磨敷瘤上。

第二十六编 胃脘疼

胃脘疼者，即心口疼也，乃胞络间痛，非真心痛也。小儿此症，多因风裹饮食，或积冷伤胃，痛不能忍食与冷气痛者，十居八九。气裹食痛者，亦有二三。积热痛者，十之一耳，必审明分别施治之。而真心痛者，旦发夕死，夕发旦死。此一种不可医治矣。

风裹食，胃气痛者，宜用香砂散，兼服和中丸。

香砂散

方药：苍术　木香　砂仁　陈皮　半夏　甘草　防风

用法：制苍术，熟半夏，生姜为引。

积冷作痛，呕吐痰水者，宜用加味平胃散。

加味平胃散

方药：防风　陈皮　苍术　厚朴　木香　枳壳　白豆蔻　香附　甘草　槟榔

用法：生姜为引，水煎服。

胃气虚寒，身体瘦弱，或遇风冷饮食，胃脘痛者，宜服加味逍遥散。

加味逍遥散

方药：白术　白芍药　当归　柴胡　薄荷　陈皮　甘草　白茯苓　木香　防风

用法：生姜为引，水煎服。

一种热痛者，唇红面赤作渴，热气上攻，而即痛不能忍，宜用栀子汤。

栀子汤

方药：炒栀子　丹皮　薄荷　柴胡　山楂　陈皮　甘草　归尾　红花

用法：白水煎服。

一种胃寒，痛不即止，唇白面青，四肢绝冷，宜用

温胃汤

方药：丁香　木香　陈皮　甘草　当归　白茯苓　炒白术　干姜

用法：白水煎服。

第二十七编　气疼

小儿气疼此症属肝，或禀性善怒，脾胃失调。面青体瘦，多有此症。或痛于右，或痛于左。痛气或能走动者，药宜疏肝理气而愈，不宜遇用发散消导温燥之药。或病后失调，亦有此症，宜多服加味逍遥散。

加味逍遥散

方药：白术　白芍药　白茯苓　当归　薄荷　柴胡　陈皮　甘草　丹皮　石斛　木香

用法：生姜为引，白水煎。

第二十八编 疥疮脓窠疮

小儿生疮，因湿热而生，亦有因病后湿热感出而生者，不宜用药搽洗，并不宜用薰药。犯之者疮毒入内，能作肿作喘生痰，因此而成，不救者有之。药宜清热，疏风，解毒，日久不愈者，即宜滋阴养脾，方可得愈。疥疮作痒，乃血分风热所致，宜用荆防解毒散。

荆防解毒散

方药： 荆芥　防风　连翘　黄芩　当归　生地　甘草　陈皮

用法： 白水煎服。

疥疮兼皮干肉瘦者，宜用薏苡仁汤。

薏苡仁汤

方药： 薏苡仁　连翘　黄芩　当归　生地　生黄芪　金银花　甘草　丹皮沙参

用法： 白水煎服。

红根脓窠，乃血热蒸脾，宜用清凉散。

清凉散

方药： 黄芩　赤芍药　丹皮　金银花　当归　生地　黄檗　牛蒡子　荆芥

用法： 或加黄连，白水煎服。

一种疥疮，年久不愈，谓之肾疳，宜用加味地黄汤。

加味地黄汤

方药： 熟地　山萸　山药　白茯苓　泽泻　丹皮　黄檗　木瓜

用法： 或加黄连，白水煎，饿时服。

第二十九编 风疹疙瘩

小儿此症，乃肺郁风热，所感而出。此症极轻，宜疏风清热，万不可煎盐蒲包等水洗浴。宜用连翘散，兼服抱龙丸。

连翘散

方药： 连翘　荆芥　薄荷　柴胡　防风　红花　枳壳　陈皮　甘草

用法： 白水煎服。

第三十编 便血

便血，又名肠风下血。此症多因病中失调，脾胃虚损，不能裹血而便者。古云：粪前便者，属大肠经来者；粪后便者，属小肠经来者，有以粪之前后，以气血论之者，必皆分虚实治之。小儿此患，或伤食积热，损胃而成者。亦有肺经有热流入大肠而成者，以致血败，则面黄瘦，或因之浮肿者有之。有血裹粪而出者，此属热也。大人便者，又与小儿不同。有伤气怒而成者，有伤色欲而成者，近又有伤于烧酒烟毒而成者，又有粪门生痔疮，出大便时流血者。总要详察人之形体虚实治之，则万无一失矣。

伤脾湿热便血者，宜用凉血散。

凉血散

方药：黄芩　当归　陈皮　甘草　地榆　白茯苓　柴胡　神曲　白芍药

用法：炒白芍药，白水煎服。

肺经有热，流入大肠，而便血者，宜用清肺饮。

清肺饮

方药：连翘　陈皮　甘草　黄芩　薏苡仁　当归　生地

用法：或加黄连，白水煎服。

便血日久，面色萎黄，或作浮肿者，宜用固真汤。

固真汤

方药：黄芪　丹皮　当归　阿胶　陈皮　甘草　白术　白芍药　白扁豆

用法：炒白芍药，炒白扁豆，或加人参，大枣一枚为引，水煎服。

血裹粪而出者，此大肠热也，宜用加减凉膈散。

加减凉膈散

方药：炒槐花　黄芩　陈皮　甘草　白芍药　当归　连翘　丹皮

用法：白水煎服，并治粪门痔疮流血者。

一种大人，伤七情六欲，便血不止，面色萎黄，身体虚浮，或伤于凉药，气血大亏。有用补中益气汤，或加附子服之而愈者，此又在医家斟酌详察治之，此一等又不可不知也。

第三十一编　小便撒血

此症皆因肺热，流入小肠肺与小肠、大肠相连，故有是症。然皆属湿热，药宜清热分利，宜用利金汤。

利金汤

方药：车前子　桑白皮　黄芩　黄连　归尾　川牛膝　甘草　木通　红花

用法：白果肉为引，水煎服。

第三十二编 淋疾

小儿淋疾，亦属肺经湿热，流入下焦，有赤白二色。作痛者名有五种，然皆属于热，一种久淋，面色黄瘦，淋而不痛，或小便后，淋浊而不痛者，此脾肺两虚之故，又在调脾固气治之。一种湿热流下，而成白浊，亦当分利其热可也。

小儿赤白淋疾，痛不可忍者，宜用分利饮，或兼用犀角丸。

分利饮

方药： 泽泻　猪苓　川牛膝　车前子　归尾　黄芩　黄连　甘草　薄荷

用法： 竹叶为引，水煎服。

一种虽淋而不痛者，或久淋而不愈者，宜用加味逍遥散。

加味逍遥散

方药： 白术　白芍药　白茯苓　当归　薄荷　柴胡　陈皮　甘草　家芡实　丹皮　白莲

用法： 白水煎服。

一种淋疾，肝肾有亏，淋而不痛，月份久而不愈，或为药饵所伤者，宜用加味地黄汤。

加味地黄汤

方药： 地黄　山萸　泽泻　白茯苓　山药　丹皮　葳蕤

用法： 白水煎，空腹服。

小儿白浊疼痛者，宜用连翘汤，兼服犀角丸。

连翘汤

方药： 连翘　白术　车前子　甘草　陈皮　当归　黄芩　丹皮

用法： 白水煎服。

淋疾作痛单方

生陈籼米一钟捣碎，以井水泡汤，挤汁去渣，用白果肉三四十枚，捣汁去渣，合而服之，如不愈时再服之可也。此汁须隔水烫温饿吃。

第三十三编 胎疾

凡小儿在月内有病者，此胎疾也，并治其母。小儿月内，肠胃甚脆，气血未充，若有微疾，不可妄施补泄，恐伤脏腑。脏腑一伤，将贻患于终身矣，或致夭命，可不戒哉。如不得已，而用汤丸，母伐天和，中病即止，又不可过剂也。若娠母自乳则不可乱投汤药。盖产后之妇，虚实不同，有补有泄，倘儿有热，而用凉药，或犯产后之禁，必害其母。如有温补，或反助小儿之热，又害其子。医者，人之司命，偏害之事，而可为乎？必须斟酌谨慎，勿损阴骘也。

凡小儿生下就死者，急看儿口中悬痈中，前腭上必有泡塞住，即以手指摘破其泡，用软绵拭令血净。若血入喉即死。

凡小儿初生，宜用旧衣袄改作衣衫，真气相滋，令儿无病，切不宜新制纻丝绫罗毯绒之类。

凡初生三五月内，宜绷缚令卧，勿竖头抱出，免致惊痈。

凡乳与食宜相远，不宜一时混吃。令儿生疳癖痞积，一周岁以内，止可稀粥哺之，不可吃荤腥等物。

凡小儿初出胎时，常常伤风者多，因乳母抱宿，鼻孔之风，吹其囟门即有此症。乳母不可不留神戒之。

凡小儿生后，或月内或百日，痰多气喘，目闭眼耳赤，眵泪神困呵欠，遍身壮热，小便赤涩，大便不通，时复惊烦，此胎热也。因母平日恣食辛热，贪服暖药而致，以犀角丸、黄连解毒汤治之。

凡小儿生后，觉口中冷，腹痛肠鸣泄泻，昏昏多睡，或夜啼，此胎寒也。因母喜啖生冷，或有外感，多服凉药，致伤胎气，以和中丸、匀气散治之。

匀气散

方药：桔梗　陈皮　砂仁　白芍药　木香　甘草

用法：桔梗、陈皮各一钱，砂仁五分，炒白芍药二分半，木香三分，炙粉甘草四分，共为细末，每服一匙，枣汤调下。

第三十四编　伤食

小儿伤食，受病皆从此而得，大者伤饮食杂物，小者伤宿乳、热乳，或郁结之乳。体有大小虚实，症有轻重浅深，凡伤食大者必断食，小者必断乳，宜多吃滚水粗茶，伤乳伤食之重者，或全戒其乳食，伤乳食之轻者，或戒其一半，其症亦有饿一七者，有饿二三日者，在医家与病家当细审之。

伤乳食之重者，用药如青皮、枳实、槟榔、厚朴。伤之轻者，如桔梗、神曲、麦芽、山楂、陈皮。伤乳食而内热者或兼用黄芩、花粉、柴胡、薄荷、石膏、红花。有伤乳食而有外感者，或兼用防风、葛根、前胡。有伤乳食大便闭塞，或兼用大黄、蒌仁。有伤饮食而气凑生痰者，或兼用贝母、杏仁、胆南星。或有脾虚瘦弱而伤乳食，不可消导者，当以白术、茯苓、当归、扁豆、神曲、麦芽、山楂肉治之可耳。此论不过大概，必临症察而治之。

小儿之病，有虚有实，有急有缓，有宜攻者，有宜守者，有不必服药者，若认病不真，妄为医治，或表或消或补或行，不免其有误，损功败德，莫甚于此矣。

医治乳孩全以丸散锭药，随症调摄，医家必照本方虔合，药筛必细，等分炮治必如法如数，炼蜜必真正，应症服之，无不见效者也。

小儿之病，误于父母失调者有之，误于过服药饵者有之。若有微病，不可轻易服药，必少用乳食，避风调养，亦可愈也。

小儿有病，衣被随其四时，不可太厚太薄，更不可轻加厚盖，取汗，倘孟浪妄加，误事不浅。

第三十五编　附刻孟介石先生庭训

医道盖难言也，一举指间而人之生死系之苟非学问渊博，探索精深者，未足辨焉。故古人之良医，明其道，不谋其利；行其义，不居其功，如或行坚言伪，欺世盗名，止足供有识者之一哂耳。予也承先人旧业，履薄临深，偶有见长，未尝索报，况学识粗疏，从未授一生徒，即有亲友见托者，往往固辞。非以此矫语鸣高，第恐自误以误人也。汝曹有志上进，当以耕读为事，或不得已而为此，亦唯精其业，虚其心，亲贤远佞，矢志于德行人品之间，其庶几乎。因录果报四则以志警。

第三十六编　果报四则

许叔微少尝以登科为祷，梦神告曰：汝欲登科，须凭阴德，叔微自念家贫无力，乃精意医学，久遂通妙，人无高下，皆急赴之，所治愈多，声名益著。后梦神授以诗曰：药有阴功，陈楼间处，堂上呼庐，喝六作五。是年登第六名进士，其第五姓庐，因上名不录，升第五上则陈祖言，下则楼材，方省前梦不诬。

严用和能医，施药济人，时邻人有死三日后复苏。言至一宅第，有穿碑，主者令亟记碑语，传示人间。语云：医生严用和，施药阴功多，自寿添二纪，养子掇高科。诵毕遂寤，后用和子，少年登第，位至大冢宰。

妇人杨阿剩，自幼贫病，晚亦狼狈，临终自语曰：我前生本一医人，失于详审，有一妇人，自称病蛊，我不能辨其是孕，遂以药下之，妇人与腹中二子俱毙。是我一举而杀三命，阴官罪我，令受诸苦满足，罚变女身，今已三次，世世尝为贱隶，长困饥渴，多病少安，可语世之医者，以我为戒，言讫而死。

目连尊者，日朝出城，见一饿鬼，哭泣告曰："我之此身，有数块肉，被诸禽虫，常时唉食，何罪所致？"目连曰："汝之生前行医，不精其术，妄投药饵，使彼病者，不得其死，是以此报。"

卷六

第一编　败毒良方

治一切大毒痈疽发背，疔毒鱼口，对嘴无名肿毒，未成形者，服之即消，已成形者，服之易脓易愈，功效不能尽述，服之者，勿令加减。

方药：黄芩　当归　广胶　生地黄　枳壳　连翘　川牛膝　穿山甲

用法：黄芩、当归、广胶、枳壳、连翘、川牛膝、酒炒穿山甲各二钱，怀生地黄三钱，上方照等分一剂，水三碗煎一碗服之。吃药后随量饮酒，轻者二三服，重者五七服，无有不愈者。此方药味平和，能愈大症，唯孕妇忌之耳。

第二编　易产药方（等分如数）

孕妇至八九个月，即宜煎三五贴服之，临月时，再煎三五贴服之，功有神效。

方药：川芎　羌活　当归　川贝母　陈皮　甘草　枳壳　丹皮　大腹皮

用法：川芎、当归各一钱，羌活五分，甘草六分，川贝母、陈皮、枳壳、丹皮、大腹皮各八分，生姜一片，水二大钟，煎一钟，食远服。

孕妇忌食兔獐鹿肉，犯者多生缺唇；多食螃蟹，损胎难产；多食生姜，生子手足指尖生疮；多食鳖肉，生子颈短。怀胎时不可手指天虹日月星象，犯者生子六指。

第三编　蛇丹疮（多生腰上）蜘蛛疮（多生颈上）

雄黄末，调熟猪油，多敷疮上，以愈为度。二疮同一方治之，此疮多生于夏秋之间。

第四编　火烫伤患

鸡蛋清，调定粉，多敷之即愈。定粉即是妇人搽面者。

第五编　天泡疮

多生夏秋之时。井底泥，调滑石末，敷之即愈。

第六编　腿上生血风疮

生大黄末，调生桐油，多搽疮上，外将布裹，或每日一换，或二三日一洗，以愈为度。此疮能作痒，如伤手则日久难愈。

第七编　男妇水臌肿胀效方

方药：菟丝子　车前子　大蒜　白蜜

用法：菟丝子反佐洗净，大蒜去皮，白蜜反佐，每味四两。将药蜜盛入健猪肚内，用河水砂器内煮熟，抖去药，将猪肚再入汤内煮烂吃之。重者服一二肚，可愈，病者戒盐。此方专治大人受热，小肠气膀胱胀痛。

方药：当归　青皮　枳壳　细甘草　条苓　知母　瞿麦　白滑石　乌药　木通　车前子

用法：每味一钱，白水二碗，煎服即愈。此症遇辛苦受热即发。

第八编　鼻衄方补

男妇鼻血不止，或流盆许者，速用玄参四两，井水四碗，煎至一碗，服之即愈。

吹药方

鼻血不止，用生栀子，研为极细末，吹入鼻内可愈。

第九编　乳蛾

咽喉乳蛾，并喉内一切肿痛危症，蓬砂一味，研细三五分，井水调化含漱患处，以愈为度。

第十编　四季泡汤正气散

余家泡剂治病，殊多经验取其气薄达表，而外感不能深入，使邪气易出，正气得扶，以致表里无伤。病有风寒暑淫，斯药无不兼该四时之病，唯夏秋二季感症最多，故今录方于下，如法合制，勿令增损，取效甚捷。

夏季方

本方内一交初伏，即加煅石膏三两，共为粗末，如后法泡服。

治夏间一切风暑寒热往来，腹痛头疼，霍乱泻痢，疟疾等症。

方药：柴胡　薄荷　甘草　白扁豆　陈皮　当归　葛根　白茯苓　红花　苏梗　青皮　白芍药

用法：柴胡、陈皮、薄荷、当归、炒白芍药、白茯苓各一两，甘草六钱，生白扁豆、秋季方青皮、葛根各二两，红花五钱，苏梗二钱，共为粗末，如后法泡服。

秋季方

治秋季时一切病症，疟疾寒热往来，出汗不透，烦躁不安，身体倦怠，恶心，头痛腹疼，鼻衄泻痢，伏暑成病，人事不清等症。

方药：石膏　独活　青皮　白扁豆　柴胡　葛根　红花　白茯苓　防风　生黄芪　陈皮　川贝母　甘草　薄荷　当归　牡丹皮

用法：石膏煅三两，独活六钱，青皮、白扁豆、生黄芪各二两，生柴胡、白茯苓、防风、陈皮各一两，甘草、薄荷、当归各一两，红花、牡丹皮各五钱，川贝母去心八钱，白水煎服。

秋季之病，与四时不同，以得汗为先，受病多因伏暑而成，此方透汗驱邪，不耗真气，青皮、石膏，清其郁暑，柴胡、薄荷，升其外邪，佐理气血等味，实为秋季良方。

前二季之方，每料磨为粗末，如期施送，每服用末五钱，引用鲜生姜皮四分，入一碗内，将极滚汤冲泡，去渣吃汤，其渣再泡，即如冲茶之法。风邪重者，引加生姜一片可也。

男妇小儿，对症泡吃，病轻者，服三五次可愈，病深者，必十数服方痊，须节荤腥生冷，酒面烟物。

夏秋无病人服之，得其肠胃通畅，亦可免其后患。

夏季，必交夏至后修合，至秋分方止。

秋季，必交秋分后修合，至冬至方止。

药料必拣择真正，等分炮制，必如法如数，其白芍药、扁豆，必净，其苏梗，必去根去叶，勿妄行增损，恐致无益有害。

二季之方，实利于贫苦之人，而途路舟次，亦最为便当，若照方处合，施送广济，则功德有归。

或有不知者，见方内有石膏，即畏而谤之，则误事多矣。今将本草蒙筌，所栽药性，详开于后，则无疑矣。

石膏，味辛甘，气微寒，气味俱薄，火煅方灵。辛能出汗解肌，上行而理头痛，甘则缓脾益气，生津止渴，故风邪伤阳，寒邪伤阴，总解肌表可愈。

春冬便方

春冬并初夏深秋之时，多有头痛发热作寒，呕吐霍乱，腹痛胀满，胸膈不舒，或伤风咳嗽多痰，或有汗，或无汗等症，今录古传验方以便通行服之。

方药：鲜生姜　陈茶叶　大红枣　干紫苏

用法：鲜生姜、陈茶叶、干紫苏各一钱，大红枣三枚，水二大钟，煎汤去渣服之。

若途路舟次贫苦者，煨药无具，以此药入碗内将极滚水泡汤，去渣服之亦可，即如冲茶之法。

寒冬服之，免其来年春夏时疫之患，夏时服之，能免秋时疟痢等病，凡遇微恙，即当多进，寒亦可散，风亦可除，食亦可化，使病不得深入，即有诸病亦能减轻，幸乞四方，修合施济。

倘四时传染不正之气，照方服之，但不可妄自加减，反令无益。生姜必用鲜者，茶叶无论粗细，隔年者为佳，红枣连核捣破，紫苏梗叶并用，药味须照等分，服药必戒荤物油腻生冷，男妇小儿同一治之。如幼儿小者，药味照等分，减半服之可也。

江宁逢秋夏受暑者，有发热头痛作呕，四肢或冷等类，多有误认为风寒阴寒者，即用发表燥热之剂，如川芎、羌活、苍术、半夏、姜灰、葱头、桂附、砂仁、香附、藿香等味，反令病人或流鼻血，或燥热不宁，仍妄言回阳，此皆是认病不真之害。遇初感者，不若服前方探之，不失其为稳当也，存心者辨之。

第十一编　中风

紫背浮萍，七月十五日采，依法曝之，竹节摊开，水盆架住，曝向烈日，才得燥干。盆无水，则不燥，研为细末，炼蜜成丸，如弹子大，空腹醇酒化服，按普济大风丹云：东京开河，掘得石碑梵书天篆，无有晓者。林灵素逐字释解，乃是治中风方。歌曰：天生灵草无根干，不在山间不在岸。始因飞絮逐东风，泛梗青青漂水上。神仙一味去沉疴，采时须是七月半。怕甚摊风与中风，酒下三丸都汗散。

第十二编　勿药

凡一切久病，服药不效，更医不愈，当以不药得中医为是，以恬愉为务，以自得为功，往往得此法而愈者甚多。

补益并种子，不宜服热药，更不宜热药浸酒，无病不可轻尝，非沉寒痼冷，吐痢之症，不可用也。禀来阴脏者服之或可，若阳脏之人，则受害无穷。如海狗、丁香、肉桂、附子、巴戟、料豆、骨脂、川椒、河车等类，虽能助阳，日后受患，多成中风，或失血，或生毒，或病目，或落齿。盖以性热能助相火，相火偏胜，则多欲，多欲则精枯，水少火盛，则热极生风，诸病出矣。保身者可不慎与，至于一切房术方书，有损无益，尤当远之。

膈食病，皆因亏损中气而成，禁投通关破气之药。

老年咳嗽痰火，不可用药消痰利气，若攻尽其痰，则无血养筋，反令挛急偏枯。

病目不宜过点。

生疮不宜煎烟根水熏洗。

屋檐口雨水，不可久吃，多因蛇蝎居之，受害则能生毒。

孕妇忌食兔獐鹿肉，犯者生子缺唇；多吃螃蟹，损胎难产；多食生姜，生子手足指尖生疮；多食鳖肉生子颈短。有孕不可手指天虹日月星象，犯者生子六指。小儿有病，不得已用挑惊推法则可，如将滚热水蒸洗，其后复加衣被。小孩哑口难言，反成不救，更不宜轻用艾灸顶门。

小儿皮骨嫩肉，凡洗头面，万不可用滚热水，热气入内，感生疮毒，唯以温和为是。

小儿不可吃二三人乳，有等富贵之家，意欲儿女壮大，但不知乳杂即有毒，因各禀气血不合，小儿遇病反重。

核桃一物，俗传能消食，殊不知此种气温与阳，助肾火，动风生痰，小儿有病当切戒之。

鸡肫皮，乃磨坚之物，能刮肠胃，小儿多服，能成软病，伤于脏腑，则无可救治。

体虚之人，并久病者，不可多服香附、川芎，本草云：过服者，损真气。此二位庸医常犯之。

夏暑之时，发热头疼恶心等症，不可错认风寒，轻用发散燥热之剂。

骤风暴雷之时，不可出户视之。

凡人熟睡之时，不可狂叫吓醒。

凡人卧时，头间不宜置火炉。

三光之下，不宜赤身裸体，多招灾病。

人熟睡时，不可戏图花脸。

冰麝，不可轻入群药，戒之。

蛊胀之症，有用大戟、商陆等药，受害者多，受益者寡。

朝脑，勿令入发熏头，因气烈伤人，多成劳病。

遇梅疮之人，勿与同器。

伤寒一证，用药必看受症浅深，元气虚实，真正伤寒。初起用药，发散固宜有饮食者，兼用消导，但可用枳壳、山楂之类，若加苍术、厚朴、香附，则不宜也。此等药能厚肠胃，坚积滞，反燥大便生热之害。

书云：益母草，去瘀血，而生新血。若元气虚弱之人，去其瘀血而望生新血迟矣。所以妇女面白气虚者，不可概用。

稀莶丸，乃治壮实之人，而中风者，若虚人类中风，服此搜风之剂，受害不浅。必九蒸九晒，用之方妙。

荷蒂逐瘀血，虚人并吐血者，不可多用。

古人药引，不过借此引经，原不足为轻重，玩其引子二字可见，乃今人则多方加入行术，欺愚可叹也。

灯芯草为引，此无益亦无害之物。本草云：熟草只可点灯，不堪入药。

夏枯草，治壮实人生瘰疬甚善，但虚之人不可多服，能损胃伤脾故也。

雄黄性热，不可入丸锭，与小儿服之，唯造敷药，用之无碍。

第十三编　痘毒痘疔膏

扁柏叶，麻油熬成膏药，摊贴患处，药内或加黄蜡黄丹少许。

第十四编　小儿脱肛不收

蒲黄细末，合熟猪油，调搽肛上，以愈为度。

第十五编　滋肾种子丸

方药：熟地黄　山药　车前子　山萸肉　沙苑蒺藜　枸杞子　牡丹皮　何首乌　白莲须　家芡实　人参　川牛膝　川萆薢　五味子　菟丝子　杜仲　鱼鳔

用法：大怀熟地黄八两，用蒸不用煨煮者，须捣烂另入群药，大怀山药四两，车前子四两酒洗晒干，山萸净肉四两烘干，不宜炒，沙苑蒺藜二两，先用水洗去浮者，酒洗晒干，枸杞子三两烘干，不宜炒，牡丹皮三两，粉口者酒洗晒干，九蒸何首乌四两，用大黑豆蒸不用料豆，蒸久蒸熟，白莲须一两五钱，红莲勿用，家芡实二两，人参一两五钱，川牛膝一两酒洗晒干，川萆薢二两，白色者酒洗晒干，辽五味子一两五钱烘干，菟丝子三两洗去土，酒煮熟晒干，杜仲一两五钱，盐水拌炒去丝，鱼鳔二两蛤粉炒。上方共为细末，炼白蜜成丸，如桐子大，每日空腹，白滚水吞三钱。服药后随宜进饮食，将药咽下入下部，服药须恒，勿令间断。

第十六编　调经养荣种子丸

方药：鱼鳔　牡丹皮　白芍药　沙苑蒺藜　续断　白茯苓　大熟地黄　黄芩　菟丝子　山萸肉　杜仲　川萆薢　山药　当归　车前子　阿胶　益母草　香附米

用法：鱼鳔二两蛤粉炒，牡丹皮一两五钱，酒洗晒干，白芍药一两酒炒，沙苑蒺藜二两酒洗，续断一两酒洗晒干，白茯苓一两五钱，大熟地黄四两另捣，黄芩一两酒炒，菟丝子一两五钱酒煮，山萸肉二两，杜仲一两盐水炒，川草薢一两，白色者酒洗，山药二两，当归一两酒洗晒干，车前子二两酒洗，阿胶一两九钱，蛤粉炒真者，益母草一两，取嫩尖晒干酒拌，饭上蒸过再晒干，香附米一两，童便浸七日后洗净炒。上方共为细末，炼蜜成丸，如桐子大，每早白滚水吞三钱，空腹服后随宜进饮食，将药压入下部。

古传种子方极多，无非暖肾助阳之药，服之者，不但无有效验，且受害不浅。本堂考订男妇二方，应验十有六七，且治男妇一切虚损百病，但服药者，必分阴阳二脏。阳脏者，服药必当滋阴生水；阴脏者，必当生火养元，此方乃滋水生津之要药。水足精生，自然生子，此理晓然者，服之者，必照方炮制，万勿增减，功效若神。

男妇二方，不限定一齐并服。

第十七编　白虎疬节疯

大人小儿皆有此症，总因体虚受风故耳。周身骨节疼痛，手不可近，身不能翻，即如虎咬之状，故名为白虎疬节疯。此症有似中风，半身不遂者，或大小便不通，或泻稀黄水，用药初宜疏风，随后当以理脾清热为主。

疏风化痰汤

方药：胆南星　天麻　防风　陈皮　甘草　杏仁　独活　枳壳　山楂　柴胡　薄荷

用法：胆南星八分，天麻、独活、枳壳、防风各六分，陈皮、柴胡、薄荷、甘草各五分，炒杏仁、山楂各一钱，生姜一小片为引。

加味逍遥散

方药：白芍药　白术　陈皮　甘草　当归　白茯苓　薄荷　黄芩　僵蚕　柴胡

用法：白芍药、炒白术、当归、白茯苓各八分，甘草、柴胡、薄荷、陈皮各六分，炒黄芩、炒僵蚕各一钱，白水煎服。

清热止痛汤

方药：当归　薄荷　陈皮　甘草　白茯苓　白术　白芍药　柴胡　花粉　黄芩　赤芍药　牛蒡子　连翘　山楂肉

用法：当归、薄荷、陈皮、柴胡、甘草各六分，白茯苓、炒白术、炒白芍药、花粉各八分，赤芍药、连翘各七分，牛蒡子五分，山楂肉、炒黄芩各一钱，如大便不通，加玄明粉、知母，白水煎服。

清热地黄汤

方药：熟地 山萸肉 山药 丹皮 白茯苓 泽泻 柴胡 薄荷

用法：熟地二钱，山萸肉、山药各一钱，丹皮、白茯苓、泽泻各八分，柴胡、薄荷六分，白水煎，空腹服。

六君子汤

方药：人参 白术 白茯苓 甘草 半夏 陈皮

用法：人参三分，白术炒、白茯苓各八分，甘草、陈皮各六分，熟半夏，生姜一片、大枣一枚为引。治节疯脾虚作泻肿满。

清热理脾汤

方药：白芍药 白术 木通 僵蚕 陈皮 甘草 白扁豆 白茯苓 当归 黄芩 柴胡 薄荷

用法：炒白芍药、炒白术、木通、白茯苓、当归各八分，陈皮、甘草、柴胡、薄荷各六分，白扁豆、炒黄芩、炒僵蚕各一钱，白水煎服。治节疯作泻或解黄水。

以上节疯方六首，随症之虚实，酌而用之。

第十八编 痔疮经验

马齿苋一味白水煮吃，并煎汤洗浴患处，多年日久者，皆有神效。久久洗之服之，自然痊愈。马齿苋春夏秋用鲜者，冬月即用安乐菜。

第十九编 治男妇小儿颈上瘰疬良方

方药：全蝎 白芍药 玄参 何首乌 当归身 昆布 土贝母 海藻 黄芩 生黄芪 白僵蚕 黄花地丁

用法：全蝎去尾尖炒、酒炒白芍药、何首乌、当归身烘干、昆布阴阳瓦焙干、土贝母、海藻阴阳瓦焙干、黄芩、生黄芪、酒炒白直僵蚕、黄花地丁各一两，玄参二两烘干，共为细末，炼蜜成丸，如桐子大，每晚用粗茶吞三钱。小儿不善吞者，用粗茶调服二钱。

戒用羊肉、野鸡、鲤鱼、鸭蛋、萝卜、葱蒜、烟酒等物。

无论已破未破，皆可服之。

第二十编 治小儿不出痘经验良方

方药：羌活 生地黄 升麻 防风 黄檗 麻黄 甘草 黄连 当归身 川芎 藁本 黄芩 柴胡 葛根 苍术 红花 苏木 陈皮 白术 细辛 吴茱

黄 连翘

用法：羌活、生地黄、升麻、防风、黄檗、麻黄各五分，甘草、黄连、当归身各三分，川芎、藁本、黄芩、柴胡、葛根、苍术各二分，红花、苏木、陈皮、白术、细辛各一分，吴茱萸半分，连翘五分。上药二十二味合一剂，每逢立春、立夏、立秋、立冬之前一日，取水二钟，煎至八分，露一夜，如遇天阴，即露在房檐下，露时须防蛇蝎之类，次早温服，服后泻则毒去。第二次服则不泻，亦有初服不泻者，胎毒轻也。一年之内，只服四剂，永不出痘。即服一二剂者，出痘亦少。此方神验，不可轻视之。

分数药味，毫不可苟简。药俱生用。

验后当发愿随力放生，或鲤鱼、鲫鱼、鸟兽等类。

第二十一编 治痘风眼经验良方

小孩初生，剪衣胞时，将脐带内血，用瓷钟收下，以软鸡毛点入眼边内。如晚间点时，次早洗去，余血或干，即用人乳拌之，点一二次可愈。

其眼不拘新旧皆可治。

第二十二编 治小儿痰核肿硬

用地浮萍草，捣取汁，合陈细酒，每服三五茶匙，量儿之大小服之多寡可也。或生颈项，耳根旁，或生两胁内，或生周身腿上，服之俱能消减。

《幼科秘书》终